全国高职高专临床医学专业"器官系统化课程"规划教材

（供临床医学、预防医学及口腔医学等专业用）

泌尿生殖系统疾病

主　　编　毕满华

副主编　方　香　来卫东　孙梅艳

编　　者　（以姓氏笔画为序）

方　香（安庆医药高等专科学校）

毕满华（安庆医药高等专科学校附属医院）

孙梅艳（楚雄医药高等专科学校）

刘　彦（重庆医药高等专科学校）

来卫东（山东医学高等专科学校）

张冬青（重庆医药高等专科学校）

胡清伟（重庆医药高等专科学校）

秦观海（重庆医药高等专科学校）

梅祥宝（安庆医药高等专科学校附属医院）

中国健康传媒集团

中国医药科技出版社

内 容 提 要

本教材是全国高职高专临床医学专业"器官系统化课程"规划教材之一，根据国家执业助理医师资格考试大纲的基本要求和课程特点编写而成，内容上涵盖泌尿生殖系统的解剖学、组织胚胎学、生理学、病理学、药理学、病理生理学、影像学、内科学以及外科学等多学科内容，对泌尿系统和男性生殖系统常见病、多发病及疑难病的检查、诊断和治疗进行了深入浅出的介绍。本书重要章节邀请了在泌尿生殖系统疾病方面有丰富临床经验的专家执笔撰写，以求内容的权威性和实践性，同时也尽可能引用最新的国际诊治指南和研究进展，力求具有"新、特、深、精"的特点，以反映学科基础研究和临床诊治的最新进展。

本教材为书网融合教材，即纸质教材有机融合电子教材、教学配套资源（PPT 等），题库系统、数字化教学服务（在线教学、在线作业、在线考试）。

本教材供高职高专临床医学、预防医学及口腔医学等专业教学使用。

图书在版编目（CIP）数据

泌尿生殖系统疾病/毕满华主编 . —北京：中国医药科技出版社，2019.1

全国高职高专临床医学专业"器官系统化课程"规划教材

ISBN 978 – 7 – 5214 – 0615 – 3

Ⅰ. ①泌… Ⅱ. ①毕… Ⅲ. ①泌尿生殖系统 – 泌尿系统疾病 – 诊疗 – 高等职业教育 – 教材

Ⅳ. ①R691

中国版本图书馆 CIP 数据核字（2018）第 275898 号

美术编辑　陈君杞
版式设计　友全图文

出版　**中国健康传媒集团** | 中国医药科技出版社
地址　北京市海淀区文慧园北路甲 22 号
邮编　100082
电话　发行：010 – 62227427　邮购：010 – 62236938
网址　www.cmstp.com
规格　889 × 1194mm ¹⁄₁₆
印张　13 ¾
字数　291 千字
版次　2019 年 1 月第 1 版
印次　2024 年 6 月第 3 次印刷
印刷　北京印刷集团有限责任公司
经销　全国各地新华书店
书号　ISBN 978 – 7 – 5214 – 0615 – 3
定价　**38.00 元**

数字化教材编委会

主　　编　毕满华

副 主 编　方　香　来卫东　孙梅艳

编　　者　（以姓氏笔画为序）

方　香（安庆医药高等专科学校）

毕满华（安庆医药高等专科学校附属医院）

孙梅艳（楚雄医药高等专科学校）

刘　彦（重庆医药高等专科学校）

来卫东（山东医学高等专科学校）

张冬青（重庆医药高等专科学校）

胡清伟（重庆医药高等专科学校）

秦观海（重庆医药高等专科学校）

梅祥宝（安庆医药高等专科学校附属医院）

出版说明

为深入贯彻落实国务院办公厅《关于深化医教协同进一步推进医学教学改革与发展的意见》（［2017］63 号）《国家中长期教育改革发展规划纲要（2010－2020 年)》和《教育部关于全面提高高等职业教育教学质量的若干意见》等文件精神，推动整合医学器官系统化课程改革，推进信息技术与职业教育融合，对接岗位需求，使教材内容与形式及呈现方式更加切合现代职业教育需求，以培养高素质技术技能型人才，在教育部、国家药品监督管理局的支持下，中国医药科技出版社组织全国十余所高职高专院校近 100 名专家、教师历时 1 年精心编撰了"全国高职高专临床医学专业'器官系统化课程'规划教材"，该套教材即将付梓出版。

本套教材按器官系统化纵向整合，全套共计 13 门，主要供临床医学、预防医学、口腔医学等专业教学使用。

本套教材定位清晰、特色鲜明，主要体现在以下方面。

一、整合课程，强调医学知识的整体性

本套教材为"器官系统化课程"规划教材，即人文社科与专业有机衔接，基础与临床结合，临床与预防结合。在内容设置上，实现基础医学知识与临床医学知识纵向贯通，在保持器官系统基础医学与临床医学完整性与科学性的基础上，减少低效的知识重复，培养学生从基础到临床的综合知识结构和以器官系统为主线的综合临床思维，实现医学生"早临床、多临床、反复临床"的目标。

二、定位准确，体现教改精神及职教特色

教材编写专业定位准确，职教特色鲜明，各学科的知识系统、实用。以高职高专临床医学专业的人才培养目标为导向，以职业能力的培养为根本，突出了"能力本位"和"就业导向"的特色，以满足岗位需要、学教需要、社会需要，满足培养高素质综合型人才的需要。

三、适应行业发展，与时俱进构建教材内容

教材内容紧密结合新时代行业要求和社会用人需求，与国家执业助理医师资格考试紧密对接，吸收临床医学发展的新知识、新技术、新方法，适当拓展知识面，为学生后续发展奠定了必要的基础。

四、遵循教材规律，注重"三基""五性"

遵循教材编写的规律，坚持理论知识"必需、够用"为度的原则，体现"三基""五性""三特

定"。结合高职高专教育模式发展中的多样性，在充分体现科学性、思想性、先进性的基础上，体现教材的器官系统化整合特色。

五、创新编写模式，增强教材可读性

体现"器官系统化整合"特色，编写模式上以案例导入引出正文内容，章下设置"学习目标""知识链接""考点提示"等模块，以培养学生理论联系实际以及分析问题和解决问题的能力，增强了教材的实用性和可读性，从而培养学生学习的积极性和主动性。

六、书网融合，使教与学更便捷、更轻松

全套教材为书网融合教材，即纸质教材与数字教材、配套教学资源、题库系统、数字化教学服务有机融合。通过"一书一码"的强关联，为读者提供全免费增值服务。按教材封底的提示激活教材后，读者可通过电脑、手机阅读电子教材和配套课程资源（PPT 等），并可在线进行同步练习，实时反馈答案和解析。同时，读者也可以直接扫描书中二维码，阅读与教材内容关联的课程资源（"扫码学一学"，轻松学习 PPT 课件；"扫码练一练"，随时做题检测学习效果），从而丰富学习体验，使学习更便捷。教师可通过电脑在线创建课程，与学生互动，开展布置和批改作业、在线组织考试、讨论与答疑等教学活动，学生通过电脑、手机均可实现在线作业、在线考试，提升学习效率，使教与学更轻松。

编写出版本套高质量教材，得到了全国知名专家的精心指导和各有关院校领导与编者的大力支持，重庆医药高等专科学校在器官系统化课程改革实践中所积累的宝贵经验对本套教材的编写出版做出了重要的贡献，在此一并表示衷心感谢。出版发行本套教材，希望受到广大师生欢迎，并在教学中积极使用本套教材和提出宝贵意见，以便修订完善，共同打造精品教材，为促进我国高职高专临床医学专业教育教学改革和人才培养做出积极贡献。

中国医药科技出版社
2019 年 1 月

前　言

为贯彻全国医学教育综合改革要求，全面推进"器官系统化课程"，全国多所院校建立了泌尿生殖系统基础医学与临床医学相结合的整合课程——泌尿生殖系统疾病，为满足该课程改革教学需要，特组织全国多所院校专家共同编写了本教材。教材面向全国高职高专临床医学专业，内容涉及泌尿生殖系统的解剖学、组织胚胎学、生理学、病理学、药理学、病理生理学、影像学、内科疾病以及外科疾病等，实现临床与基础的纵向贯通，不仅注重了学科间知识内容的整合，同时也注重了临床医学与人文社会科学、预防医学的整合。教材的深度和广度符合教学大纲的要求，具备系统性、科学性和先进性，突出知识性和适用性。

本教材打破传统教材的编写模式，结合高职高专院校发展与课程体系改革，并紧密结合国家执业助理医师资格考试大纲，力求具有"新、特、深、精"的特点，构建"以学生为中心，以能力为导向，以器官系统为基础，以临床技能为重点"的临床课程教学模式。本教材具有以下特点：①教材注重实践性，每章节以病例导入疾病，"课堂上设病区"，试图在模拟临床实践的环境下，使医学生在较短的时间内，能够从整体上把握该系统疾病的基本知识和应用技巧，同时对基础课程有一个系统的温习，提升学生临床思维能力和解决临床实际问题能力；②每章设有"学习目标""本章小结""考点提示""目标检测"，突出学习重点，利于学生复习；③每章设有"知识链接"，拓展学生知识面，培养学生自主学习能力。

由于编写时间及水平所限，不足之处在所难免，恳请各位老师和读者批评指正，以期不断完善。

编　者
2018 年 11 月

目 录

第一章　绪　　论

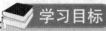
泌尿生殖系统疾病是专门研究泌尿系统与男性生殖系统的一门医学学科。泌尿系统和男性生殖系统在发生和解剖上关系密切，它们的主要器官——肾及生殖腺均起源于间介中胚层，胚胎期的中肾逐渐衍化为男性的生殖管道，男性尿道具有排尿及排精的双重功能，因此，两系统疾病常互相影响。随着现代医学的发展，各学科专业化发展成为必然。

一、学科内容

1. 泌尿系统　由肾、输尿管、膀胱和尿道及有关的血管神经组成。肾的主要功能是过滤血液，形成尿液，保持人体内环境的相对稳定。尿液生成后，经输尿管运送至膀胱暂时储存，最后经尿道排出体外。在尿液的生成过程包括肾小球的滤过，肾小管和集合管的重吸收及分泌三个过程，主要受到抗利尿激素和醛固酮等体液调节和神经调节。

2. 男性生殖系统　由内生殖器和外生殖器两部分组成。内生殖器包括生殖腺、输精管道和附属腺三部分。睾丸是男性生殖腺，为产生精子和分泌男性激素的器官。输精管道包括附睾、输精管、射精管和尿道。由睾丸产生的精子储存在附睾内，射精时经输精管、射精管和尿道排出体外。附属腺包括精囊腺、前列腺和尿道球腺，它们分泌的液体与精子混合成精液，有营养精子和增加精子活动的作用。男性外生殖器包括阴囊和阴茎。

3. 泌尿生殖系统疾病　主要表现为排尿改变、尿的改变、肿块、疼痛等，但亦可表现在其他方面，如高血压、水肿、贫血等。常见疾病有泌尿生殖系统先天性畸形、感染、免疫抑制、遗传、损伤、肿瘤等，临床上多借助于尿液检查、尿路平片、超声、尿路造影以及内镜等检查加以诊断和治疗，由于病因、发病机制、病变部位和病理等的不同，所以选择不同的治疗方案个体化治疗。

二、学科特点

1. 疾病性质多样化　泌尿生殖系统疾病的性质，多数和其他系统疾病类似，包括先天性畸形、感染、免疫机制、遗传、损伤、肿瘤等；但又有其特有的疾病，如肾小球肾炎、尿石症、肾衰竭等。

2. 与其他系统关系密切　泌尿生殖系统疾病既可由身体其他系统病变引起，又可影响其他系统甚至全身。其主要表现在泌尿系统本身，如排尿改变、尿液性状的改变、肿块、疼痛等，但亦可表现在其他方面，如高血压、水肿、贫血等。泌尿系统感染者同时患有先天性畸形、梗阻、结石等，也是泌尿道感染反复发作的重要诱因。

3. 治疗上的困惑　肾是人体生命器官，故泌尿生殖疾病对生命危害相对较大，因此人们普遍存有一些恐慌心理，而且多数患者过多考虑隐私保护，使治疗上一直存在种种认识和行为上的偏差：传统观念作怪，不到正规医院治疗，增大了治疗的困难。

三、学科学习方法

医生是人类最崇高的职业选择，要树立起"一切为了患者"的医学道德观念。随着现代医学模式的转变，医学学习更加重视服务意识，只有具备良好的医德、医风，才能发挥医术的作用。

1. 重视基础知识和基本技能的学习　基础知识包括基础医学知识和其他临床学科的知识，如肾的结构、输尿管的走行、膀胱癌转移途径等，是诊断疾病的基础。基本技能如问诊要点、无菌技术、导尿术等，是全面了解和判断病情的关键。具备扎实的医学基础知识、良好的沟通技巧、熟练的技能操作，才能更好地解决临床实际问题。

2. 重视理论与实践的结合　在临床实践中我们不仅要"知其然"，而且要"知其所以然"。否则就好比一位泌尿科医生只会操作手术，却不知为什么要施行这样的手术，这势必会造成医疗工作中的差错，危害患者，也谈不上促进医疗技术的发展和创新。本学科内容涵盖面广，要善于抓住要领，归纳总结，与临床实践紧密结合，按照"理论－实践－再理论－再实践"的过程，不断深化对本学科知识体系的整体把握。只有具有扎实的理论知识，才能在临床工作中做到原则性与灵活性相结合，乃至开拓思路，有所创新。

3. 重视临床思维的培养　临床思维是指临床医生运用医学、人文、社会以及自然科学等知识，以患者为中心，通过充分的沟通和交流，进行病史采集、体格检查和必要的实验室检查，得到第一手资料，结合其他可利用的最佳证据和信息，进行批判性的分析、综合、类比、判断和鉴别诊断，形成诊断、治疗、康复和预防的个性化方案，并予以执行和修正的思维过程和思维活动。它是科学和经验相结合的一种"实践性智慧"。"循证医学"已经被现代医学史证明是有效的医学策略，我们要善于从多元化信息资源获取有效的数据解决临床问题。通过本学科学习，我们要熟练掌握"循证医学"的操作程序，深入实践，努力提高临床思维能力。

四、进展和展望

近年来，由于免疫学、分子生物学、细胞生物学、遗传学、基因组学等技术的发展，一些新技术在泌尿生殖学领域得到广泛应用，对疾病的认识、诊断和防治等起着重要作用。

（一）在疾病诊断方面

分子病理技术的引入为肾脏病的病理诊断提供了一个新的途径，从而揭示了相关肾脏病的临床分型、发生机制，为治疗的选择提供了很大的参考价值；MRU、IVU、腔镜等影像学诊断技术的发展不仅提高了肾脏囊肿性病变的诊断敏感性，而且为检查多种疾病的进展提供了可量化的参数；基因的深入研究，促进在分子层面对一些先天性畸形疾病的认识和诊断。

（二）在疾病的治疗方面

医学科学的进步同样带来了临床治疗的长足发展。肾脏病的免疫机制，经过数十年来的探讨，医学已积累了大量知识和与此相应发展的免疫抑制剂治疗，已经使多种肾脏疾病得以治愈或缓解，也使肾移植成为现实。但目前的免疫抑制剂是非特异性的，即抑制"有害"细胞的同时，也抑制其他正常细胞，形成很多不良后果，这是迫切需要解决的问题。

肾脏替代疗法（肾移植和透析疗法）是治疗晚期肾衰竭的两项有效措施，其中，透析疗法对于部分急性肾衰竭患者亦是降低死亡率的重要治疗。但在器官移植工作中，在实用价值、技术成熟程度和移植效果等方面，肾移植都居于首位。人工肾亦称血液净化疗法，包括血液透析、血液过滤、血液灌流等，其中以血液透析为主。目前，全世界约有 50 万人依赖血液透析维持生命，其中部分患者能保持轻劳动或脑力劳动。近年来，中国的人工肾也有很大发展。腹膜透析简便易行，无须特殊设备，对急性肾衰竭有很好效果，对于慢性肾衰竭，采取不卧床连续性腹透（CAPD）作为维持治疗，也有很大发展。由于慢性肾衰竭病程较长，有逐渐恶化的特点，在肾功能还没有完全丧失，无须透析治疗以前，采取非透析疗法，防止或延缓肾功能进行性恶化，有重要意义。近年来已开始重视这方面的研究，开展了各种治疗，包括从营养、代谢方面以及应用红细胞生成素治疗贫血等。

通过腔镜治疗泌尿生殖系统疾病在泌尿科工作中占有重要地位，如前列腺电切镜（一种专用的膀胱尿道镜），可对绝大部分前列腺部梗阻的患者经腔镜进行电切除术以代替开放式外科手术，以减少患者的痛苦。结合超声或液电效应，可经腔镜进行粉碎和排除结石的治疗。所以腔道泌尿外科学的发展减少了手术治疗结石的需要。同样，部分膀胱癌也可采用经尿道电切术以代替膀胱部分切除术。

体外震波碎石机是 20 世纪 70 年代在西德进行研究，80 年代应用于临床的新技术、新机器。通过水的介质作用，电火花或压电陶瓷所产生的能量传入体内，粉碎尿路结石，使其自行排出体外。这种使体外的能量进入体内，达到治疗作用的技术是医学上的一项重大革新。这一技术已从粉碎尿路结石，扩大到粉碎胆结石，并正在研究是否可应用于其他病变。体外震波碎石技术的出现完全改变了原来的结石手术治疗适应证。体外震波碎石不需要进行开放手术，也无须应用麻醉，治疗可在门诊进行。体外震波碎石虽是治疗技术上的一项突破，但仍有其适应证和并发症，且易复发。目前研究的重点是如何正确地与腔道泌尿外科方法和手术治疗结合，减少并发症和复发。

（毕满华 方 香）

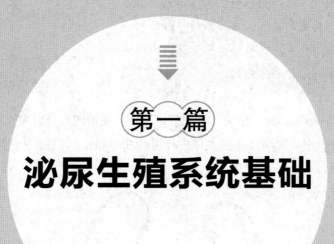

第一篇

泌尿生殖系统基础

第二章 泌尿系统结构与功能

泌尿系统（urinary system）由肾、输尿管、膀胱和尿道四部分组成（图2-1）。肾的主要功能是过滤血液，形成尿液，保持人体内环境的相对稳定。尿液生成后，经输尿管运送至膀胱暂时储存，最后经尿道排出体外。

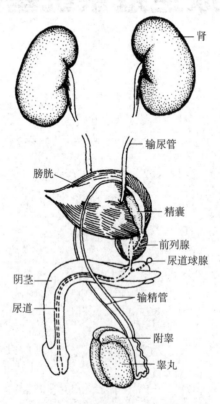

图2-1 男性泌尿系统、生殖系统概观

第一节　泌尿系统结构

扫码"学一学"

案例导入

　　男性，29岁。右侧腰痛3天。患者于2天前因劳累后出现右侧腰痛，伴尿频，进而出现发热，次日出现恶心，呕吐，无腹痛、腹泻等，在当地门诊给予抗炎补液等对症治疗后好转。因再次出现发热就诊。体格检查：查体精神差，T 38.0℃，面色晦暗，右肾区叩击痛。血常规：WBC 13.5×10^9/L，LYMPH%：14.2%，NEUT%：84.5%；尿液检查：PRO＋，BLD±，RBC＋，GLU±，WBC＋＋＋，酮体＋＋，诊断：急性肾盂肾炎。

问题：

急性肾盂肾炎损伤的器官是什么？该器官的组织结构如何？

一、肾

（一）肾的形态

　　肾（kidney）为实质性器官，左、右各一，形似豆粒（图2-2），新鲜肾呈红褐色，表面光滑，质柔软，肾长8～14 cm、宽5～7 cm、厚3～5 cm，重120～150 g。肾可分为上、下两端，前、后两面和内、外侧缘。肾上端宽而薄，下端窄而厚。前面较凸，后面平坦，紧贴腹后壁。外侧缘隆凸，内侧缘中部凹陷，称肾门，为肾血管、淋巴管、神经和肾盂出入的部位。出入肾门的结构被结缔组织包裹形成肾蒂，右侧肾蒂较左侧的短，故临床上右肾手术难度较大。由肾门伸入肾实质的腔隙称肾窦，主要容纳肾动脉的分支、肾静脉的属支、肾大盏、肾小盏及脂肪组织等。

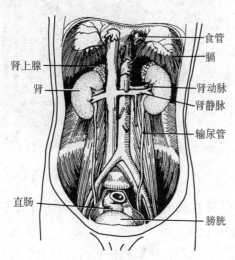

食管
膈
肾上腺
肾
肾动脉
肾静脉
输尿管
直肠
膀胱

图2-2　肾及输尿管的位置

（二）肾的位置与毗邻

肾位于脊柱两侧，腹膜后间隙内，紧贴腹后壁的上部（图2-3）。右肾因受肝影响比左肾低 1~2 cm。左肾上端平第 11 胸椎体下缘，下端平第 2 腰椎体下缘；右肾上端平第 12 胸椎体上缘，下端平第 3 腰椎体上缘。肾门约与第 1 腰椎体平齐，在正中线外侧约 5 cm。在躯干背面，竖脊肌的外侧缘与第 12 肋之间的交角正对着肾门后面，称为肾区。在某些肾疾病时，叩击或触压该区，可引起疼痛。

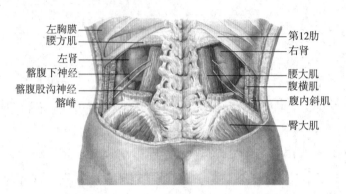

图 2-3 肾的体表投影

肾的上方是肾上腺，两者虽共为肾筋膜包绕，但其间被疏松的结缔组织所分隔，故肾上腺位于肾纤维膜之外，肾下垂时，肾上腺可不随肾下降。左肾前上部与胃底后面相邻，中部与胰尾和脾血管相接触，下部邻空肠和结肠左曲。右肾前上部与肝相邻，下部与结肠右曲相接触，内侧缘邻接十二指肠降部。两肾后方的上 1/3 与膈相邻，下部自内侧向外侧分别与腰大肌、腰方肌及腹横肌相毗邻。

（三）肾的结构

肾表面覆盖由致密结缔组织构成的被膜，肾实质由浅层的皮质和深层的髓质构成。

1. 肾的被膜 肾的表面包有三层被膜，由内向外为纤维囊、脂肪囊和肾筋膜（图 2-4）。

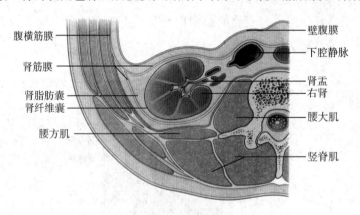

图 2-4 肾的被膜

（1）纤维囊 紧贴于肾实质的表面，薄而坚韧，由致密结缔组织和少量弹性纤维构成。肾破裂或部分切除时需缝合此膜。

（2）脂肪囊 又称肾床，为包在纤维囊外周的囊状脂肪组织层，对肾起弹性垫样的保护作用。临床上作肾囊封闭，即将药物注射入肾脂肪囊。

（3）肾筋膜 为肾被膜的最外层，由腹膜外组织移行而来的纤维膜，肾筋膜向深面发出许多结缔组织小束，穿过脂肪囊连于纤维囊，对肾起固定作用，其间有输尿管通过。

肾的正常位置靠多种因素维持固定，肾被膜、肾血管、肾的毗邻器官、腹内压以及腹膜等对肾均起固定作用。肾的固定装置不健全时，肾可向下移位，形成肾下垂或游走肾。

2. 肾实质　在通过肾门的冠状切面上，可见肾实质分为肾皮质和肾髓质两部分（图2－5）。肾皮质（renal cortex）位于肾实质的浅层，富有血管，主要由肾小体和肾小管组成。肾皮质深入到髓质肾椎体之间的部分称为肾柱。肾髓质（renal medulla）位于肾皮质的深部，血管较少，由许多密集的肾小管组成。它们构成15～20个肾锥体（renal pyramids），肾椎体呈圆锥形，每个肾锥体及其周围的皮质组成一个肾叶。肾锥体近皮质的部分宽大，尖端钝圆，突入肾小盏，称为肾乳头（renal papillae）。肾乳头上有许多小孔，为乳头管的开口。肾生成的尿液经乳头孔流入肾小盏。肾小盏包绕肾乳头。相邻的肾小盏汇合成肾大盏。肾大盏在肾窦内合成一个漏斗状肾盂（renal pelvis），肾盂离开肾门向内下走行，逐渐变细，移行为输尿管。成人肾盂容积为3～10 ml。

（1）**肾单位（nephron）**　是肾的主要结构和功能单位，由肾小体和肾小管两部分组成。每侧肾脏有100万～200万个肾单位（图2－6）。根据肾小体在皮质内的分布部位，将肾单位分为浅表肾单位（85%～90%）和髓旁肾单位（10%～15%）。浅表肾单位的肾小体位于皮质的浅表及中部，体积较小，数量多，在尿液形成过程中起重要作用。髓旁肾单位的肾小体位于皮质深部，体积较大、数量少，在尿液浓缩过程中起重要作用。

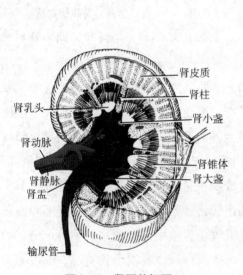

图2－5　肾冠状切面

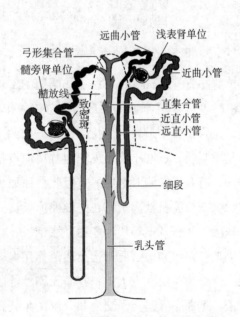

图2－6　肾单位和集合小管系模式图

肾小体（renal corpuscle）：呈球形，又称肾小球，分布于肾皮质迷路。肾小体由血管球和肾小囊两部分组成（图2－7）。每个肾小体有两极，微动脉出入的一端称血管极；与肾小管相连的一端称尿极。①血管球（glomerulus）：位于肾小囊内，是连接入球微动脉和出球微动脉之间的一团盘曲的毛细血管。入球微动脉较出球微动脉粗，故毛细血管内的血压较高。②肾小囊（renal capsule）：是肾小管起始部膨大凹陷而成的杯形双层囊，包绕血管球。肾小囊分脏、壁两层，两层间的腔隙称肾小囊腔，是收集滤液的部位，与近端小管相通。壁层为单层扁平上皮，脏层包绕血管球毛细血管外面，由足细胞构成。扫描电镜下，可见足细胞从胞体上伸出几个大的初级突起，每个初级突起再发出许多小的指状次级突起，相邻次级突起间相互穿插形成栅栏状，紧贴在基膜外面，突起间的裂隙，称裂孔。裂孔上覆盖一薄层裂孔膜。③滤过屏障（filtration barrier）：肾小体以滤过的方式生成滤液。当血液流经肾小球毛细血管时，由于管内压力较高，血液中小分子物质如水分、无机盐和葡萄糖等，要穿过有孔毛细血管内皮、基膜和裂孔膜这三层结构滤入肾小囊腔内，此三层结构称滤过屏障或滤过膜（图 2-8）。

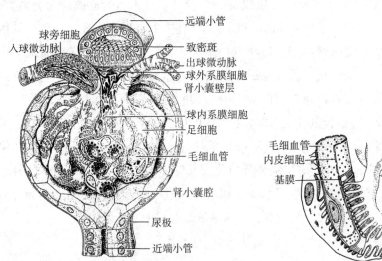

图 2-7 肾小体结构模式图

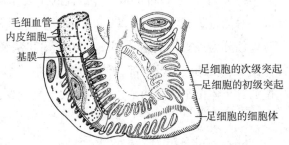

图 2-8 肾小体滤过屏障模式图

肾小管（renal tubule）：由单层上皮细胞围成。分为近端小管、细段和远端小管三部分（图 2-9）。肾小管具有重吸收和分泌的作用。①近端小管：起于肾小体的尿极，末端接细段，是肾小管中最粗、最长的一段，长约 14 mm，分曲部和直部两段。近端小管的主要功能是重吸收。近端小管上皮细胞游离面有排列紧密的微绒毛形成的刷状缘，扩大了细胞表面积，有利于细胞对物质的重吸收。原尿中几乎全部的葡萄糖、氨基酸和蛋白质、65% 的水和大部分无机盐离子都在此段被重吸收。近端小管上皮细胞还可以向管腔内分泌氢离子、马尿酸、肌酐及氨等代谢产物。②细段：位于髓放线和肾锥体内。管径细，管壁为单层扁平上皮。对水和电解质有选择通透作用。③远端小管：管腔大而规则，可分直部和曲部两段。管壁为单层立方上皮，腔面无刷状缘。可重吸收小管液中部分的水、钠等成分，浓缩尿液。远曲小管是离子交换和分泌的重要部位，可浓缩尿液。近端小管直部、细段和远端小管直部共同形成"U"形袢状结构，称肾单位袢或髓袢。

（2）集合小管系　集合小管系（collecting duct system）由弓形集合小管、直集合小管和乳头管三部分组成，各段间无明显界限，逐渐由细变粗，上皮由单层立方形渐变成单层柱状，至乳头管处变为高柱状上皮。集合小管系有重吸收水、钠和排钾等功能。

（3）球旁复合体　球旁复合体主要由球旁细胞、致密斑和球外系膜细胞组成，位于肾小球血管极处，呈三角形（图 2-10）。①球旁细胞（juxtaglomerular cell）：是入球微动脉位于血管极处的血管壁特化上皮样细胞，能分泌肾素。肾素释放入血后，能促使血管收缩，血压升高；还可刺激肾上腺皮质分泌醛固酮，促进远端小管和集合小管对水、钠的重吸收。②致密斑（macula densa）：是远曲小管靠近血管极一侧的管壁细胞特化形成的一个椭圆形结构。致密斑是一种钠离子感受器，能感受远端小管内钠离子浓度的变化。当原尿中钠离子浓度降低时，将促进球旁细胞分泌肾素，增强远端小管和集合管系的保钠排钾作用。③球外系膜细胞（extraglomerular mesangial cells）：是位于由致密斑、入球微动脉和出球微动脉组成的三角区内的细胞团，起传递信息作用。

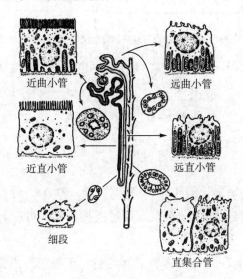

图 2-9　泌尿小管各段模式图

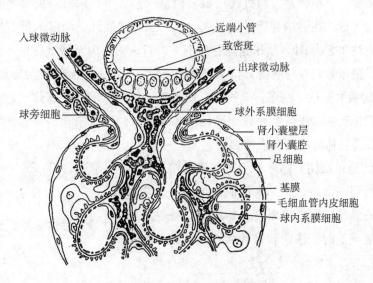

图 2-10　球旁复合体模式图

（4）肾间质　肾小管和集合小管系之间的少量结缔组织、血管和神经等构成肾间质。

（5）肾的血液循环　肾的血液循环与肾的功能密切相关（图 2-11）。其特点如下：①肾动脉直接起于腹主动脉，短而粗、血流量大、流速快。②人体内的血液每 4~5 分钟流经肾滤过一次。③入球微动脉较出球微动脉粗，血管球内压力较高，有利于滤过作用。④动脉分支在肾内形成血管球和球后毛细血管网。入球微动脉形成血管球，出球微动脉形成球后毛细血管网，前者有利于滤过，后者有利于重吸收。⑤髓质内的"U"形血管袢与髓袢伴行，有利于肾小管和集合管系的重吸收和尿液浓缩。

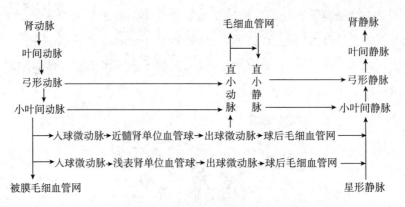

图 2-11 肾的血液循环

二、输尿管

输尿管（ureter）为一对细长的肌性管道，长 25～30 cm，管径 5～7 mm，通过节律性蠕动，将尿液不断推入膀胱。如因结石阻塞而过度扩张时，可引起痉挛性收缩而产生剧烈疼痛即为肾绞痛。

1. 输尿管的走行和分部 输尿管自肾盂起始后，于腹膜后沿腰大肌前面下行，在小骨盆上口处，左输尿管越过左髂总动脉前方，右输尿管则经过右髂外动脉前方进入盆腔，此段成为输尿管腹部。自小骨盆入口处再沿盆腔侧壁向前、下、内方，男性经直肠前外侧壁与膀胱后壁之间下行，在输精管后外方与之交叉，从膀胱底外上角穿入膀胱壁；女性输尿管经子宫颈外侧约 2.5 cm 处，从子宫动脉后下方绕行，向下内至膀胱底穿入膀胱壁，此段为输尿管盆部。输尿管斜穿膀胱壁开口于膀胱的一段，长约 1.5 cm，称为输尿管壁内部。

2. 输尿管的狭窄部位 输尿管全长有三处生理性狭窄：①上狭窄位于肾盂与输尿管移行处；②中狭窄位于输尿管与髂血管交叉处；③下狭窄位于输尿管斜穿膀胱壁处。输尿管的 3 处狭窄部位是输尿管结石易嵌留部位。

3. 输尿管的组织结构 输尿管上 2/3 段的肌层为内纵行、外环行两层平滑肌，下 1/3 段肌层增厚，为内纵行、中环行和外纵行三层。输尿管在膀胱开口处黏膜折叠成瓣，当膀胱充盈时，输尿管壁和瓣膜受压封闭，可防止尿液反流。

考点提示

　　输尿管三个狭窄部位是输尿管结石易嵌留部位。

三、膀胱

（一）膀胱的形态

膀胱（urinary bladder）是储存尿液的肌性囊状器官，其形状、大小、位置和壁的厚度随尿液充盈程度而异（图 2-12）。一般成年人的膀胱容量为 350～500 ml，最大容量可达 800 ml，新生儿的膀胱容量为 50 ml。膀胱充满时呈卵圆形，空虚时则呈锥体形，分为尖、体、底和颈，膀胱尖细小，朝向前上方，膀胱底向后下方，膀胱尖与底之间的部分为膀胱体，膀胱的最下部称为膀胱颈，以尿道内口与尿道相接。

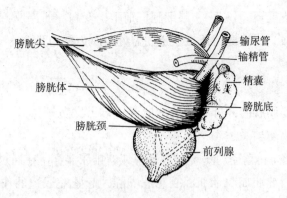

图2-12　膀胱

膀胱的内面，空虚时黏膜由于肌层的收缩而形成许多皱襞，称膀胱襞，当膀胱充盈时，皱襞可消失。但在膀胱底内面，两输尿管口与尿道内口之间的三角形区域，由于缺少黏膜下层，黏膜与肌层紧密相连，无论膀胱扩张或收缩时，黏膜均保持光滑，此区称为膀胱三角（bladder triangle）。膀胱三角是肿瘤、结核和炎症的好发部位，是膀胱镜检的重要区域。两输尿管口之间的皱襞称输尿管间襞，膀胱镜下所见为一苍白带，是临床上寻找输尿管口的标志。

（二）膀胱的位置与毗邻

成人膀胱位于盆腔的前部。其前方为耻骨联合；后方在男性为精囊、输精管壶腹和直肠（图2-13），在女性为子宫和阴道。膀胱颈的下方，男性邻前列腺，女性邻尿生殖膈。膀胱上面有腹膜覆盖，男性邻小肠，女性则有子宫伏于其上。膀胱空虚时，膀胱尖一般不超过耻骨联合上缘。充盈时，膀胱尖可超过耻骨联合以上，这时由腹前壁返折向膀胱的腹膜也随之上移，此时在耻骨联合上方进行膀胱穿刺术和膀胱手术，可在腹膜腔外进行，不致伤及腹膜，避免对腹膜腔的污染。

> **考点提示**
>
> 　膀胱三角是肿瘤、结核和炎症的好发部位。输尿管间襞是临床上寻找输尿管口的标志。

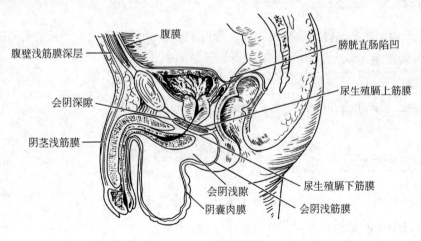

图2-13　男性盆腔

（三）膀胱的组织结构

黏膜上皮为变移上皮。膀胱空虚时变移上皮较厚，有8～10层细胞，表层细胞大，呈矩形；膀胱充盈时上皮变薄，仅 3~4 层细胞，细胞也变扁。肌层厚，由内纵行、中环行和外纵行三层平滑肌组成。中层环行肌在尿道内口处增厚为括约肌。

四、尿道

尿道（urethra）是膀胱与体外相通的一段管道，男女差别很大。男性尿道与生殖系统关系密切，故在男性生殖器叙述。

女性尿道长 3~5 cm，直径约 0.6 cm，是单纯的排尿器官，在通过尿生殖膈时，周围有尿道阴道括约肌环绕，此肌属骨骼肌，受意志支配，起紧缩尿道的作用，可控制排尿。由于女性尿道宽、短、直，且开口于阴道前庭，故女性易患尿路逆行性感染（图 2-14）。

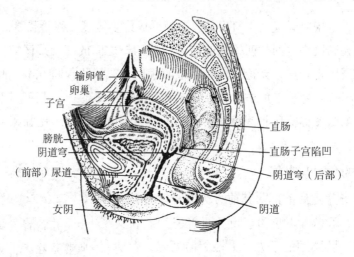

图 2-14 女性盆腔

第二节 尿液的生成与调节

👉**案例导入**

男性，18 岁。因咽痛、发热 2 周，颜面水肿伴少尿 3 天入院。尿常规：尿蛋白 ++，尿红细胞 ++。

问题：

为什么尿液中会出现蛋白质和红细胞？

一、尿液的生成过程

尿液的生成包括肾小球的滤过，肾小管和集合管的重吸收及分泌三个过程。

（一）肾小球的滤过

肾小球的滤过是指血液流经肾小球时，除大分子蛋白质外的血浆成分通过滤过膜进入肾小囊形成原尿的过程。原尿又称为血浆的超滤液。每分钟两侧肾脏生成的原尿量，称为肾小球滤过率。正常成人安静时约为 125 ml/min。

1. 滤过膜及其通透性 滤过膜包括三层结构，内层是毛细血管内皮细胞，细胞之间有许多直径为 50 ~ 100 nm 的微孔，可以阻止血细胞的通过，但是对血浆中其他物质成分没有选择滤过的作用。中间层是基膜，基膜呈纤维网状结构，网孔直径约为 4 ~ 8 nm，可以滤过水分及部分小分子溶质。外层是肾小囊脏层上皮细胞伸出的足突贴附于基膜表面，相互交错，形成的裂隙，称为裂孔，裂孔上覆盖一层薄膜，膜上有 4 ~ 14 nm 的微孔，也可以让物质选择性地通过（图 2 - 15）。这种由膜上孔径大小对物质进行选择性通透的作用可以看作滤过膜的机械屏障功能。在滤过膜的各层，均富含一些带负电荷的物质，这些物质的存在对血浆中物质滤过起到了电荷屏障的作用。

滤过膜是肾小球滤过的结构基础，肾小球滤过作用的大小与其通透性和面积有关。血浆中的物质是否能通过滤过膜进入肾小囊构成原尿成分，取决于其半径和所带电荷。正是由于滤过膜的机械屏障和电荷屏障作用，使得滤过膜对血浆中滤过的物质具有高度选择性，对原尿的性质起到决定性作用。

2. 有效滤过压　肾小球滤过作用的实现取决于有效滤过压（图 2 - 16）。有效滤过压 = 肾小球毛细血管血压 -（血浆胶体渗透压 + 肾小囊内压）。

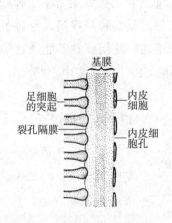

图 2 - 15　滤过膜组成示意图

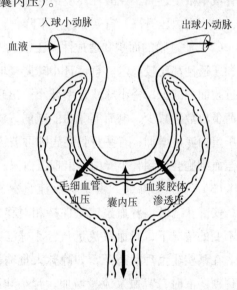

图 2 - 16　有效滤过压示意图

正常情况下，肾小球毛细血管血压约为 45 mmHg，并且入球小动脉和出球小动脉内血压没有明显的差异。肾小囊内产生的尿液可以很快排走，因此，肾小囊内压也较为稳定，约为 10 mmHg。血浆胶体渗透压是一个变化的因素，在入球小动脉一侧，血浆胶体渗透压约为 25 mmHg，当血液向出球小动脉一侧流动的过程中，水分和晶体物质不断滤出，血浆中蛋白质浓度逐渐增加，形成的胶体渗透压逐渐升高，因此有效滤过压逐渐减小。当血浆胶体渗透压达到 35 mmHg 时，有效滤过压下降到 0，即达到了滤过平衡，此时肾小球滤过作用停止。

3. 影响肾小球滤过的因素

（1）有效滤过压

1）肾小球毛细血管血压：人体在安静状态下，由于存在肾血流量的自身调节机制，当肾动脉血压在 80 ~ 180 mmHg 范围变动时，肾血流量能够基本保持稳定，肾小球毛细血管血压也可以保持相对稳定，从而使肾小球滤过率基本不变。当人体剧烈活动或处于某些应激状态时，全身血液重新分配，肾血管收缩，血流量减少，毛细血管血压会随之降低，有效滤过压减小，肾小球滤过率降低。当人体由于某些原因（如大失血）使循环系统血液量急剧减少时，平均动脉压下降，超过肾血流量自身调节的范围时，肾血流量就会随之下降，肾小球毛细血管血压降低，肾小球滤过率降低。

2）血浆胶体渗透压：正常情况下，血浆蛋白浓度比较稳定，因此血浆胶体渗透压不会出现大幅度波动，对肾小球滤过率影响不大。在某些病理情况下（如肝脏功能受损）会导致血浆蛋白浓度明显下降，或者有些疾病会导致肾小球毛细血管通透性增加，造成血浆蛋白大量

考点提示

大出血导致尿量减少，主要原因是肾小球毛细血管血压降低。

丢失，或者静脉快速大量输注生理盐水使血浆稀释等，都会导致血浆胶体渗透压下降，有效滤过压升高，肾小球滤过率增加。

3）肾小囊内压：正常情况下，从肾小球滤过形成的原尿会及时排走，因此肾小囊内压比较稳定。当尿路不通畅时（如肾盂或输尿管结石），或者某些药物（如磺胺类药物）在小管液中浓度过高，在酸性环境中形成结晶阻塞肾小管，会导致肾小囊内液体不会顺利排出，肾小囊内压升高，有效滤过压下降，肾小球滤过率减少。

(2) 滤过膜的面积和通透性　正常成人两侧肾的总滤过面积为 1.5 m² 以上，并且其面积和通透性都比较稳定。急性肾小球肾炎时，肾小球毛细血管上皮细胞增生、肿胀，致使滤过膜面积减少，肾小球滤过率减小，出现少尿甚至无尿。某些肾脏疾病，滤过膜上的负电荷蛋白数量减少，电荷屏障功能减弱，滤过膜通透性增加，使得原本不能通过的一些小分子蛋白滤过增加；有些肾脏疾病则可破坏滤过膜的机械屏障，使血浆中一些大分子物质，甚至血细胞会滤到肾小囊中，出现蛋白尿、血尿。

(3) 肾血浆流量　由于肾血流量存在自身调节机制，安静状态时，肾血浆流量保持相对稳定。在其他条件不变的情况下，肾血浆流量与肾小球滤过率呈正变关系。在某些非生理状态下，如静脉大量输注生理盐水或葡萄糖溶液时，肾血浆流量增加，肾小球滤过增加。相

考点提示

急性肾小球肾炎患者早期出现血尿，主要是滤过膜通透性增加。

反，当人体剧烈活动或各种原因导致休克时，交感神经兴奋，肾血管收缩，血流量减少，滤过率降低。

（二）肾小管和集合管的重吸收

原尿流入肾小管称为小管液。当小管液流经肾小管各段和集合管时，其中的水和溶质被上皮细胞重新吸收入血，这个过程称为肾小管和集合管的重吸收。肾小管和集合管对各类物质的重吸收率不同。两侧肾脏每天生成的原尿量约为 180 L，其中 99% 的水分在流经肾小管和集合管时被重吸收，每天排出的终尿量只有 1 ~ 2 L。原尿中的某些溶质成分的浓度与血浆相同，但终尿中几乎没有该物质（如葡萄糖）。这种对于不同物质选择性重吸收的特性是肾脏功能的体现，既清除了对机体有害的物质和过剩的物质，又保留了对机体有用的物质，从而维持了内环境的稳态。

1. 重吸收的部位　肾小管各段和集合管重吸收能力不同，近端小管重吸收的物质种类多、数量大，因此是重吸收的主要部位。正常情况下，小管液中的葡萄糖、氨基酸等营养物质，几乎全部在近端小管被重吸收，绝大多数无机盐也在此被重吸收。

2. 重吸收的方式

（1）主动重吸收 是指肾小管和集合管上皮细胞消耗能量，逆浓度梯度将物质从小管液转运到管周间隙，再吸收入血的过程。根据能量来源情况，可将主动重吸收分为原发性主动重吸收和继发性主动重吸收。原发性主动重吸收需要分解 ATP 直接供能，如肾小管上皮细胞管周膜上钠泵介导的 Na^+ 的重吸收；而继发性主动重吸收所需的能量是间接由分解 ATP 提供的，如肾小管上皮细胞管腔膜一侧对葡萄糖的重吸收是与钠离子的重吸收偶联在一起的，而其能量则是由管周膜上钠泵分解 ATP 后释放的，葡萄糖通过同一转运体与 Na^+ 同向完成重吸收过程。

（2）被动重吸收 是指小管液中的物质顺浓度差，从管腔转运到管周间隙，再重吸收入血的过程。这种重吸收方式不需要分解 ATP 提供能量。如水、Cl^- 的重吸收均属于被动重吸收。

主动重吸收和被动重吸收之间有着密切的关系。如 Na^+ 主动重吸收后，Cl^- 即顺电位差被动重吸收。NaCl 被重吸收至管周组织间隙后，组织间隙渗透压升高，水即可被动重吸收。

3. 几种物质的重吸收

（1）Na^+、Cl^- 和水的重吸收

1）近端小管：近端小管是小管内 Na^+、Cl^- 和水重吸收的主要部位，约占滤液总量的 65% ~70%。随着 Na^+、Cl^- 从小管液进入管周组织间隙，组织间隙渗透压升高；水从小管液进入组织间隙，组织间隙静水压增高；Na^+、Cl^- 和水由组织间隙进入毛细血管，完成重吸收过程。

2）髓袢：小管液在流经髓袢的过程中，滤液总量的 NaCl 约 20% 被重吸收，水约 15% 被重吸收。髓袢对于 NaCl 和水的重吸收机制较为复杂，表现在髓袢的不同部位对 NaCl 和水的通透性不同。髓袢降支细段对 NaCl 的通透性很低，但对水的通透性较高，该段肾小管所处组织间隙渗透压高于小管内，因此，小管液流经此处时，水分不断从肾小管渗出，使小管液中 NaCl 的浓度逐渐升高。髓袢升支细段对水几乎不通透，对 NaCl 的通透性较高，此时，小管液中的 NaCl 浓度高于组织间隙，所以小管液中的 Na^+ 和 Cl^- 顺浓度梯度扩散出来，小管液中的 Na^+ 和 Cl^- 浓度降低。髓袢升支粗段可以对 NaCl 进行主动重吸收，但是对水没有通透性，形成该段肾小管对 NaCl 和水重吸收的分离现象。

3）远曲小管和集合管：远曲小管和集合管重吸收 NaCl 的量约占滤液总量的 12%，其吸收过程受到醛固酮的调节。对水的重吸收过程则受到抗利尿激素的调节。当体内处于缺水状态时，抗利尿激素分泌和释放增多，远曲小管和集合管上皮细胞对水的通透性增加，水重吸收量增加；当体内水过剩时，抗利尿激素分泌和释放减少，远曲小管和集合管上皮细胞对水通透性下降，水重吸收减少。水的这种重吸收属于调节性重吸收。

肾小管各段和集合管在完成对 Na^+ 重吸收的同时，与其他物质的重吸收或分泌有着密不可分的关系。随着 Na^+ 的重吸收，Na^+ – 葡萄糖、Na^+ – 氨基酸同向转运体，促进了葡萄糖和氨基酸的重吸收；Na^+ – H^+ 交换体和 Na^+ – K^+ 交换体，促进了 H^+ 和 K^+ 的分泌，间接促进了 HCO_3^-、Cl^- 的重吸收。

（2）K^+ 的重吸收 肾小球滤过 K^+ 总量的 65% ~70% 在近端小管被重吸收，25% ~30% 在髓袢重吸收。远曲小管和集合管既可以重吸收 K^+，又可以分泌 K^+，其过程受到了

多种因素的调节，特别是醛固酮的调节。体内缺 K^+ 时，小管液中的 K^+ 浓度低于上皮细胞，因此需要逆浓度梯度主动重吸收。终尿中的 K^+ 绝大部分是由远曲小管和集合管主动分泌的。

（3）HCO_3^- 的重吸收　HCO_3^- 是肾脏回收的主要碱性物质，从肾小球滤出的 HCO_3^- 几乎完全被肾小管和集合管重吸收。HCO_3^- 在血浆中以 $NaHCO_3$ 的形式存在，$NaHCO_3$ 进入肾小管后解离成 Na^+ 和 HCO_3^-。HCO_3^- 的重吸收是和 $Na^+ - H^+$ 交换相偶联的。在小管腔，HCO_3^- 和经 $Na^+ - H^+$ 交换进入管腔的 H^+ 结合生成 H_2CO_3，在碳酸酐酶的催化下，H_2CO_3 分解为 CO_2 和水。CO_2 迅速进入肾小管上皮细胞内，在碳酸酐酶的催化下和水在细胞内又生成 H_2CO_3，H_2CO_3 进一步解离成 H^+ 和 HCO_3^-，H^+ 再次通过 $Na^+ - H^+$ 交换进入小管液，HCO_3^- 则转运至组织间隙，进而被重吸收至血液（图 2 - 17）。

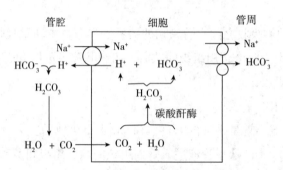

图 2 - 17　近端小管重吸收 HCO_3^- 的机制

（4）葡萄糖的重吸收　正常生理状态下，终尿中几乎不含葡萄糖，而原尿中葡萄糖的浓度与血浆相等，表明葡萄糖在流经肾小管时，完全被重吸收。葡萄糖的重吸收属于继发性主动重吸收，与 Na^+ 的重吸收相偶联。近端小管对葡萄糖的重吸收是有一定限度的，当血中葡萄糖浓度过高，部分肾小管上皮细胞对葡萄糖重吸收达到了极限，就会有部分葡萄糖从终尿中排出，形成糖尿。尿中开始出现葡萄糖时的最低血糖浓度，称为肾糖阈，正常值为 8.88 ~ 9.99 mmol/L。

（5）氨基酸的重吸收　氨基酸的重吸收机制与葡萄糖相似，但转运体不同。大部分的 Ca^{2+}、Mg^{2+} 在近端小管和髓袢升支粗段重吸收。

4. 影响肾小管和集合管重吸收的因素

（1）小管内溶质浓度　小管内溶质所形成的渗透压，是保留小管内水分，对抗肾小管重吸收水的力量。如果小管内某些溶质浓度增多，使小管内渗透压升高，导致小管内水分重吸收减少，使小管液被稀释，排尿量会增多。同时小管内水分增多，使 Na^+ 被稀释，浓度降低，减小了小管内和上皮细胞内 Na^+ 浓度梯度，Na^+ 重吸收减少，小管液中较多的 Na^+ 又通过渗透作用保留相应的水，使尿量增多。这种由于小管内溶质浓度增多，渗透压增高，使得水重吸收减少而引起尿量增多的现象，称为渗透性利尿。

临床上为了达到利尿或消除水肿的目的，常使用可被肾小球滤过但无法被肾小管重吸收的物质（如甘露醇），以提高小管液中溶质浓度，使小管液的渗透压增加，从而减少水分

考点提示

糖尿病患者尿液中出现葡萄糖是因为近端小管对葡萄糖的重吸收有一定限度。

的重吸收，使尿量增加。糖尿病患者血糖浓度升高到一定程度时，滤过的葡萄糖超出了近端小管重吸收的最大量，小管内葡萄糖浓度增加，渗透压升高，妨碍了水和Na^+的重吸收，出现多尿症状。

知识链接

糖尿病患者多尿

糖尿病患者症状"三多一少"，即"多饮、多食、多尿、体重减少"。多尿是由于血糖浓度过高，滤过后超出了肾小管的重吸收能力，导致渗透性利尿。血糖越高，排出的尿量越多。

（2）球–管平衡　近端小管对小管液的重吸收量与肾小球滤过率之间保持定比关系，即当肾小球滤过率发生改变时，近端小管中Na^+和水的重吸收率保持相对恒定，为肾小球滤过率的65%~70%。这种关系称为球–管平衡。球–管平衡的生理意义是使尿中排出的Na^+和水不会随肾小球滤过率的增减而出现大幅度的变化，从而保持尿量和尿钠的相对稳定。

（三）肾小管和集合管的分泌

肾小管和集合管上皮细胞将自身代谢产生的物质或者血液中的某种物质排入小管液的过程称为分泌。

1. H^+的分泌　H^+主要由近端小管以及远曲小管后段和集合管的分泌的。细胞代谢产生或由小管液进入的CO_2，在细胞内碳酸酐酶的催化下，与H_2O生成H_2CO_3，H_2CO_3解离成H^+和HCO_3^-。H^+通过Na^+–H^+交换进入小管液，完成分泌过程，HCO_3^-则转运至组织间隙，进而被重吸收至血液。分泌至小管液中的H^+可以和小管液中的HCO_3^-结合，促进其重吸收的过程。可见，肾小管上皮细胞每分泌1个H^+，可伴随有1个HCO_3^-的重吸收，这个过程称为排酸保碱，对维持内环境的酸碱平衡有非常重要的意义。

2. K^+的分泌　由肾小球滤过作用形成的原尿中的K^+绝大部分在近曲小管被重吸收入血，终尿中的K^+主要是由远曲小管和集合管分泌的，其分泌过程与Na^+的重吸收密切相关，在上皮细胞中的K^+分泌至小管腔的过程中，伴随小管液中Na^+的重吸收，这种现象称为Na^+–K^+交换。远曲小管和集合管上皮细胞管周膜上的Na^+泵将组织间隙的K^+泵入细胞后，增大了上皮细胞内和小管液中K^+的浓度差，细胞内的K^+顺浓度梯度分泌至小管液。

Na^+–H^+交换和Na^+–K^+交换都是Na^+依赖性的，因此，二者存在竞争性抑制。人体酸中毒时，Na^+–H^+交换增强，而Na^+–K^+交换减弱，K^+随尿排出减少，可能出现血K^+升高。人体碱中毒时，Na^+–H^+交换减弱，而Na^+–K^+交换增强，则可能出现血K^+降低。

远曲小管和集合管上皮细胞分泌K^+的过程受血K^+浓度、醛固酮的调节。体内的K^+主要由肾排出。其排泄特点为：多吃多排，少吃少排，不吃也要排出一部分。因此，对于完全不能进食的患者要适当地补K^+，以免造成体内血K^+降低。肾功能不全的患者，排泄功能障碍，则可能出现高K^+血症。

3. NH_3的分泌　细胞内的NH_3主要来源于谷氨酰胺的脱氨反应。NH_3是脂溶性的物质，可以很快顺浓度梯度由细胞扩散至小管液，完成分泌过程。进入小管液的NH_3和H^+结

合生成 NH_4^+，NH_4^+ 是水溶性的，不能自由通过细胞膜。NH_4^+ 的生成减少了小管液中的 H^+，有助于 H^+ 的进一步分泌。小管内的 NH_4^+ 与小管内强酸离子结合形成铵盐（如 NH_4Cl）随尿排出。NH_3 的分泌过程也与 H^+ 的分泌密切相关，因此 NH_3 的分泌也体现了机体排酸保碱、维持内环境酸碱平衡的作用。

4. 血浆中的某些物质的排泄 肾小管可以将血浆中某些物质（如肌酐），以及进入人体的某些异物（如青霉素）等直接排入小管液，随尿排出。肌酐是肌肉中肌酸脱水或磷酸肌酸脱磷酸而来，人体每日随尿液排出的肌酐量大于肾小球滤过量，表明在肾小管和集合管处有肌酐的主动排出。血肌酐水平是衡量肾功能的一个重要指标，当肾小球滤过功能或肾小管功能受损时，血肌酐水平升高。进入人体的某些物质（如青霉素、酚红、呋塞米等）在血液中多数与血浆蛋白结合，因此在肾小球处不被滤过，主要在近端小管被排入小管腔中。

二、尿液的浓缩与稀释

正常血浆的渗透压约为 300 Osm/L，原尿的渗透压与血浆渗透压基本相同。在原尿流经肾小管时，小管内物质发生了重吸收或分泌过程，使小管液中的渗透压发生了一定的变化，如果排出的尿液渗透压高于血浆，称为高渗尿，表明尿液被浓缩；如果排出的尿液渗透压低于血浆，称为低渗尿，表明尿液被稀释。肾脏对尿液的浓缩或稀释是与人体体内水盐代谢水平相适应的，因此在保持体内水容量和体液渗透压的稳定方面起到了非常重要的作用。

（一）尿液的稀释

尿液的稀释主要发生在远端小管和集合管。当小管液流经近端小管时，发生等渗性重吸收，小管液渗透压没有改变。流经髓袢降支细段时，该段对 NaCl 不通透，对水通透性较大，并且该段所处组织间隙有较高渗透压，因此小管内水不断进入组织间隙，小管液渗透压逐渐增高。髓袢升支细段，对 NaCl 通透性较高，对水不通透。小管液中的 NaCl 顺浓度梯度进入组织间隙，小管液中的渗透压降低，髓袢升支粗段上皮细胞管腔膜在有 Na^+ - K^+ - $2Cl^-$ 同向转运体，可以主动重吸收 NaCl，但对水不通透，所以小管液在流经该段时，渗透压进一步降低。低渗的小管液流经远曲小管和集合管时，小管对水的重吸收过程受到了抗利尿激素的调节，如果机体水分过多时，表现为血浆晶体渗透压下降，抗利尿激素释放减少，小管对水的通透性降低，水重吸收减少，尿液稀释，尿量增多。如果抗利尿激素完全缺乏，或者远端小管和集合管上皮细胞上缺乏相应的受体，会出现每天排出大量低渗尿液的表现，称为尿崩症。

（二）尿液的浓缩

尿液的浓缩也发生在远端小管和集合管，当小管液流经上述部位时，受到了来自管外组织高渗透压的"抽吸"作用，小管内的水被重吸收，而溶质仍然停留在小管内，造成尿液的浓缩。

用冰点降低法测定鼠肾的渗透压，观察到皮质部组织液的渗透压与血浆相等，从外髓部向内髓部深入，组织渗透压逐渐升高，分别为血浆的 2.0、3.0 和 4.0 倍，即形成一个从外髓到内髓的渗透压梯度（图 2-18）。尿液的浓缩依赖于髓质高渗梯度，高渗梯度的大小与髓袢长度相关，髓袢越长，可建立的髓质高渗梯度越大，肾脏浓缩能力越强。髓袢呈 U

形，上升支和下降支平行走行，折返部在髓质部，相邻的集合管与其平行。这些结构都走行在上述渗透压逐渐升高的区域。近髓肾单位髓袢较长，可深达内髓部，因此在尿液浓缩过程中发挥主要作用。

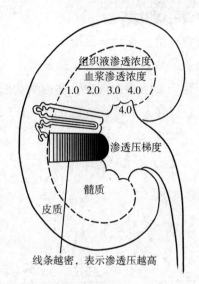

图 2 - 18　肾髓质渗透浓度梯度的示意图

三、尿液生成的调节

（一）神经调节

肾脏主要由交感神经支配，其节后纤维与肾动脉伴行，末梢释放去甲肾上腺素。安静状态时，交感神经对尿生成过程没有明显的影响。当人体体液大量丢失，引起血容量减少和血压降低时，交感神经兴奋，其作用表现在以下几个方面：①作用于肾脏血管平滑肌上的α受体，使入球小动脉和出球小动脉收缩，但前者收缩效应更为明显，血流阻力增加，肾小球毛细血管血流量减少，血压下降，有效滤过压降低，肾小球滤过率减小；②促进近端小管和髓袢上皮细胞对 Na^+、HCO_3^-、Cl^- 和水的重吸收；③作用于近球细胞上的β受体，刺激其释放肾素，进而使血管紧张素 Ⅱ 和醛固酮分泌增加，肾小管对 Na^+ 和水的重吸收增加。

（二）体液调节

1. 抗利尿激素

（1）抗利尿激素合成和释放的部位　抗利尿激素由下丘脑视上核和室旁核的神经内分泌细胞合成和分泌，经下丘脑垂体束运输至神经垂体贮存，当受到适宜刺激时，释放入血。

（2）抗利尿激素的作用机制　抗利尿激素有两种受体，分别是位于血管平滑肌上的 V_1 受体和远曲小管、集合管上皮细胞上的 V_2 受体。当该激素与血管平滑肌上的 V_1 受体结合后，引起平滑肌收缩，血压升高。当该激素与远曲小管、集合管上皮细胞上的 V_2 受体结合后，使上皮细胞上水通道表达增加，增强了管腔膜对水的通透性，重吸收水增多，尿液浓缩，尿量减少。

（3）抗利尿激素分泌和释放的调节　血浆晶体渗透压和循环血量是调节抗利尿激素分泌和释放的主要因素。

1）血浆晶体渗透压：血浆晶体渗透压是生理情况下调节抗利尿激素分泌和释放的最重

要因素。血浆晶体渗透压影响抗利尿激素分泌和释放的机制是通过对下丘脑视上核和室旁核及其周围区域分布的渗透压感受器刺激引起的，该渗透压感受器对血浆晶体渗透压，特别是由血浆 NaCl 浓度改变引起的渗透压变化非常敏感，血浆晶体渗透压升高或降低 1%，即可引起抗利尿激素分泌和释放的增加或减少。

如果在短时间内饮大量清水，使血浆晶体渗透压下降，引起抗利尿激素的分泌和释放减少，进而集合管对水的重吸收减少，尿量增多。这种由于一次性大量饮清水，使抗利尿激素分泌和释放减少而引起尿量明显增多的现象，称为水利尿。如果在相同的时间内，大量饮入等量的生理盐水，则尿量仅在 1 小时后轻度增加（图 2-19）。

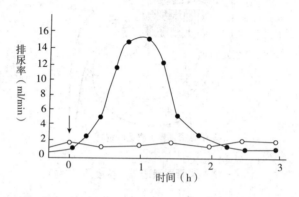

图 2-19　一次性饮 1 升清水和 1 升生理盐水后的排尿率

2）循环血量：当机体循环血量减少 5% 以上时，对左心房和胸腔大静脉壁上的容量感受器的刺激减弱，经迷走神经传至下丘脑的信号减弱，对抗利尿激素释放的抑制作用减小或消失，使其释放增加，使水重吸收增加，尿量减少。

此外，疼痛刺激、高度紧张、血管紧张素 II 以及低血糖等，均可促进抗利尿激素的释放；乙醇则抑制抗利尿激素的释放。

2. 醛固酮

（1）**肾素 - 血管紧张素 - 醛固酮系统**　肾素由近球细胞分泌，是一种蛋白水解酶。当肾血流量减少时，对入球小动脉的牵张刺激减弱，同时肾小球滤过率和滤过的 Na^+ 量减少，流经致密斑的 Na^+ 量也相应减少，这些

> **考点提示**
>
> 　抗利尿激素是尿液生成调节最主要的体液性调节物质。

因素均可促进肾素的释放。另外，交感神经兴奋可直接作用于近球细胞，使肾素分泌增加；一些体液因素如肾上腺素、去甲肾上腺素、PGE_2、PGI_2 等也可刺激近球细胞分泌肾素。

肾素可以促进血浆中的血管紧张素原分解，生成血管紧张素 I（10 肽）。血管紧张素 I 在血液和组织中转换酶的作用下，降解成血管紧张素 II（8 肽），血管紧张素 II 在氨基肽酶的作用下可降解生成血管紧张素 III（7 肽）。血管紧张素 II 和血管紧张素 III 都具有收缩血管和刺激醛固酮分泌的作用，但血管紧张素 II 的缩血管作用较强，血管紧张素 II 可以通过影响入球小动脉和出球小动脉平滑肌的紧张性，改变肾血浆流量，进而影响肾小球滤过率。血管紧张素 III 则主要刺激醛固酮的分泌（图 2-20）。

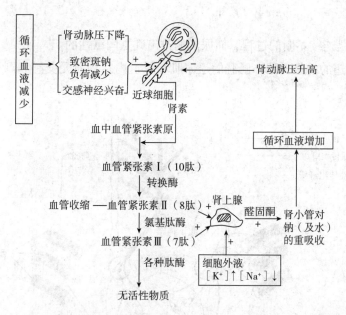

图2-20　肾素-血管紧张素-醛固酮的生成和作用示意图

醛固酮由肾上腺皮质球状带的细胞合成和分泌。它可以进入远曲小管和集合管上皮细胞内，与胞质中的受体结合，达到保 Na^+、排 K^+ 的作用。

肾素、血管紧张素和醛固酮相互作用，相互影响，构成一个功能相关的系统，共同调节机体的活动，这个系统称为肾素-血管紧张素-醛固酮系统。

（2）血浆中 K^+、Na^+ 浓度　生理状态下，醛固酮可以促进肾脏保 Na^+ 排 K^+，维持体内的钾钠平衡，其分泌受到血浆中 K^+、Na^+ 浓度的影响。血 K^+ 浓度升高和（或）血 Na^+ 浓度降低，均可刺激醛固酮的合成和分泌。但肾上腺皮质球状带细胞对血 K^+ 浓度的变化更敏感。血 K^+ 仅升高 0.5 mmol/L 即可刺激醛固酮分泌增加，而血 Na^+ 浓度则需要变化更大浓度才会刺激其分泌。

3. 心房钠尿肽　心房钠尿肽是由心房肌细胞合成和分泌的肽类激素，主要的生理作用是具有较强的促进 NaCl 和水排出的作用。

四、尿液及其排放

（一）尿液的性质

1. 尿量　正常成人每昼夜尿量为 1~2 L，平均为 1.5 L。如果每天的尿量长期保持在 2.5 L 以上，称为多尿；每天尿量在 0.1~0.5 L 为少尿；每天尿量少于 0.1 L，为无尿。多尿会使机体水分过多丢失，少尿或无尿则会使体内代谢产物堆积，这些变化均会干扰内环境的稳态，影响机体的正常活动。

2. 尿液的理化性质　尿液的主要成分是水，溶质以电解质和非蛋白含氮化合物为主。正常尿液一般检测不出糖和蛋白质。尿液的 pH 与食物的成分有关，一般情况下由于体内的代谢产物多偏酸性，因此尿液 pH 多在 5.0~7.0 之间。正常尿液为淡黄色，相对比重为 1.015~1.025。大量饮清水后，尿液稀释，颜色变浅，比重降低；尿液浓缩时，颜色变深，比重升高。

（二）排尿

尿液的生成是连续不断的过程，而尿液的排出则是间歇性的。

1. 膀胱和尿道的神经支配　膀胱的逼尿肌和尿道内括约肌受交感和副交感神经的双重支配（图2-21）。

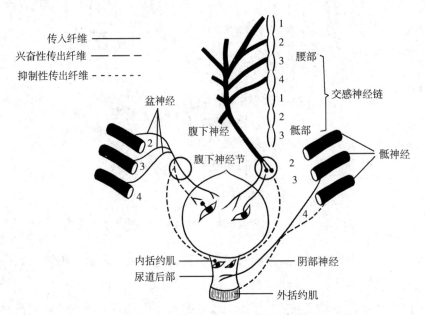

图2-21　膀胱和尿道的神经支配示意图

副交感神经节前神经元的胞体位于脊髓第2~4侧角，节前纤维走行于盆神经内，在膀胱壁换元后，节后纤维支配膀胱逼尿肌和尿道内括约肌，兴奋时可引起膀胱逼尿肌收缩和尿道内括约肌松弛，促进排尿。同时盆神经中也含有感觉纤维，感受膀胱壁被牵张的程度。

阴部神经属于躯体运动神经，支配尿道外括约肌，兴奋时使尿道外括约肌收缩，这一活动受意识控制。尿道感觉的传入纤维也走行于阴部神经中。

交感神经起自脊髓T_{11}~L_2侧角，经腹下神经支配膀胱。兴奋时使膀胱逼尿肌松弛，尿道内括约肌收缩，抑制排尿。同时腹下神经中也包含传入膀胱痛觉的纤维。

2. 排尿反射　排尿反射是一种脊髓反射，该反射活动受大脑皮质等高级中枢的控制。膀胱平滑肌受到牵张时，起初张力增加，随后平滑肌会产生一定的舒张，使张力恢复到原先水平。因此当膀胱内储存尿液量没有超过一定限度时，膀胱内压不会有明显的升高。当膀胱内贮存的尿量达0.4~0.5 L时，膀胱内压会明显升高，膀胱壁上的牵张感受器受到刺激而兴奋，冲动沿盆神经传入骶髓的初级排尿反射中枢，冲动同时上行达大脑皮质等高级排尿反射中枢，产生尿意。如环境允许，高级排尿反射中枢发出冲动，加强初级中枢的兴奋，盆神经传出冲动增多，引起逼尿肌收缩，内括约肌松弛，尿液进入后尿道。后尿道感受器受到尿液刺激，冲动沿阴部神经再次传入脊髓初级排尿中枢，使其活动增强，这是一个正反馈的过程，于是使膀胱逼尿肌进一步收缩，尿道外括约肌开放，尿液被膀胱内压驱出（图2-22）。在排尿末期，男性可通过尿道海绵体肌肉收缩，将残留于尿道的尿液排出体外，女性则依靠重力将尿液排尽。

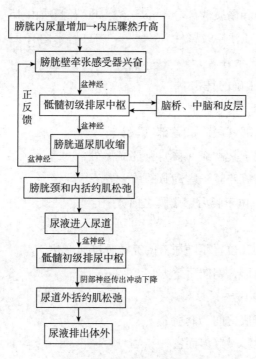

图 2-22　排尿反射示意图

　　若当时环境不适宜排尿，高级排尿反射中枢发出抑制性冲动，使得初级排尿反射中枢活动减弱，抑制排尿。所以，在一定范围内，排尿可受意识控制。存在于大脑皮质的高级排尿中枢，对骶髓初级排尿中枢的控制以抑制作用为主。婴幼儿因大脑皮质尚未发育完全，对初级排尿反射中枢的控制能力较弱，故排尿次数较多，且夜间易发生遗尿。

本章小结

1. 泌尿系统由肾、输尿管、膀胱和尿道四部分组成。
2. 尿液的生成包括肾小球的滤过，肾小管和集合管的重吸收及分泌三个过程。
3. 尿液的生成调节主要受到抗利尿激素和醛固酮的影响。
4. 排尿反射是一种脊髓反射，该反射活动受大脑皮质等高级中枢的控制。

目标检测

一、单项选择题

【A1/A2 型题】

1. 关于肾的描述，正确的是
   A. 左、右肾均位于腹后壁腹膜的前方　　B. 右肾位置略高于左肾
   C. 肾皮质由许多肾锥体构成　　D. 肾蒂的主要结构中有肾盂
   E. 肾锥体的尖端称肾柱
2. 对肾的构造描述，错误的是

扫码"练一练"

A. 肾实质分皮质和髓质两部分　　B. 肾髓质由 15 ~ 20 个肾锥体构成

C. 肾皮质包括实质浅层及肾柱　　D. 肾窦内有 7 ~ 8 个肾小盏

E. 每侧肾有 2 ~ 3 个肾盂

3. 对输尿管的描述正确的是

　A. 起自肾盂下端，终于膀胱

　B. 按行程可分腹部（段）和盆部（段）

　C. 第 2 个狭窄位于其盆部（段）穿膀胱壁处

　D. 在女性，输尿管跨越子宫动脉的前上方

　E. 其腹部（段）位于腹后壁腹膜之前方

4. 膀胱的特点是

　A. 其形状、大小和位置不随尿液的充盈程度而变化

　B. 膀胱底呈三角形，朝向后下方

　C. 膀胱尖朝向前下方

　D. 膀胱尖与膀胱底之间为膀胱颈

　E. 膀胱三角的黏膜皱襞多而密

5. 对膀胱三角描述正确的是

　A. 位于膀胱颈内面

　B. 由两个输尿管口和尿道外口围成

　C. 输尿管间襞在膀胱镜检时，为一苍白带

　D. 男、女性膀胱三角内均有膀胱垂

　E. 膀胱三角的黏膜下层特别发达

6. 对泌尿系统的描述正确的是

　A. 男、女性该系统的组成和各部形态相似

　B. 两肾均为实质性器官，位置一般等高

　C. 肾被膜之最内层为肾筋膜

　D. 新生儿膀胱的位置比成人的高

　E. 女尿道较男性者短而窄

7. 泌尿系统的组成中无

　A. 尿道　　　　　　　　　　　B. 子宫

　C. 肾　　　　　　　　　　　　D. 膀胱

　E. 输尿管

8. 肾门平对

　A. 第 11 胸椎　　　　　　　　B. 第 12 胸椎

　C. 第 1 腰椎　　　　　　　　D. 第 2 腰椎

　E. 第 3 腰椎

9. 对男性尿道的描述正确的是

　A. 兼具排尿和排精功能

　B. 尿道前列腺部有尿道球腺的开口

　C. 尿道膜部有射精管的开口

D. 前列腺排泄管开口于尿道前列腺部前壁

E. 耻骨前弯恒定无变化

10. 少尿患者每昼夜尿量保持在多少毫升

    A. 少于 100　　　　　　　　　　B. 100 ~ 500

    C. 500 ~ 1000　　　　　　　　　D. 1000 ~ 1500

    E. 多于 1500

11. 肾小管各段和集合管中，重吸收率最大的部位是

    A. 近端小管　　　　　　　　　　B. 髓袢升支

    C. 髓袢降支　　　　　　　　　　D. 远端小管

    E. 集合管

12. 葡萄糖的重吸收与下列哪项密切联系

    A. Na^+ 的被动重吸收　　　　　B. Na^+ 的主动重吸收

    C. K^+ 的主动重吸收　　　　　　D. Ca^{2+} 的被动重吸收

    E. Cl^- 的主动重吸收

13. 血液流经肾小球时，促进原尿生成的直接动力是

    A. 入球小动脉血压　　　　　　　B. 出球小动脉血压

    C. 肾动脉压　　　　　　　　　　D. 全身平均动脉压

    E. 肾小球有效滤过压

14. 肾小球有效滤过压计算式是

    A. 肾小球毛细血管血压 +（血浆胶体渗透压 + 囊内压）

    B. 肾小球毛细血管血压 -（血浆胶体渗透压 + 囊内压）

    C. 肾小球毛细血管血压 +（血浆胶体渗透压 - 囊内压）

    D. 肾小球毛细血管血压 -（血浆胶体渗透压 - 囊内压）

    E. 肾小球毛细血管血压 +（囊内压 - 血浆胶体渗透压）

15. 正常成人肾小球滤过率为

    A. 100 ml/min　　　　　　　　　B. 125 ml/min

    C. 250 ml/min　　　　　　　　　D. 500 ml/min

    E. 1000 ml/min

16. 肾小球滤过率是指

    A. 每侧肾每分钟生成的原尿量　　B. 双侧肾每分钟生成的原尿量

    C. 每侧肾每分钟的血浆流量　　　D. 双侧肾每分钟的血浆流量

    E. 双侧肾每分钟生成终尿的总量

17. 实验动物快速注射生理盐水，可见血压升高，尿量增加，如果血压升高在 180 mmHg 内尿量增多的原因是

    A. 肾小球毛细血管血压升高　　　B. 血浆晶体渗透压下降

    C. 血浆胶体渗透压下降　　　　　D. 滤过膜通透性增加

    E. 滤过膜面积增大

18. 肾盂或输尿管结石时，可能出现

    A. 有效滤过压明显升高　　　　　B. 肾小球毛细血管血压升高

　　C. 血浆胶体渗透压升高　　　　　　D. 囊内压升高

　　E. 有效滤过压无变化

19. 葡萄糖与氨基酸全部被重吸收部位在

　　A. 近端小管　　　　　　　　　　　B. 髓袢降支

　　C. 髓袢升支　　　　　　　　　　　D. 远端小管

　　E. 集合管

20. 醛固酮的作用主要是

　　A. 保 Na^+ 保 K^+　　　　　　　　B. 排 Na^+ 排 K^+

　　C. 排 Na^+ 保 K^+　　　　　　　　D. 保 Na^+ 排 K^+

　　E. 保 Na^+ 排水

21. 盆神经受损时，排尿障碍表现为

　　A. 多尿　　　　　　　　　　　　　B. 少尿

　　C. 尿频　　　　　　　　　　　　　D. 尿潴留

　　E. 尿失禁

22. 排尿反射的初级中枢位于

　　A. 延髓　　　　　　　　　　　　　B. 脊髓颈段

　　C. 脊髓胸段　　　　　　　　　　　D. 脊髓腰段

　　E. 脊髓骶段

23. 大量饮清水尿量增加的主要原因是

　　A. ADH 分泌增多　　　　　　　　　B. ADH 分泌减少

　　C. 醛固酮分泌增多　　　　　　　　D. 醛固酮分泌减少

　　E. 循环血量增多

24. 尿液的浓缩与稀释发生的部位主要在

　　A. 近端小管　　　　　　　　　　　B. 髓袢

　　C. 肾小球　　　　　　　　　　　　D. 远端小管

　　E. 集合管

25. 急性肾小球肾炎患者早期出现血尿的主要原因是

　　A. 滤过膜通透性增加　　　　　　　B. 滤过膜通透性减小

　　C. 滤过膜面积增加　　　　　　　　D. 滤过膜面积减小

　　E. 毛细血管压升高

二、思考题

1. 正常成年人静脉注射 20% 的葡萄糖液 50 ml，尿量将怎样变化？为什么？

2. 大量出汗对尿量有何影响？为什么？

（张冬青　秦观海）

第三章　男性生殖系统结构和功能

第一节　男性生殖系统结构

👉案例导入

扫码"学一学"

> 男性，32 岁，司机。患者婚后 6 年未育，有烟酒嗜好。其妻妇科系统检查未见明显异常。患者体健，性生活频繁，素有体倦，精力不济，心烦易怒，阴囊胀满等症。体格检查：双侧睾丸体积各约 14 ml，质软，触之胀痛，附睾无结节和压痛，肛诊前列腺压痛，阴茎未见畸形。实验室及辅助检查：精液两次常规检查，精液量 1.5 ml，色泽灰白微黄，质清稀，精子数 1.4×10^7/ml，精子活动率 40%，精子活力 Ⅱ 级，白细胞＋＋。诊断：1. 少精性不育症　2. 前列腺炎
>
> **问题：**
>
> 1. 说出与本病例相关的正常人体结构有哪些？
> 2. 结合正常人体的组织及功能，分析患者的临床表现。

　　生殖系统（reproductive system）的主要功能是产生生殖细胞，繁殖新个体，保持种族延续。男女生殖系统都包括内外生殖器两部分。泌尿系统和生殖系统在发生上关系密切，它们的主要器官肾及生殖腺均起源于间介中胚层，胚胎期的中肾逐渐衍化为男性的生殖管道。出生后，两系统的解剖关系亦极为密切，男性生殖系统在本章重点讲述，女性生殖系统将在妊娠与生殖系统疾病中详细讲解。

　　男性生殖系统（male genital system）由内生殖器和外生殖器两部分组成。内生殖器包括生殖腺、输精管道和附属腺三部分。睾丸是男性生殖腺，为产生精子和分泌男性激素的器官。输精管道包括附睾、输精管、射精管和尿道。由睾丸产生的精子储存在附睾内，射精时经输精管、射精管和尿道排出体外。附属腺包括精囊腺、前列腺和尿道球腺，它们分泌的液体与精子合成精液，有营养精子和增加精子活动的作用。男性外生殖器包括阴囊和

阴茎。

一、男性内生殖器

（一）睾丸

1. 睾丸的位置和形态 睾丸（testis）位于阴囊内，左右各一（图3-1）。睾丸呈扁卵圆形。表面光滑，可分为上、下两端，前、后两缘和内、外侧两面。前缘游离，后缘与附睾和输精管起始段相接触，睾丸的血管、神经和淋巴管由此出入。上端被附睾头遮盖，下端游离。内侧面较平坦，与阴囊隔相依，外侧面较隆凸，与阴囊壁相贴。成人两睾丸重约20～30 g。

2. 睾丸的结构 睾丸表面有一层致密的结缔组织膜，称白膜。白膜包被整个睾丸，在睾丸后缘增厚，并突入睾丸内形成睾丸纵隔（图3-2）。从睾丸纵隔呈放射状发出许多结缔组织小隔，称睾丸小隔，呈扇形伸入睾丸实质内，将其分为约250个锥状的睾丸小叶。每个小叶内含有2～4条弯曲细长的管道，称生精小管，管壁的上皮能产生精子。小管之间的结缔组织，称睾丸间质。生精小管在进睾丸纵隔时，变为短而直的精直小管，进入睾丸纵隔吻合成网状，称睾丸网。然后由睾丸网发出10余条睾丸输出小管，出睾丸后缘

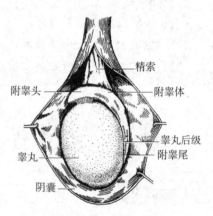

图3-1　睾丸附睾的形态

上部进入附睾。睾丸由实质和间质两部分构成，生精小管构成睾丸实质，生精小管之间的疏松结缔组织构成睾丸间质。睾丸除产生精子外，睾丸小叶中的间质细胞还可以产生雄性激素，调节男性第二性征。

（1）生精小管　生精小管（seminiferous tubule）为高度弯曲的上皮性管道，是产生精子的部位。由生精上皮构成。生精上皮由5～8层生精细胞和支持细胞组成（图3-3）。

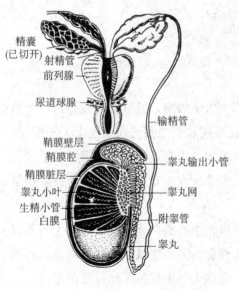

图3-2　睾丸的结构

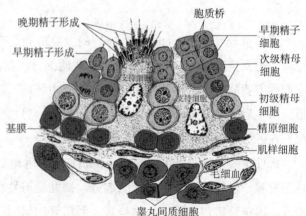

图3-3　生精小管和睾丸间质微细结构模式图

生精细胞：生精小管管壁内可见不同发育阶段的生精细胞。生精细胞包括精原细胞、初级精母细胞、次级精母细胞、精子细胞和精子。在生精上皮中，自基底部到腔面可见各级生精细胞多层排列，镶嵌在支持细胞之间，代表着男性生殖细胞分化过程的不同发育阶段。从精原细胞发育形成精子的过程，称为精子发生。精子的发生包括精原细胞分裂增殖形成精母细胞的阶段、精母细胞减数分裂形成单倍体精子细胞的阶段和精子细胞变态形成精子的阶段。①精原细胞：紧贴生精上皮基膜，是最幼稚的生精细胞，细胞较小，呈圆形或椭圆形。精原细胞包括 A、B 型。A 型精原细胞是生精细胞中的干细胞，经过不断分裂增殖，一部分继续作为干细胞，另一部分则分化为 B 型精原细胞。B 型精原细胞分裂为初级精母细胞。②初级精母细胞：位于精原细胞近腔侧，圆形，体积较精原细胞大，核大而圆，核型 46，XY。由于初级精母细胞第一次减数分裂前期历时较长，所以在小管横切面上常可见到处于不同分裂阶段的初级精母细胞。初级精母细胞经过第一次减数分裂后，形成两个次级精母细胞。③次级精母细胞：位于近腔面，体积较小，细胞呈圆形；核圆形，染色较深。次级精母细胞不进行 DNA 复制，迅速进入第二次减数分裂，形成两个精子细胞。由于次级精母细胞存在时间短，故在切片中较少见。④精子细胞：位于近腔处，细胞呈圆形，体积更小，数量较多，形态不一。精子细胞不再分裂，经过复杂的形态变化，由圆形逐渐变为蝌蚪形的精子，这个过程称精子形成。一个初级精母细胞，经过两次减数分裂，染色体数目减少了一半，形成了 4 个单倍体的精子细胞，其染色体核型为 23，X 或 23，Y。⑤精子：在管腔侧。人的精子形似蝌蚪，全长约 60 μm，分头、尾两部（图 3-4）。头部有顶体覆盖。顶体内含多种水解酶，当精子遇到卵子时，顶体酶释放，这些酶能溶解卵细胞外围的放射冠及透明带，以利于精子进入卵细胞内。精子的尾又称鞭毛，是精子的运动装置。

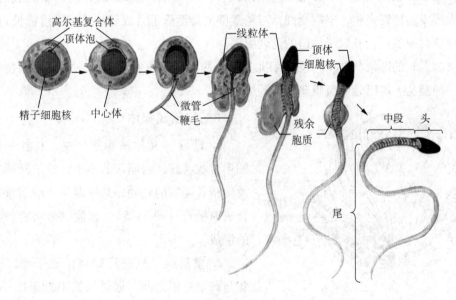

图 3-4　精子超微结构模式图

支持细胞：光镜下，支持细胞轮廓不清，核常呈三角形或椭圆形。相邻支持细胞侧面的胞膜形成紧密连接，生精小管与睾丸间质的毛细血管之间存在血-睾屏障（blood-testis barrier）。血-睾屏障由毛细血管内皮及基膜、结缔组织、生精上皮基膜和支持细胞的紧密连接组成，可阻止某些物质进出生精小管，形成并维持有利于精子发生的微环境，还可防止精子抗原物质逸出生精小管而发生自体免疫。

（2）睾丸间质　睾丸生精小管之间的疏松结缔组织称睾丸间质，富含血管和淋巴管。睾丸间质内有睾丸间质细胞，常成群分布在生精小管之间的疏松结缔组织中。细胞体积较大，呈多边形或圆形。间质细胞能合成和分泌雄激素，具有促进精子发生、男性生殖器官发育及激发和维持第二性征等作用。

（3）直精小管和睾丸网　直精小管的管壁被覆单层矮柱状上皮，无生精细胞。直精小管进入睾丸纵隔内分支相互吻合成睾丸网。睾丸网由单层立方上皮组成，管腔大而不规则。

（二）输精管道

1. 附睾　贴附于睾丸的上端和后缘，为一长条状结构，上端膨大为附睾头，中部为附睾体，下部变细为附睾尾。附睾尾向后上折转移行为输精管。附睾的功能除储存精子外，还分泌液体供其营养，促进其进一步成熟，获得运动的能力。附睾为结核的好发部位。

2. 输精管和射精管　输精管是附睾管的直接延续，为肌性管道。长约 50 cm，管径约 3 mm，活体触摸呈条索状。管壁由黏膜、肌层和外膜三层构成。黏膜表面被覆假复层柱状上皮。固有层结缔组织中含丰富的弹性纤维。肌层由内纵行、中环行和外纵行排列的平滑肌纤维组成。射精时，肌层强力收缩，将精子快速射出。

考点提示

　　输精管结扎选择输精管精索部。

输精管按行程可分为四段。①睾丸部：最短，始于附睾尾，沿睾丸后缘上行至上端；②精索部：介于睾丸上端与腹股沟管皮下环之间，此段输精管位置表浅，输精管结扎术常在此部进行；③腹股沟管部：位于腹股沟管内的部分，疝修补术时，注意误伤及输精管；④盆部：始于腹股沟管深环，沿盆侧壁向后下行，经输尿管末端前方转至膀胱底的后面，在此膨大形成输精管壶腹，末端变细，与精囊腺的排泄管汇合成射精管。射精管长约 2 cm，向前下穿前列腺实质，开口于尿道的前列腺部。

精索为柔软的圆索状结构，位于睾丸上端与腹股沟管深环之间。它主要由输精管、睾丸血管、神经丛、淋巴管和腹膜鞘韧带等组成。

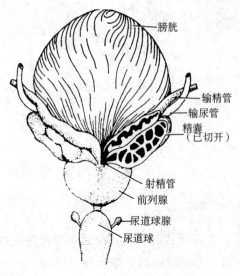

膀胱

输精管
输尿管
精囊
（已切开）

射精管
前列腺

尿道球腺
尿道球

图 3-5　前列腺、精囊腺

（三）附属腺体

1. 精囊　又称精囊腺，左、右各一，为椭圆形囊状器官，表面凹凸不平，位于膀胱底后方及输精管壶腹的外侧，其排泄管与输精管末端汇合成射精管（图 3-5）。精囊的分泌物参与精液的组成。

2. 前列腺　呈前后略扁的栗子形，位于膀胱与尿生殖膈之间，尿道从其中央穿过（图 3-5）。前列腺后面正中有一纵沟，称前列腺沟，此面与直肠相邻，肛门指诊可触及前列腺的后面及该沟，患前列腺炎或前列腺肥大时，此沟变浅或消失。前列腺可分为前叶、中叶、后叶和两侧叶。老年人前列腺肥大常发生在中叶和侧叶，从而压迫尿道，引起排尿困难。后叶是前列腺肿瘤的好发部位。

3. 尿道球腺　为一对豌豆大的球形腺，位于尿道两旁、会阴深横肌内，排泄管开口于尿道球部，腺体分泌物亦参与精液的组成。

二、男性外生殖器

（一）阴囊

阴囊是位于阴茎的后下方一皮肤囊袋状结构，该部皮肤薄而柔软，有少量阴毛，颜色较深（图3-6）。阴囊皮下缺乏脂肪组织而致密，并含有平滑肌纤维，称肉膜。肉膜平滑肌的舒缩可使阴囊松弛或紧张，以调节阴囊内的温度，有利于精子的发育。肉膜向内深入形成阴囊中隔，将阴囊分为左右两腔，分别容纳左右睾丸、附睾及部分精索。

在肉膜深面有三层包绕睾丸和精索的被膜，由外向内分别是：①精索外筋膜，是腹外斜肌腱膜的延续；②提睾肌，来自腹内斜肌和腹横肌的肌纤维束；③精索内筋膜，由腹横筋膜延续而来。在三层被膜的深面睾丸还包有来自腹膜而成的睾丸鞘膜，此膜又分壁层和脏层，二者在睾丸后缘互相移行，形成的腔隙叫鞘膜腔，内有少量浆液，有润滑作用。在病理情况下腔内液体可增多，形成鞘膜积液。

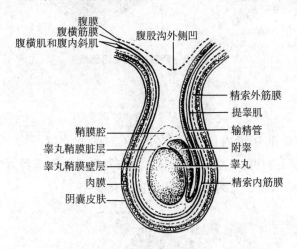

图3-6　阴囊的结构

（二）阴茎

1. 阴茎的形态　阴茎由前至后，可分为头、体和根三部分。后端为阴茎根，藏于阴囊和会阴部皮肤的深面，固定于耻骨下支和坐骨支，为固定部。中部为阴茎体，呈圆柱状，以韧带悬于耻骨联合的前下方，为可动部。前端膨大为阴茎头，其尖端有尿道外口，呈矢状位。头后较细的部分为阴茎颈。

2. 阴茎的构造　阴茎由两条阴茎海绵体和一条尿道海绵体组成（图3-7，图3-8），外包筋膜和皮肤。阴茎海绵体为两端细的圆柱体，左、右各一，位于阴茎的背侧，构成阴茎的主体。尿道海绵体位于阴茎海绵体的腹侧，内有尿道通过。尿道海绵体前部膨大称阴茎头，后部膨大为尿道球。海绵体由许多海绵体小

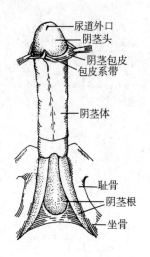

图3-7　阴茎的结构

梁和腔隙构成，腔隙与血管相通，当腔隙充血时阴茎变粗变硬而勃起。

阴茎的三个海绵体外共同包有皮肤和浅、深筋膜。阴茎的皮肤薄而柔软，富有伸展性。在阴茎头的近侧，皮肤形成双层皱襞，称阴茎包皮，在阴茎头腹侧中线上尿道外口下方与包皮移行处，形成一条矢状位的皮肤皱襞，称包皮系带。

幼儿时期阴茎包皮较长，包住整个阴茎头。随年龄的增长，包皮逐渐后退。成年后包皮如仍包住阴茎头，称包皮过长，如不能上翻，称包茎。在上述两种情况下，包皮腔内易存留污物，污物的长期刺激可能是发生阴茎癌的诱因之一，此时应行包皮环切术，以露出阴茎头。

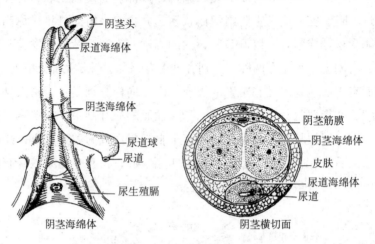

图 3-8　阴茎中部横切面观

三、男性尿道

男性尿道起自膀胱的尿道内口，止于阴茎头的尿道外口，长 16～22 cm，管径 5～7 mm，具有排尿和排精的功能。整个尿道可分为前列腺部、膜部和海绵体部。临床上称尿道前列腺部和膜部为后尿道，海绵体部为前尿道（图 3-9）。

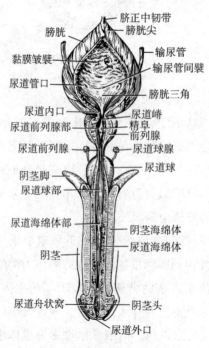

图 3-9　膀胱和男性尿道

1. 男性尿道的分部

（1）前列腺部　为尿道穿过前列腺的部分，长约 3 cm，管腔中部扩大，是尿道中最宽和最易扩张的部分，有射精管和前列腺的排泄管开口。

（2）膜部　为尿道穿过尿生殖膈的部分，长约 1.5 cm，是三部分中最短的部分，管腔狭小，其周围有尿道括约肌环绕。可有意识地控制排尿。膜部比较固定，当骨盆骨折或会阴骑跨伤时，易损伤此部。

（3）海绵体部　为尿道穿过尿道海绵体的部分，长 15 cm，是尿道行程中最长的部分，其中尿道球内部分称尿道球部，有尿道球腺开口。阴茎头内的尿道扩大成尿道舟状窝。

2. 男性尿道的狭窄、膨大与弯曲

男性尿道全长粗细不等，有三个狭窄、三个膨大和两个弯曲。三个狭窄，即：尿道内口、尿道膜部和尿道外口，其中尿道外口最窄，膜部次之。三个膨大，即：尿道前列腺部、尿道球部和尿道舟状窝。两个弯曲，即：凹向前上方的耻骨下弯，此弯曲是固定的；凹向后下方

> **考点提示**
>
> 男性尿道有三个狭窄、三个膨大和两个弯曲。

的耻骨前弯，此弯位于海绵体部，若将阴茎向上提起，可使其变直。了解上述男性尿道的特点对导尿、膀胱镜检查等临床操作有重要意义。

第二节　男性生殖系统功能

扫码"学一学"

案例导入

男性，26 岁，结婚 2 年，未避孕，未育。精液检查：精液量 1.5 ml，pH 7.4，精子计数 18×10^9/L，精子存活率 45%，精子活力 a 级 18%。

问题：

精液中有哪些指标可能导致该男性不育？

一、睾丸的功能

（一）睾丸的生精功能

睾丸主要由曲细精管和间质细胞组成。睾丸曲细精管是男性生殖细胞发生和发育成熟的场所，曲细精管上皮由生精细胞（精原细胞）和支持细胞构成。精原细胞可以发育成为精子。支持细胞有支持、营养生殖细胞和内分泌功能。从精原细胞发育成为精子的整个过程为一个生精周期。精原细胞属于干细胞，紧贴于曲细精管的基膜上。到青春期，精原细胞即进行分裂、分化，依次经过初级精母细胞、次级精母细胞、精子细胞等几个阶段，最后形成精子并进入管腔。从精原细胞发育成为精子需 60 天左右，一个精原细胞经过大约 7 次分裂可产生近百个精子。

在精子的生成过程中，支持细胞构成了特殊的"微环境"，既对生精细胞起支持作用，又为生精细胞提供多种必要的营养物质。精子的生成还需适宜的温度，阴囊内温度比腹

腔低 1~8℃，适合于精子生成；有些人因胚胎发育原因，睾丸未能下降到阴囊内而仍留于腹腔，称为隐睾症。由于腹腔温度较高，影响了精子的生成，这是男性不育症的原因之一。

在曲细精管的精子不具有运动能力，需借助于曲细精管肌上皮细胞的收缩和管道上皮细胞纤毛的运动被运送到附睾内储存并进一步成熟，才能获得运动能力。在男性性活动过程中，精子被移送到阴茎根部的尿道内，与精囊腺、前列腺和尿道球腺等分泌的液体混合在一起，组成精液，在性高潮时射出体外，此即为射精。正常男性每次射出精液 3~6 ml，每毫升精液中含精子 2 千万至 4 亿个，少于 2 千万个则不易使卵子受精。精子也在输精管壶腹部、精囊等处储存，故在输精管结扎术后的一段时间内，射出的精液中还有精子。

（二）睾丸的内分泌功能

睾丸的内分泌功能是由间质细胞和曲细精管的支持细胞完成的，睾丸间质细胞能分泌雄激素，支持细胞分泌抑制素。

1. 雄激素 睾丸间质细胞分泌的雄激素的主要有睾酮、双氢睾酮等，其中活性最强的为睾酮。除睾丸外，肾上腺皮质和女性的卵巢也可分泌少量睾酮。睾酮的主要生理作用有以下几个方面。

（1）促进男性附性器官的生长发育 睾酮能刺激前列腺、阴茎、阴囊、尿道球腺等附性器官的生长发育，并维持它们处于成熟状态。

（2）促进副性征的出现 青春期开始，男性外表出现一系列区别于女性的特征，称为男性副性征或第二性征。主要表现有：胡须长出、喉结突出、嗓音低沉、汗腺和皮脂腺分泌增多、毛发呈男性型分布、骨骼粗壮、肌肉发达等。睾酮能刺激并维持这些特征。睾酮还能产生并维持性欲。

（3）维持生精作用 睾酮自间质细胞分泌后，可透过基膜进入曲细精管，经支持细胞与生精细胞的相应受体结合，促进精子生成。

（4）影响代谢 睾酮对代谢的影响，总的趋势是促进合成代谢。①促进蛋白质的合成，特别是肌肉、骨骼内的蛋白质；②影响水、盐代谢，有利于水、钠在体内的保留；③使骨中钙、磷沉积增加；④刺激红细胞的生成，使体内红细胞增多。男性在青春期，由于睾酮及其与垂体分泌的生长素的协同作用，可使身体出现一次显著的生长过程。

（5）影响胚胎的发育 在雄激素的诱导下，含有 Y 染色体的胚胎向男性方面分化，促进内生殖器的发育，而双氢睾酮则主要刺激外生殖器发育。

2. 抑制素 是睾丸支持细胞分泌的一种分子量为 32 000 的糖蛋白激素，对腺垂体促卵泡激素的分泌有很强的抑制作用，生理剂量的抑制素对黄体生成素的分泌无明显影响。此外，在性腺还存在与抑制素结构近似而作用相反的物质，称为激活素，其作用是促进腺垂体分泌卵泡激素。

二、睾丸功能的调节

睾丸的生精功能与内分泌功能均受下丘脑-腺垂体-睾丸轴的调节，此外，还存在睾丸局部调节的作用。

（一）下丘脑-腺垂体对睾丸活动的影响

下丘脑、腺垂体、睾丸在功能上密切联系，互相影响，构成下丘脑-腺垂体-睾丸轴调节系统。下丘脑分泌的促性腺激素释放激素经垂体门脉系统到达腺垂体，促进腺垂体合成和分泌促性腺激素，包括促卵泡激素和黄体生成素。促卵泡激素主要作用于曲细精管的各级生精细胞和支持细胞，调节生精过程；黄体生成素主要作用于间质细胞，调节睾酮的生成。

1. 腺垂体对睾丸生精功能的调节　睾丸的生精功能既受促卵泡激素的调节，又受黄体生成素的调节，两者对生精功能都有促进作用，只是黄体生成素的作用是通过睾酮实现的（图3-10）。另外，在促卵泡激素的作用下，睾丸支持细胞还可产生抑制素，抑制素可抑制腺垂体分泌促卵泡激素，从而使促卵泡激素的分泌稳定在一定水平，保证睾丸生精功能的正常进行。

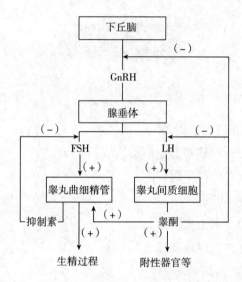

图3-10　下丘脑-腺垂体-睾丸轴的调节作用示意图

2. 腺垂体对睾丸内分泌功能的调节　睾丸的内分泌功能直接受黄体生成素的调节。腺垂体分泌的黄体生成素与间质细胞膜上受体结合，使细胞内 cAMP 生成增加，加速细胞内功能蛋白质的磷酸化过程，导致胆固醇酯水解增强，并促进胆固醇进入线粒体，从而促进间质细胞分泌睾酮。同时，黄体生成素还可通过增强与睾酮合成有关酶系的活性以加速睾酮的合成，增高细胞内的 Ca^{2+} 浓度以促进睾酮的分泌。

（二）睾丸激素对下丘脑-腺垂体的反馈调节

血液中的睾酮对下丘脑和腺垂体具有负反馈作用。当血中睾酮达到一定浓度，将分别抑制促性腺激素释放激素和黄体生成素的分泌，另外前已提及支持细胞产生的抑制素对腺垂体促卵泡激素分泌具负反馈调节作用。这些作用使血液中睾酮的浓度保持在一个相对稳定的水平。

（三）睾丸的局部调节

睾丸的功能除受下丘脑-腺垂体-睾丸轴的调节外，睾丸的支持细胞与生精细胞、间质细胞与支持细胞之间，还以旁分泌或自分泌的方式，在局部调节睾丸的功能。除体内的激素调节外，睾丸的功能还受其他因素影响。如睾丸的温度可影响精子生成过程。

本章小结

1. 男性生殖系统包括内外生殖器两部分。

2. 睾丸曲细精管是精子发生和发育成熟的场所。

3. 睾丸间质细胞分泌雄激素，雄激素的主要功能有：促进男性附性器官的生长发育；促进男性副性征的出现；维持生精作用；促进合成代谢；影响胚胎发育。

4. 下丘脑-腺垂体-睾丸轴对雄激素的分泌起调节作用。

目标检测

一、单项选择题

【A1/A2 型题】

扫码"练一练"

1. 对男性生殖系统的描述正确的是

   A. 内生殖器由生殖腺和输精管道两部组成

   B. 睾丸产生的精子先贮存于附睾内

   C. 精囊腺为贮存精子的囊

   D. 男性激素由精曲小管上皮产生

   E. 阴茎由一个海绵体包以皮肤构成

2. 以下关于睾丸的说法，正确的是

   A. 位于阴囊内，为一对囊状器官

   B. 为实质性器官，分皮质和髓质两部

   C. 下端连于输精管

   D. 精曲小管上皮能产生精子和分泌男性激素

   E. 后缘有血管、神经和淋巴管出入

3. 对睾丸和附睾的描述，正确的是

   A. 睾丸上端和后缘有附睾附着　　　　　　　B. 睾丸表面因多次排精而形成许多瘢痕

   C. 附睾除可产生精子，还可供精子营养　　　D. 附睾可分根、体、头 3 部

   E. 睾丸和附睾均为生殖腺

4. 对输精管描述正确的是

   A. 由睾丸输出小管延续而成　　　　　　　　B. 输精管皮下精索部又称精索

   C. 其腹股沟部为结扎输精管的良好部位　　　D. 活体触摸时，呈坚实的圆索状

   E. 其末端续为射精管

5. 输精管结扎术常选取的部位是

   A. 输精管壶腹　　　　　　　　　　　　　　B. 输精管腹股沟部

   C. 皮下精索部　　　　　　　　　　　　　　D. 睾丸部

   E. 盆部

6. 以下关于前列腺的说法，正确的是

A. 为实质性器官，是男性内生殖器的附属腺

B. 位于膀胱底的后方

C. 呈栗子形，上端为前列腺尖

D. 输精管穿其实质，开口于尿道前列腺部

E. 后面有一横沟

7. 男性的内生殖器不包括

A. 睾丸   B. 阴茎

C. 附睾   D. 输精管

E. 前列腺

8. 产生精子和分泌男性激素的器官是

A. 附睾   B. 前列腺

C. 精囊腺   D. 尿道球腺

E. 睾丸

9. 位于阴囊内的器官是

A. 前列腺   B. 输精管全长

C. 尿道球腺   D. 附睾

E. 精囊腺

10. 产生精子的部位是

A. 精囊   B. 附睾

C. 间质细胞   D. 输精管

E. 曲细精管

11. 分泌睾酮的细胞主要是

A. 睾丸生殖细胞   B. 睾丸支持细胞

C. 睾丸间质细胞   D. 精原细胞

E. 精子

12. 睾酮本质是

A. 固醇类激素   B. 类固醇激素

C. 肽类激素   D. 蛋白质类激素

E. 胺类激素

13. 男性生殖器官的发育是由

A. 睾酮的作用   B. 雌激素的作用

C. 孕激素的作用   D. 卵巢与肾上腺皮质雄激素的作用

E. 促卵泡激素与黄体生成素的作用

14. 下列不属于睾酮生理作用的是

A. 促进男性副性征出现   B. 维持生精作用

C. 维持性欲   D. 刺激生殖器官生长

E. 抑制蛋白质合成

15. 男性的主要生殖器是

A. 前列腺   B. 附睾

C. 睾丸   D. 阴茎及输精管

E. 精囊腺

二、思考题

雄激素的主要生理作用有哪些?

（张冬青　秦观海）

第四章 泌尿生殖系统常见症状

学习目标

1. **掌握** 泌尿生殖系统疾病常见症状。
2. **熟悉** 泌尿生殖系统常见症状的伴随症状。
3. **了解** 泌尿生殖系统常见症状的问诊要点。
4. 学会常见泌尿生殖系统疾病的病史采集。能按照临床思维方法对泌尿系统的患者进行诊断及鉴别诊断，并做出正确处理。
5. 注意尊重和保护患者的隐私权。

第一节 血 尿

扫码"学一学"

案例导入

董某，女性，57岁。主诉发现肉眼血尿29年，间断水肿10余年，乏力2个月。

现病史：缘于29年前"感冒"后出现肉眼血尿，为全程肉眼血尿，伴有腰痛、尿频、尿急、尿痛及发热、寒战，最高体温39℃，就诊于"九台镇医院"，实验室检查尿蛋白＋＋、红细胞及白细胞高，诊断为"肾炎"，予以青霉素等药物治疗后上述症状消失，复查尿常规仍尿蛋白＋＋，此后多次复查尿蛋白＋＋，有时潜血阳性。10多年前开始间断出现双下肢水肿，诊断为"慢性肾小球肾炎"，间断用中药治疗。20个月前下肢水肿加重，并出现眼睑水肿，就诊于"汽车厂职工医院"，测血压170/100 mmHg，化验尿蛋白＋＋、血肌酐超过200 μmol/L，予以降压、排毒、对症治疗1个月，病情好转，复查肾功能指标无明显变化。2个月前开始出现乏力，有时恶心，复查血肌酐860 μmol/L，为系统治疗入院。病程中有皮肤瘙痒，偶有头晕。

问题：

1. 诊断及诊断依据是什么？

2. 该病的治疗原则有哪些？

血尿包括镜下血尿和肉眼血尿，前者是指尿色正常，须经显微镜检查方能确定，通常离心沉淀后的尿液镜检每高倍视野有红细胞3个以上。后者是指尿呈洗肉水色、茶褐色或血色，肉眼可见的血尿。

一、病因

血尿是泌尿系统疾病最常见的症状之一。故98%的血尿是由泌尿系统疾病引起，2%的血尿由全身性疾病或泌尿系统邻近器官病变所致。

1. 泌尿系统疾病　肾小球疾病如急性肾小球肾炎、慢性肾小球肾炎、IgA 肾病、遗传性肾炎和薄基底膜肾病；各种间质性肾炎、尿路感染、泌尿系统结石、结核、肿瘤、多囊肾、血管异常，尿路憩室、息肉和先天性畸形等。

2. 全身性疾病　①感染性疾病：败血症、流行性出血热、猩红热、钩端螺旋体病和丝虫病等；②血液病：白血病、再生障碍性贫血、血小板减少性紫癜、过敏性紫癜和血友病；③免疫和自身免疫性疾病：系统性红斑狼疮、结节性多动脉炎、皮肌炎、类风湿性关节炎、系统性硬化症等引起肾损害时；④心血管疾病：亚急性感染性心内膜炎、急进性高血压、慢性心力衰竭、肾动脉栓塞和肾静脉血栓形成等。

3. 尿路邻近器官疾病　急性前列腺炎、慢性前列腺炎、精囊炎、急性盆腔炎或脓肿、宫颈癌、输卵管炎、阴道炎、急性阑尾炎、直肠和结肠癌等。

4. 化学物品或药品对尿路的损害　如磺胺药、吲哚美辛、甘露醇、汞、铅、镉等重金属对肾小管的损害；环磷酰胺引起的出血性膀胱炎；抗凝剂如肝素过量也可出现血尿。

5. 功能性血尿　平时运动量小的健康人，突然加大运动量可出现运动性血尿。

二、临床表现

1. 尿颜色的改变　血尿的主要表现是尿颜色的改变，除镜下血尿其颜色正常外，肉眼血尿根据出血量多少而尿呈不同颜色。尿呈淡红色，像洗肉水样，提示每升尿含血量超过 1 ml。出血严重时尿可呈血液状。肾脏出血时，尿与血混合均匀，尿呈暗红色；膀胱或前列腺出血时尿色鲜红，有时有血凝块。但红色尿不一定是血尿，需仔细辨别。如尿呈暗红色或酱油色，不浑浊无沉淀，镜检无或仅有少量红细胞，见于血红蛋白尿；棕红色或葡萄酒色，不浑浊，镜检无红细胞见于卟啉尿；服用某些药物如大黄、利福平，或进食某些红色蔬菜也可排红色尿，但镜检无红细胞。

2. 分段尿异常　将全程尿分段观察颜色如尿三杯试验，用三个清洁玻璃杯分别留起始段，中段和终末段尿观察，如起始段血尿提示病变在尿道；终末段血尿提示出血部位在膀胱颈部，三角区或后尿道的前列腺和精囊腺；三段尿均呈红色即全程血尿，提示血尿来自肾脏或输尿管。

3. 镜下血尿　尿颜色正常，但显微镜检查可确定血尿，并可判断是肾性或肾后性血尿。镜下红细胞大小不一形态多样为肾小球性血尿，见于肾小球肾炎。因红细胞从肾小球基底膜漏出，通过具有不同渗透梯度的肾小管时，化学和物理作用使红细胞膜受损，血红蛋白溢出而变形。如镜下红细胞形态单一，与外周血近似，为均一型血尿，提示血尿来源于肾后，即非肾小球性血尿，见于肾盂、肾盏、输尿管、膀胱和前列腺病变。

4. 症状性血尿　血尿的同时患者伴有全身或局部症状。以泌尿系统症状为主，如伴有肾区钝痛或绞痛提示病变在肾脏，膀胱和尿道病变则常有尿频尿急和排尿困难。

5. 无症状性血尿　部分患者血尿既无泌尿道症状也无全身症状，常见于某些疾病的早期，如肾结核，肾癌或膀胱癌早期。

三、伴随症状

1. 血尿伴肾绞痛是肾或输尿管结石的特征。

2. 血尿伴尿流中断见于膀胱和尿道结石。

3. 血尿伴尿流细和排尿困难见于前列腺炎、前列腺癌。

4. 血尿伴尿频、尿急、尿痛见于膀胱炎和尿道炎，同时伴有腰痛，高热畏寒常为肾盂肾炎。

5. 血尿伴有水肿，高血压，蛋白尿见于肾小球肾炎。

6. 血尿伴肾肿块，单侧可见于肿瘤、肾积水和肾囊肿；双侧肿大见于先天性多囊肾，触及移动性肾脏见于肾下垂或游走肾。

7. 血尿伴有皮肤黏膜及其他部位出血，见于血液病和某些感染性疾病。

8. 血尿合并乳糜尿见于丝虫病、慢性肾盂肾炎。

四、问诊要点

1. 尿的颜色，如为红色应进一步了解是否进食引起红色尿的药品或食物，是否为女性的月经期间，以排除假性血尿。

2. 血尿出现在尿程的哪一段，是否全程血尿，有无血块。

3. 是否伴有全身或泌尿系统症状。

4. 有无腰腹部新近外伤和泌尿道器械检查史。

5. 过去是否有高血压和肾炎史。

6. 家族中有无耳聋和肾炎史。

第二节 水 肿

扫码"学一学"

▷ 案例导入

女性，44 岁，间断双下肢水肿 2 年，乏力、头晕半年。患者近 2 年无明显诱因间断出现双下肢水肿，夜尿 2～3 次，此期间测血压波动于 140～150/90～100 mmHg，未曾就医，未予治疗。半年前间出现乏力，头晕、恶心、食欲减退。无发作性头痛，尿量正常，睡眠可，无明显体重下降。既往：幼时患"肾炎"，有风湿性关节炎史。无高血压病家族史，无药物过敏史。查体：T 36.8℃，P 92 次/分，R 19 次/分，BP 150/100 mmHg，神志清，贫血貌，浅表淋巴结不大，巩膜无黄染，心肺未见异常。腹平软，肝脾肋下未及，腹部未闻及血管杂音。双踝部可凹性水肿。血常规：Hb 87 g/L，WBC 7.8×10^9/L，血小板 190×10^9/L。尿常规：蛋白（＋＋），糖（－），RBC 4～6 个/HP。Scr 309.4 μmol/L，BUN 16.4 mmol/L，血 K+ 5.8 mmol/L，空腹血糖 5.7 mmol/L，总胆固醇 5.8 mmol/L。

问题：

1. 诊断及诊断依据是什么？

2. 该病的治疗原则有哪些？

水肿是指人体组织间隙有过多的液体积聚使组织肿胀。水肿可分为全身性与局部性。当液体在体内组织间隙呈弥漫性分布时呈全身性水肿（常为凹陷性）；液体积聚在局部组织间隙时呈局部水肿；发生于体腔内称积液，如胸腔积液、腹腔积液、心包积液。一般情况下，水肿这一术语，不包括内脏器官局部的水肿，如脑水肿、肺水肿等。

一、发生机制

在正常人体中，血管内液体不断地从毛细血管小动脉端滤出至组织间隙成为组织液，另一方面组织液又不断从毛细血管小静脉端回吸收入血管中，两者经常保持动态平衡，因而组织间隙无过多液体积聚。保持这种平衡的主要因素有：①毛细血管内静水压；②血浆胶体渗透压；③组织间隙机械压力（组织压）；④组织液的胶体渗透压。当维持体液平衡的因素发生障碍出现组织间液的生成大于回吸收时，则可产生水肿。产生水肿的几项主要因素为：①钠与水的潴留，如继发性醛固酮增多症等；②毛细血管滤过压升高，如右心衰竭等；③毛细血管通透性增高，如急性肾炎等；④血浆胶体渗透压降低，如血清白蛋白减少；⑤淋巴回流受阻，如丝虫病等。

二、病因与临床表现

1. 全身性水肿

（1）心源性水肿　主要是右心衰竭的表现。发生机制主要是有效循环血量减少，肾血流量减少，继发性醛固酮增多引起钠水潴留以及静脉淤血，毛细血管滤过压增高，组织液回吸收减少所致。前者决定水肿程度，后者决定水肿部位。水肿程度可由于心力衰竭程度而有所不同，可自轻度的踝部水肿以至严重的全身性水肿。水肿特点是首先出现于身体下垂部位（下垂部流体静水压较高）。能起床活动者，最早出现于踝内侧，行走活动后明显，休息后减轻或消失；经常卧床者以腰骶部为明显。颜面部一般不肿。水肿为对称性、凹陷性。此外通常有颈静脉怒张、肝肿大、静脉压升高，严重时还出现胸腔积液、腹腔积液等右心衰竭的其他表现。

（2）肾源性水肿　可见于各型肾炎和肾病。发生机制主要是由多种因素引起肾排泄水、钠减少，导致钠、水潴留，细胞外液增多，毛细血管静水压升高，引起水肿。钠、水潴留是肾性水肿的基本机制。导致钠、水潴留可能与下列因素相关：①肾小球超滤系数（kf）及滤过率下降，而肾小管回吸收钠增加（球－管失衡）导致钠水潴留；②大量蛋白尿导致低蛋白血症，血浆胶体渗透压下降致使水分外渗；③肾实质缺血，刺激肾素－血管紧张素－醛固酮活性增加，醛固酮活性增加导致钠、水潴留；④肾内前列腺素（PGI_2、PGE_2等）产生减少，致使肾排钠减少。水肿特点是疾病早期晨间起床时有眼睑与颜面水肿，以后发展为全身水肿（肾病综合征时为重度水肿）。常有尿常规改变、高血压、肾功能损害的表现。肾源性水肿需与心源性水肿相鉴别，鉴别要点见表4－1所示。

表4－1　心源性水肿与肾源性水肿的鉴别

鉴别点	肾源性水肿	心源性水肿
开始部位	从眼睑、颜面开始而延及全身	从足部开始，向上延及全身
发展快慢	发展常迅速	发展较缓慢
水肿性质	软而移动性大	比较坚实，移动性较小
伴随病症	伴有其他肾病病症，如高血压、蛋白尿、血尿、管型尿、眼底改变等	伴有心功能不全病症，如心脏增大、心杂音、肝大、静脉压升高等

（3）肝源性水肿　失代偿期肝硬化主要表现为腹腔积液，也可首先出现踝部水肿，逐渐向上蔓延，而头、面部及上肢常无水肿。门脉高压症、低蛋白血症、肝淋巴液回流障碍、继发性醛固酮增多等因素是水肿与腹腔积液形成的主要机制。肝硬化在临床上主要有肝功能减退和门脉高压两方面表现。

（4）营养不良性水肿　由于慢性消耗性疾病长期营养缺乏、蛋白丢失性胃肠病、重度烧伤等所致低蛋白血症或维生素 B_1 缺乏，可产生水肿。其特点是水肿发生前常有消瘦、体重减轻等表现。皮下脂肪减少所致组织松弛，组织压降低，加重了水肿液的潴留。水肿常从足部开始逐渐蔓延至全身。

（5）其他原因引起的全身性水肿　①黏液性水肿：为非凹陷性水肿（是由于组织液含蛋白量较高之故），颜面及下肢较明显；②经前期紧张综合征：特点为月经前 7～14 天出现眼睑、踝部及手部轻度水肿，可伴乳房胀痛及盆腔沉重感，月经后水肿逐渐消退；③药物性水肿：可见于糖皮质激素、雄激素、雌激素、胰岛素、萝芙木制剂、甘草制剂等疗程中；④特发性水肿：多见于妇女，主要表现在身体下垂部分，原因未明，被认为是内分泌功能失调与直立体位的反应异常所致，立卧位水试验有助于诊断；⑤其他：可见于妊娠中毒症、硬皮病、血清病、间脑综合征、血管神经性水肿及老年性水肿等。

2. 局部性水肿　常由于局部静脉、淋巴回流受阻或毛细血管通透性增加所致，如肢体血栓形成致血栓性静脉炎、丝虫病致象皮腿、局部炎症、创伤或过敏等。

> **考点提示**
> 水肿、血尿、高血压是肾炎综合征集中体现。

三、伴随症状

1. 水肿伴肝大者可为心源性、肝源性与营养不良性，而同时有颈静脉怒张者则为心源性。

2. 水肿伴重度蛋白尿，则常为肾源性，而轻度蛋白尿也可见于心源性。

3. 水肿伴呼吸困难与发绀者常提示由于心脏病、上腔静脉阻塞综合征等所致。

4. 水肿与月经周期有明显关系者可见于经前期紧张综合征。

5. 水肿伴消瘦、体重减轻者，可见于营养不良。

四、问诊要点

1. 水肿出现时间、急缓、部位（开始部位及蔓延情况）、全身性或局部性、是否对称性、是否凹陷性，与体位变化及活动关系。

2. 有无心、肾、肝、内分泌及过敏性疾病病史及其相关症状，如心悸、气促、咳嗽、咳痰、咯血、头晕、头痛、失眠、腹胀、腹痛、食欲降低、体重及尿量变化等。

3. 水肿与药物、饮食、月经及妊娠的关系。

扫码"学一学"

第三节　尿频、尿急与尿痛

案例导入

已婚女性，34 岁，发热伴尿频、尿急、尿痛 3 天。

患者 3 天前劳累后出现尿频、尿急、尿痛，无肉眼血尿，后出现发热，体温 37.8℃，无咳嗽、咳痰，无恶心、呕吐，无腹痛、腹泻，无腰痛。既往体健，无类似症状发作，无结核病史，药敏史。

查体：T 37.8℃，P 63 次/分，R 18 次/分，BP 120/70 mmHg，一般状况良好，自主体位。无皮疹、发绀，浅表淋巴结不大，扁桃腺不大，无口唇疱疹，心肺未见异常，腹软，下腹正中轻度压痛，无肌紧张及反跳痛，肝脾肋下未及，肝、肾区无叩击痛，双下肢不肿。血常规：WBC 10×10^9/L，中性粒细胞 80%；尿常规：蛋白阴性，WBC 10~20 个/HP，RBC 5~10 个/HP。

问题：

1. 诊断及诊断依据是什么？

2. 该病的治疗原则有哪些？

尿频是指单位时间内排尿次数增多。正常成人白天排尿 4~6 次，夜间 0~2 次。尿急是指患者一有尿意即迫不及待需要排尿，难以控制。尿痛是指患者排尿时感觉耻骨上区、会阴部和尿道内疼痛或烧灼感。尿频、尿急和尿痛合称为膀胱刺激征。

一、病因与临床表现

1. 尿频

（1）生理性尿频　因饮水过多，精神紧张或气候寒冷时排尿次数增多属正常现象。特点是每次尿量不少，也不伴随尿频、尿急等其他症状。

（2）病理性尿频　常见有以下几种情况：①多尿性尿频：排尿次数增多而每次尿量不少，全日总尿量增多。见于糖尿病、尿崩症、精神性多饮和急性肾衰竭的多尿期；②炎症性尿频：尿频而每次尿量少，多伴有尿急和尿痛，尿液镜检可见炎性细胞。见于膀胱炎、尿道炎、前列腺炎和尿道旁腺炎等；③神经性尿频：尿频而每次尿量少，不伴尿急尿痛，尿液镜检无炎性细胞。见于中枢及周围神经病变如癔症、神经源性膀胱；④膀胱容量减少性尿频：表现为持续性尿频，药物治疗难以缓解，每次尿量少。见于膀胱占位性病变、妊娠子宫增大或卵巢囊肿等压迫膀胱，以及膀胱结核引起膀胱纤维性缩窄；⑤尿道口周围病变：尿道口息肉、处女膜伞和尿道旁腺囊肿等刺激尿道口引起尿频。

2. 尿急　常见于下列情况。

（1）炎症　急性膀胱炎、尿道炎，特别是膀胱三角区和后尿道炎症，尿急症状特别明显；急性前列腺炎常有尿急，慢性前列腺炎因伴有腺体增生肥大，故有排尿困难，尿线细和尿流中断。

（2）结石和异物　膀胱和尿道结石或异物刺激黏膜产生尿急。

（3）肿瘤　膀胱癌和前列腺癌。

（4）神经源性　精神因素和神经源性膀胱（neurogenicbladder）。

（5）高温环境下尿液高度浓缩，酸性高的尿可刺激膀胱或尿道黏膜产生尿急。

3. 尿痛　引起尿急的病因几乎都可以引起尿痛，疼痛部位多在耻骨上区、会阴部和尿道内，尿痛性质可为灼痛或刺痛。尿道炎多在排尿开始时出现疼痛，后尿道炎、膀胱炎和前列腺炎常出现终末性尿痛。

二、伴随症状

1. 尿频伴有尿急和尿痛见于膀胱炎和尿道炎，膀胱刺激征存在但不剧烈而伴有双侧腰痛见于肾盂肾炎；伴有会阴部、腹股沟和睾丸胀痛见于急性前列腺炎。

2. 尿频尿急伴有血尿、午后低热、乏力盗汗见于膀胱结核。

3. 尿频不伴尿急和尿痛，但伴有多饮多尿和口渴见于精神性多饮、糖尿病和尿崩症。

4. 尿频、尿急伴无痛性血尿见于膀胱癌。

5. 老年男性尿频伴有尿线细，进行性排尿困难见于前列腺增生。

6. 尿频、尿急、尿痛伴有尿流突然中断，见于膀胱结石堵住出口或后尿道结石嵌顿。

> **考点提示**
>
> 尿频、尿急、尿痛是膀胱刺激征的表现。

三、问诊要点

1. 了解尿频程度，单位时间排尿频率，如每小时或每天排尿次数，每次排尿间隔时间和每次排尿量。

2. 尿频是否伴有尿急和尿痛，三者皆有多为炎症，单纯尿频应逐一分析其病因。

3. 尿痛的部位和时间，排尿时耻骨上区痛多为膀胱炎；排尿毕时尿道内或尿道口痛多为尿道炎。

4. 是否伴有全身症状，如发热畏寒，腹痛腰痛，乏力盗汗，精神抑郁，肢体麻木等，如有以上症状应作相应检查，排除相关疾病。

5. 出现尿频、尿急、尿痛前是否有明显原因，如劳累、受凉或月经期，是否接受导尿、尿路器械检查或流产术，这些常为尿路感染的诱因。

6. 有无慢性病史，如结核病、糖尿病、肾炎和尿路结石，这些疾病本身可以出现尿路刺激症状，也是尿路感染的易发和难以治愈的因素。

7. 有无尿路感染的反复发作史，发作间隔有多长，是否做过尿培养，细菌种类有哪些以及药物使用的种类和疗程。

第四节　少尿、无尿与多尿

案例导入

男性，18岁，学生，因半个月来咽部不适，5天来水肿，少尿来诊。患者于半个月前着凉后感咽部不适，轻度干咳，无发热，自服感冒药无好转。5天前发现双眼睑水肿，晨起时明显，并感双腿发胀，同时尿量减少，尿色深红。于外院化验尿蛋白（＋＋），尿RBC和WBC不详，血压增高，口服"保肾康"后无变化来诊。发病以来饮食和睡眠可，无尿频、尿急、尿痛，无关节痛、皮疹、脱发和口腔溃疡，大便正常，体重半个月来增加4 kg。既往体健，无高血压和肾脏病史，无药物过敏史。无烟酒嗜好，家族中无高血压病患者。

查体：T 36.5℃，P 80次/分，R 18次/分，BP 155/95 mmHg。一般状况可，无皮疹，浅表淋巴结无肿大，双眼睑水肿，巩膜无黄染，咽充血（＋），扁桃体不大，心肺（－），腹平软，肝脾肋下未触及，移动性浊音（－），双肾区无叩击痛，双下肢轻度凹陷性水肿。

实验室检查：Hb 142 g/L，WBC 9.2×10^9/L，N 76%，L 24%，PLT 220×10^9/L；尿蛋白（＋＋），WBC 0～1个/HP，RBC 20～30个/HP，偶见颗粒管型，24小时尿蛋白定量3.0g；血 Alb 35.5 g/L，BUN 8.5 mmol/L，Cr 140 μmol/L，Ccr 60 ml/min，血 IgG、IgA、IgM均正常，C3 30.5 g/L，ASO效价大于1：400，乙肝两对半（－）。

问题：

1. 诊断及诊断依据是什么？
2. 该病的治疗原则是什么？

正常成人24小时尿量约为1000～2000 ml。如24小时尿量少于400 ml，或每小时尿量少于17 ml称为少尿；如24小时尿量少于100 ml，12小时完全无尿称为无尿；如24小时尿量超过2500 ml称为多尿。

一、病因与发生机制

1. 少尿或无尿

（1）**肾前性**　①有效血容量减少：多种原因引起的休克、重度失水、大出血、肾病综合征和肝肾综合征，大量水分渗入组织间隙和浆膜腔，血容量减少，肾血流减少；②心脏排血功能下降：各种原因所致的心功能不全、严重的心律失常、心肺复苏后体循环功能不稳定，其血压下降所致肾血流减少；③肾血管病变：肾血管狭窄或炎症、肾病综合征、狼疮性肾炎、长期卧床不起所致的肾动脉栓塞或血栓形成；高血压危象、妊娠期高血压疾病等引起肾动脉持续痉挛，肾缺血导致急性肾衰竭。

（2）**肾性**　①肾小球病变：重症急性肾炎、急进性肾炎和慢性肾炎因严重感染，血压持续增高或肾毒性药物作用引起肾功能急剧恶化；②肾小管病变：急性间质性肾炎包括药物性和感染性间质性肾炎；生物毒或重金属及化学毒所致的急性肾小管坏死；严重的肾盂肾炎并发肾乳头坏死。

（3）肾后性　①各种原因引起的机械性尿路梗阻：如结石、血凝块、坏死组织阻塞输尿管、膀胱进出口或后尿道。②尿路的外压：如肿瘤、腹膜后淋巴瘤、特发性腹膜后纤维化、前列腺肥大。③其他：输尿管手术后，结核或溃疡愈合后瘢痕挛缩，肾严重下垂或游走肾所致的肾扭转，神经源性膀胱等。

2. 多尿

（1）暂时性多尿　短时内摄入过多水，饮料和含水分过多的食物；使用利尿剂后，可出现短时间多尿。

（2）持续性多尿

1）内分泌代谢障碍：①垂体性尿崩症，因下丘脑－垂体病变使抗利尿激素（antidiuretic－hormone，ADH）分泌减少或缺乏，肾远曲小管重吸收水分下降，排出低比重尿，量可达到 5000 ml/天以上。②糖尿病，尿内含糖多引起溶质性利尿，尿量增多。③原发性甲状旁腺功能亢进，血液中过多的钙和尿中高浓度磷需要大量水分将其排出而形成多尿。④原发性醛固酮增多症，引起血中高浓度钠，刺激渗透压感受器，摄入水分增多，排尿增多。

2）肾脏疾病：①肾性尿崩症，肾远曲小管和集合管存在先天或获得性缺陷，对抗利尿激素反应性降低，水分重吸收减少而出现多尿。②肾小管浓缩功能不全，见于慢性肾炎、慢性肾盂肾炎、肾小球硬化、肾小管酸中毒、药物或化学物品或重金属对肾小管的损害。也可见于急性肾衰多尿期等。

3）精神因素：精神性多饮患者常自觉烦渴而大量饮水引起多尿。

二、伴随症状

1. 少尿　①少尿伴肾绞痛见于肾动脉血栓形成或栓塞或肾结石。②少尿伴心悸气促、胸闷不能平卧见于心功能不全。③少尿伴大量蛋白尿、水肿、高脂血症和低蛋白血症见于肾病综合征。④少尿伴有乏力、纳差、腹腔积液和皮肤黄染见于肝肾综合征。⑤少尿伴血尿、蛋白尿、高血压和水肿见于急性肾炎或急进性肾炎。⑥少尿伴有发热、腰痛、尿频、尿急、尿痛见于急性肾盂肾炎。⑦少尿伴有排尿困难见于前列腺肥大。

2. 多尿　①多尿伴有烦渴多饮、排低比重尿见于尿崩症。②多尿伴有多饮多食和消瘦见于糖尿病。③多尿伴有高血压、低血钾和周期性麻痹见于原发性醛固酮增多症。④多尿伴有酸中毒、骨痛和肌麻痹见于肾小管性酸中毒。⑤少尿数天后出现多尿可见于急性肾小管坏死恢复期。⑥多尿伴神经症状可能为精神性多饮。

> **考点提示**
>
> 　少尿、无尿、多尿是泌尿系疾病的最常见症状之一。

三、问诊要点

1. 少尿　①开始出现少尿的时间；②少尿程度即具体尿量，应以 24 小时尿量为准；③有无引起少尿的病因如休克、大出血、脱水或心功能不全等；④过去和现在是否有泌尿系统疾病如慢性肾炎、尿路结石、前列腺肥大等；⑤少尿伴随何种症状。

2. 多尿　①开始出现多尿的时间；②24 小时总尿量；③有无烦渴多饮和全天水摄入量；④是否服用利尿剂；⑤同时伴有何种症状；⑥有无慢性病史、用药史及疗效情况等。

扫码"学一学"

第五节　排尿困难

☞**案例导入**

　　患者，女性，61岁，因右腰部疼痛7年，肉眼血尿6年，排尿困难1周。患者于1999年因左肾结石行左肾切开取石术。2006年及2015年均在全麻下行PCNL术。术后患者有尿频，活动后有肉眼血尿，无尿急、尿痛，1周前出现排尿困难，复查"右肾结石"入院，病程中患者饮食、睡眠好，大便正常，小便如前所述，体重无明显减轻。既往有高血压、糖尿病。查体：双肾区无隆起，无压痛及叩痛。双侧输尿管走行区无压痛。膀胱无充盈，耻骨上区无压痛，外生殖器发育正常。CT：右侧肾结石。

　　问题：

　　1. 诊断及诊断依据是什么？

　　2. 该病的治疗原则是什么？

　　排尿困难包含排尿踌躇、费力、不尽感、尿线无力、分叉变细、滴沥等，多由膀胱以下尿路梗阻所致，须增加腹压才能排出尿液，病情严重时增加腹压也不能将膀胱内尿液排出体外，导致尿潴留。

一、病因

1. 机械性梗阻

（1）膀胱颈梗阻　最常见原因是前列腺病变，包括前列腺增生、纤维化或肿瘤等。膀胱内结石、有蒂肿瘤、血块或异物以及邻近器官病变如子宫肌瘤、妊娠子宫嵌顿等也可阻塞或压迫膀胱颈引起梗阻。

（2）尿道梗阻　最常见炎症或损伤后尿道狭窄，尿道结石、异物、结核、肿瘤、憩室等也可引起尿道梗阻，包茎或先天性后尿道瓣膜则是男婴尿道梗阻的主要病因。

2. 动力性梗阻

（1）神经损伤　颅脑或脊髓损伤。

（2）手术因素　中枢神经手术或广泛性盆腔手术（骨盆神经丛损伤）。

（3）神经系统病变　肿瘤、卒中、脑炎、脊髓灰质炎、脊髓结核、糖尿病、多发性硬化症等。

（4）先天性畸形　脊柱裂、脊膜膨出、脊髓脊膜膨出等。

（5）麻醉后及精神因素。

（6）药物作用　抗胆碱药、抗抑郁药、抗组胺药、阿片制剂等。

二、常见病因和临床表现

1. 膀胱颈部结石　排尿困难出现前下腹部有绞痛史，疼痛可向股部会阴方向放射，疼痛当时或之后出现肉眼血尿或镜下血尿，膀胱内有尿潴留。

2. 膀胱内血块　常继发于血液病如血友病、白血病、再生障碍性贫血等，依靠血实验室检查，一般不难确诊。外伤也可引起的膀胱内血块，往往有明确的外伤史，外伤后出现肉眼血尿，逐渐出现排尿困难，B超检查在尿道内口处可发现阴影，膀胱镜检查可确诊。

3. 膀胱肿瘤　排尿困难逐渐加重。病程一般较长，晚期可发现远处肿瘤转移病灶，无痛性肉眼血尿或镜下血尿是本病特征性表现。

4. 前列腺增生和前列腺炎　常首发尿频、尿急症状，以夜尿增多为主，症状随膀胱残余尿量增加而逐渐加重。随后可出现进行性排尿困难、排尿踌躇、尿无力、尿流变细、排尿间断、尿末滴沥和尿失禁等。肛门指诊可确定前列腺大小、质地、表面光滑度，对区分良性前列腺肿大和前列腺癌具有重要价值。

5. 后尿道损伤　会阴区有外伤史，外伤后排尿困难或无尿液排出，膀胱内有尿液潴留。尿道造影检查可确定损伤部位和程度。

6. 前尿道狭窄　见于前尿道瘢痕、结石、异物等。瘢痕引起排尿困难者常有外伤史。前尿道本身结石少见，往往由肾盂、输尿管、膀胱结石移行至尿道所致。

7. 脊髓损害引起排尿困难　见于各种原因导致截瘫的患者，除排尿困难、尿潴留外尚有运动和感觉障碍。

8. 药物　常见于阿托品中毒、应用麻醉药物等，有明确用药史。

9. 低血钾　患者常有大量利尿、洗胃、呕吐、禁食等致低血钾病史，心率快，心电图可见病理性U波，血生化检查血钾偏低。低血钾引起的排尿困难，随着补钾排尿困难亦随即消失。

三、问诊要点

1. 排尿困难的起始时间和形式。

2. 排尿困难程度的具体尿量，应以 24 小时尿量为准。

3. 有无引起排尿困难的病因如尿路梗阻等。

4. 过去和现在是否有泌尿系统疾病如慢性肾炎、尿路结石、前列腺肥大等。

5. 伴随症状。

> **考点提示**
>
> 　排尿困难是尿路梗阻综合征集中体现。

第六节　尿失禁

案例导入

> 女性，41 岁，因咳嗽后尿溢出 1 个月余。患者于 1998 年因左肾结石行左肾切开取石术。2006 年及 2015 年曾行"剖宫产"术。术后患者有尿频，无血尿，无尿急、尿痛，1 个月前频繁出差，出现排尿困难，咳嗽或大笑尿液不自主流出，复查"输尿管，双肾无异常"入院，病程中患者饮食、睡眠好，大便正常，小便如前所述，体重无明显减轻。
>
> 查体：双肾区无隆起，无压痛及叩痛。双侧输尿管走行区无压痛。膀胱无充盈，耻骨上区无压痛，外生殖器发育正常。CT：双肾，输尿管无异常。

问题：

1. 诊断及诊断依据是什么？
2. 该病的治疗原则是什么？

尿失禁指的是膀胱内的尿不能控制而自行流出。可发生于各年龄组的患者，但老年患者更为常见。由于老年人尿失禁较多见，致使人们误以为尿失禁是衰老过程中不可避免的自然后果。事实上，老年人尿失禁的原因很多，应积极寻找各种原因。

一、病因

1. 中枢神经系统疾患　如脑血管意外、脑萎缩、脑脊髓肿瘤、侧索硬化等引起的神经源性膀胱。

2. 手术　如前列腺切除术、膀胱颈部手术、直肠癌根治术、子宫颈癌根治术、腹主动脉瘤手术等，损伤膀胱及括约肌的运动或感觉神经。

3. 尿潴留　前列腺增生、膀胱颈挛缩、尿道狭窄等引起的尿潴留。

4. 不稳定性膀胱　膀胱肿瘤、结石、炎症、异物等引起不稳定性膀胱。

5. 妇女绝经期后　雌激素缺乏引起尿道壁和盆底肌肉张力减退。

6. 分娩损伤　子宫脱垂、膀胱膨出等引起的括约肌功能减弱。

二、临床表现

1. 急迫性尿失禁　这种类型的尿失禁包括膀胱不稳定、逼尿肌反射亢进、膀胱痉挛和神经源性膀胱（未抑制膀胱），尿失禁与逼尿肌收缩未被控制有关。

2. 压力性尿失禁　身体运作如咳嗽、喷嚏、颠簸或推举重物时腹内压急剧升高后发生不随意的尿液流出，无逼尿肌收缩时，膀胱内压升高超过尿道阻力时即发生尿失禁，压力性尿失禁的缺陷在膀胱流出道（括约肌功能不全），致使尿道阻力不足以防止尿液漏出。

3. 充溢性尿失禁　当长期充盈的膀胱压力超过尿道阻力时即出现充盈性尿失禁，其原因可以是无张力（不能收缩）膀胱或膀胱流出道功能性或机械性梗阻，无张力膀胱常由脊髓创伤或糖尿病引起，老年患者膀胱流出道梗阻常由粪便嵌顿引起，便秘的患者约50%有尿失禁，流出道梗阻的其他原因有前列腺增生、前列腺癌及膀胱括约肌失调，个别病例属精神性尿潴留。

4. 功能性尿失禁　患者能感觉到膀胱充盈，只是由于身体运动、精神状态及环境等方面的原因，忍不住或有意地排尿。

三、问诊要点

尿失禁需要鉴别功能性和器质性。

1. 尿失禁发生的年龄。
2. 有无引起尿失禁的病因如手术等。
3. 过去和现在是否有泌尿系统疾病，如尿路结石、前列腺增生、肿瘤等。
4. 伴随症状。

第七节　腰　痛

李某，男性，27岁。主诉腰痛、血尿3周。

现病史：患者3周前感腰痛、乏力，尿呈洗肉水样，尿量不少，无水肿，血压正常。尿常规：蛋白＋＋＋，潜血＋＋＋。诊断为急性肾炎，予青霉素治疗10天，尿色一度好转。随后出现恶心、呕吐、纳差，再次血尿，尿量明显减少，血压升高至150～160/100 mmHg，出现上眼睑水肿，血肌酐明显升高，血红蛋白99 g/L。病程中无咯血，体重下降5 kg。既往史：平素健康，嗜烟10年，20支/日。查体：T 36.2℃，BP 150/100 mmHg。贫血貌，眼睑水肿，心肺无明显异常，双下肢水肿。尿常规：蛋白＋＋，红细胞满视野；血红蛋白99 g/L；血沉42 mm/h；血肌酐721 μmol/L，尿素氮35.46 mmol/L，抗GBM抗体150%（正常值<16%）。肾脏B超左肾14 cm×6.3 cm×5.2 cm，右肾13.8 cm×6.2 cm×5.1 cm。肾活检病理免疫荧光IgG＋＋，C3＋＋呈线条样沿肾小球毛细血管袢（GCW）沉积。光镜可见44个肾小球，肾小球毛细血管严重破坏，33个肾小球有细胞性新月体形成，11个肾小球有细胞纤维性新月体，肾小管灶状萎缩，肾间质灶状淋巴和单核细胞浸润，小动脉无明显病变。符合抗GBM抗体型肾小球肾炎。电镜见肾小球毛细血管基底膜大部分皱缩，上皮足突广泛融合，肾小囊可见大量细胞增生，形成细胞性新月体。

问题：

1. 诊断及诊断依据是什么？
2. 该病的治疗原则是什么？

腰痛是临床较常见的症状之一，病因复杂多样，其中局部病变占多数。按引发腰痛的原发病部位可分为：①腰背部的组织，自外向内包括皮肤、皮下组织、肌肉、韧带、脊椎、肋骨和脊髓，上述任何组织的病变均可引起腰背痛；②脊椎疾病：如脊椎骨折、椎间盘突出、增生性脊柱炎、感染性脊柱炎、脊椎肿瘤、先天性畸形等；③脊柱旁软组织疾病：如腰肌劳损、腰肌纤维组织炎、风湿性多肌炎；④脊神经根病变：如脊髓压迫症、急性脊髓炎、腰骶神经炎、颈椎炎；⑤内脏疾病：呼吸系统疾病，如肺胸膜病变引起上背部疼痛；泌尿系统疾病如肾及输尿管结石、炎症；盆腔、直肠、前列腺及子宫附件炎症可引起放射性腰部疼痛。

不同疾病具有其不同特点，因此，必须认真了解病史，进行全面体格检查和必要的辅助检查，综合分析，才能作出正确诊断。下面主要介绍泌尿生殖系统疾病引起的腰痛，其多由泌尿系统梗阻或感染所致。

一、病因与临床表现

1. 肾和输尿管痛　当患肾出现肾包膜扩展、炎症或集尿系统扩张时，均可引起肾和输尿管痛。其痛一般为钝痛，呈持续性，疼痛区域主要在肋脊角（即骶棘肌两侧的十二肋下）

并有叩痛。输尿管痛一般为急性发作，多由尿结石或血块阻塞上尿路引起。由肾盂输尿管连接处或输尿管急性梗阻、扩张时可出现肾绞痛，表现为突发性腰部绞痛、剧烈难忍、辗转不安、大汗、伴恶心呕吐；阵发性发作，持续几分钟至几十分钟，间歇期可无任何症状。疼痛可沿输尿管放射至下腹、膀胱区、外阴及大腿内侧。与肠绞痛及胆绞痛鉴别见表4-2。

表4-2 肠绞痛、胆绞痛与肾绞痛鉴别表

疼痛类别	疼痛的部位	其他特点
肠绞痛	多位于脐周围、下腹部	常伴有恶心、呕吐、腹泻、便秘、肠鸣音增强等
胆绞痛	位于右上腹，放射至右背与右肩胛	常有黄疸、发热，肝可触及或 Murphy 征阳性
肾绞痛	位于腰部并向下放射，达于腹股沟、外生殖器及大腿内侧	常有尿频、尿急，小便含蛋白质、红细胞等

2. 膀胱痛 见于尿潴留、膀胱炎症，疼痛常发生于耻骨上区域，呈锐痛、烧灼痛。膀胱充盈时疼痛加重，而排尿后疼痛明显缓解，因此在排尿终末感到明显的耻骨上区刺痛，还会向远端尿道反射，并伴有膀胱刺激征。

3. 前列腺痛 见于前列腺炎症所致组织水肿和被膜牵张，从而引起会阴、直肠、腰骶部疼痛，有时牵涉到耻骨上区、腹股沟区及睾丸，伴有尿频或尿痛。

4. 阴囊痛 睾丸及附睾病变（如外伤、精索或睾丸扭转、感染等）可引起阴囊不适、坠胀或疼痛，无放射。

二、伴随症状

1. 腰痛伴尿频、尿急、排尿不尽，见于尿路感染、前列腺炎、前列腺肥大或前列腺癌等。

2. 腰剧痛伴血尿，见于肾或输尿管结石。

3. 腰痛伴发热、寒战，提示有炎症存在，见于肾脓肿、肾结核等感染性疾病。

4. 腰痛伴脊柱畸形，外伤后畸形则多因脊柱骨折，错位所致；自幼则有畸形多为先天性脊柱疾病所致；缓慢起病者见于脊柱结核和强直性脊柱炎。

5. 腰痛伴有活动受限，见于脊柱外伤、强直性脊柱炎、腰背部软组织急性扭挫伤。

6. 腰痛伴长期低热，见于脊柱结核、肾结核，类风湿性关节炎；伴高热者见于化脓性脊柱炎和肾脓肿等。

7. 腰痛伴嗳气，反酸及上腹胀痛，见于胃、十二指肠溃疡或胰腺病变；腰痛伴腹泻或便秘见于溃疡性结肠炎或克罗恩病。

8. 腰痛伴月经异常、痛经、白带过多，见于宫颈炎、盆腔炎、卵巢及附件炎症或肿瘤。

考点提示

肾脏及肾周疾病引起疼痛的压痛点在12肋和脊柱成角处，12肋和腰肌外侧缘成角处，肋缘下、腹直肌和肋骨连接点外侧，上、中、下输尿管点。

三、问诊要点

1. 起病时间　外伤或感染患者可准确指出疼痛时间，慢性累积性腰部损伤，仅能述说大概时间。

2. 起病缓急　疼痛出现的缓急因不同疾病而异，脏器急性病变，如肾结石、胆道胰腺疾病起病急骤。

3. 疼痛部位　脊椎及其软组织病变引起的腰痛多在病变部位；此外脏器放射所致腰痛具有一定特点，如中腰背部疼痛应考虑胃肠、胰腺及泌尿系统疾病；腰骶疼痛则应注意前列腺炎、子宫、附件等病变。

4. 疼痛的性质　腰椎骨折和腰肌急性扭伤多为锐痛，化脓性炎症呈跳痛，腰肌陈旧性损伤为胀痛，肾结石则感腰部绞痛。

5. 疼痛的程度　急性外伤、炎症、泌尿系统结石、脊椎肿瘤压迫神经根等的疼痛剧烈；腰肌慢性劳损、肌纤维织炎和盆腔脏器炎症引起的疼痛一般轻微模糊。

6. 疼痛的诱因及缓解因素　腰肌劳损多因劳累和活动过多时加重，休息时缓解；风湿性腰痛常在天气变冷或潮湿阴冷的环境工作时诱发；盆腔妇科疾病常在月经期因充血而下腰部疼痛加重；腰椎间盘突出在咳嗽、喷嚏和用力大小便时加重。

7. 疼痛的演变过程　慢性腰肌劳损和腰肌纤维织炎，是反复出现反复缓解，不留畸形的良性过程；椎间盘突出、脊椎结核和肿瘤引起的疼痛则进行性加重。

8. 伴随症状　除腰痛外，是否有相应脏器病变的症状。

本章小结

血尿、水肿、尿液改变等是泌尿生殖系统疾病较常见的症状，对疾病的诊断具有重要价值；肾脏疾病常以综合征形式表现，在临床上注意鉴别。

目标检测

【A1/A2 型题】

1. 肉眼血尿是指
   - A. 每高倍镜视野红细胞大于 3 个
   - B. 1 L 尿液中含有 1 ml 血液
   - C. 每高倍镜视野红细胞小于 3 个
   - D. 尿沉渣 12 小时红细胞计数大于 50 万个
   - E. 尿液颜色为黄色

2. 肾脏疾病最常见的症状是
   - A. 肾性水肿
   - B. 肾性高血压
   - C. 蛋白尿
   - D. 血尿
   - E. 尿路刺激征

3. 慢性肾炎必有的表现是
   - A. 蛋白尿
   - B. 低蛋白血症

扫码"练一练"

  C. 高脂血症   D. 尿路刺激征

  E. 血压降低

4. 杨小妹，女，50 岁，因患尿毒症而入院。患者精神萎靡，食欲差，24 小时尿量 80 ml，下腹部空虚，无胀痛。患者目前的排尿状况是

  A. 尿潴留   B. 尿失禁

  C. 少尿   D. 尿闭

  E. 尿少

5. 肾炎性肾病综合征与单纯性肾病综合征的主要鉴别点在于

  A. 大量蛋白尿   B. 血尿、高血压

  C. 低蛋白血症   D. 高血脂

  E. 高度水肿

6. 肉眼血尿反复发作，最常见于

  A. 急进性肾小球肾炎   B. 过敏性紫癜肾炎

  C. IgA 肾病   D. 急性肾小球肾炎

  E. 狼疮性肾小球肾炎

7. 无尿是指

  A. 24 小时尿量少于 500 ml   B. 24 小时尿量少于 400 ml

  C. 24 小时尿量少于 300 ml   D. 24 小时尿量少于 200 ml

  E. 24 小时尿量少于 100 ml

8. 少尿是指 24 小时尿量少于

  A. 50 ml   B. 100 ml

  C. 400 ml   D. 600 ml

  E. 1000 ml

9. 无痛性肉眼全程血尿最常见的原因是

  A. 泌尿系感染   B. 泌尿系肿瘤

  C. 泌尿系结核   D. 泌尿系结石

  E. 前列腺肥大

10. 引起急性肾炎水肿的主要机制是

  A. 全身毛细血管通透性增加   B. 肾小球滤过率下降

  C. 大量蛋白尿导致低蛋白   D. 抗利尿激素分泌过多

  E. 血压增高引起急性心衰

11. 对诊断 IgA 肾病价值最大的是

  A. 蛋白尿   B. 血尿

  C. 有前驱感染   D. 肾小球系膜区 IgA 沉积

  E. 血 IgA 升高

12. 诊断肾病综合征时，不含哪项表现

  A. 高脂血症   B. 高血压

  C. 大量蛋白尿   D. 低血浆白蛋白

  E. 水肿

13. 急进性肾小球肾炎不同于急性肾炎的主要临床表现是

    A. 短期内进行性肾功能减退   B. 以肉眼血尿为主

    C. 有高血压   D. 有贫血

    E. 对糖皮质激素治疗反应差

14. 尿毒症患者，下列哪些症状与继发性甲旁亢无关

    A. 心包炎   B. 皮肤瘙痒

    C. 肾性骨营养不良症   D. 胃肠道症状

    E. 神经系统症状

【A3/A4 型题】

（15～16 共用题干）

男性，36 岁，入院前半月发热、咽痛，热退 5 天后感乏力、恶心、呕吐、少尿，查体：血压 168/100 mmHg，贫血貌，双下肢水肿，呼吸深长，心脏临界大小。实验室检查：血红蛋白 60 g/L，尿蛋白＋＋，血尿素氮 41 mmol/L，肌酐 1002 μmol/L，血钙 1.56 mmol/L，血磷 3.2 mmol/L，血钾 6.0 mmol/L，血钠 122 mmol/L，血氯 89 mmol/L，血清白蛋白 28 g/L，动脉血气 pH 7.18，HCO_3^- 10 mmol/L.

15. 最可能的诊断是

    A. 急进性肾小球肾炎   B. 急性肾衰竭，少尿期

    C. 恶性高血压   D. 慢性肾衰竭晚期

    E. 链球菌感染后肾小球肾炎（重型）

16. 支持该患者诊断最主要的临床表现是

    A. 高血压   B. 贫血

    C. 少尿   D. 双下肢水肿

    E. 恶心、呕吐

【B 型题】

（17～19 共用答案选择）

    A. 高血压、水肿、血尿   B. 发作性肉眼血尿，无水肿与高血压

    C. 水肿、蛋白尿、低蛋白血症、高血脂   D. 血尿、蛋白尿、高血压、肾功能减退

    E. 血尿、贫血、肾衰竭

17. 肾病综合征

18. 急性肾小球肾炎

19. 慢性肾小球肾炎

（孙梅艳）

第五章　泌尿生殖系统辅助检查

扫码"学一学"

第一节　尿液检查

案例导入

女性，64 岁，半年前体检测血压 162/90 mmHg，尿常规及肾功能正常，此后一直服用卡托普利治疗，1 个月前出现夜尿多、乏力，血压 190/110 mmHg，尿常规：蛋白＋，肾功能：血尿素氮 16 mmol/L，肌酐 324 μmol/L，血钾 3.0 mmol/L。肾脏 B 超检查：左肾 11.8 cm×5.2 cm，右肾 9.0 cm×3.8 cm。

问题：

1. 根据上述临床表现，首先考虑的诊断是什么？
2. 目前该患者首先采用的治疗方法是什么？
3. 为明确诊断，需进一步做哪些检查？

　　尿液是血液经过肾小球滤过、肾小管和集合管重吸收和排泌所产生的终末代谢产物，尿液的组成和性状可反映机体的代谢状况，并受机体各系统功能状态的影响。因此，尿液检查不仅对泌尿系统疾病的诊断、疗效观察，而且对其他系统疾病的诊断、预后判断也有重要参考价值。

一、尿液的一般检测

　　包括：①一般性状检测：尿量、气味、外观、比重、酸碱度等。②化学检测：尿蛋白、尿糖、尿酮体、尿胆原、尿胆红素等。③尿沉渣（显微镜）检测：细胞、管型、结晶体等。目前，尿液检查已经基本上被尿液干化学方法和尿沉渣分析仪法所取代，可快速准确打印出数据结果，但不能缺少尿沉渣显微镜检。

（一）尿液标本的收集与保存

1. 尿液标本的收集　用清洁干燥容器留取标本，避免污染。

（1）首次尿　尿液检测一般以清晨首次尿为好，可获得较多信息，如蛋白、细胞和管型等。

（2）随机尿　用于门诊和急诊患者的临时检验。

（3）24 小时尿　如果需要测定 24 小时期间溶质的排泄总量，如尿蛋白、尿糖、电解质等定量检测，需要留取 24 小时尿液，并且记录尿量。

（4）餐后尿　通常在午餐后 2 小时收集尿标本。此标本对病理性糖尿、蛋白尿检测较敏感。

（5）清洁中段尿　对一些泌尿系统疾病鉴别诊断有重要价值。

2. 尿液标本的保存　尿液常规检查的标本收集后应在半小时之内送检，在 2 小时内检查完毕，否则有以下影响：①尿中的尿素经细菌分解后生成（NH_4）$_2CO_3$，使尿 pH 升高，有形成分破坏。②尿中化学物质经细菌或真菌降解，如糖分解后可使病理性尿糖减低或消失。③盐类可因久置而结晶析出，干扰显微镜检查。如遇特殊情况或进行特殊检查，可采取冷藏或加入化学试剂如甲苯、甲醛等措施保存与防腐。

（二）一般性状检查

1. 尿量　参考值：1000～2000 ml/24 h（成人），其临床意义如下。

（1）尿量增多　24 小时尿量超过 2500 ml，称为多尿。

1）暂时性多尿：可见于水摄入过多、应用利尿剂和某些药物等。

2）内分泌疾病：如糖尿病，尿糖增多引起的溶质性利尿；尿崩症，由于垂体分泌的抗利尿激素不足或肾小管对抗利尿激素反应性降低，影响尿液浓缩导致多尿。

3）肾脏疾病：慢性肾盂肾炎、慢性肾间质肾炎、慢性肾衰竭早期，急性肾衰竭多尿期等，均可出现多尿。

（2）尿量减少　成人尿量低于 400 ml/24 h 或 17 ml/h，称为少尿；而低于 100 ml/24 h，则称为无尿（anuria）。

1）肾前性少尿：休克、心衰、脱水及其他引起有效血容量减少病症可导致肾小球滤过不足而出现少尿。

2）肾性少尿：各种肾脏实质性改变而导致的少尿。

3）肾后性少尿：因结石、尿路狭窄、肿瘤压迫引起尿路梗阻或排尿功能障碍所致。

2. 尿液外观　正常新鲜尿液清澈透明。尿液颜色受食物、尿色素、药物等影响，一般呈淡黄色至深黄色。新鲜尿液发生浑浊，应注意鉴别：①尿酸盐沉淀：在酸性尿冷却后，可有淡红色的尿酸盐结晶析出，加热或加碱皆可溶解。②磷酸盐和碳酸盐沉淀：在碱性尿中，可有磷酸盐、碳酸盐结晶析出呈灰白色，加酸后可溶解，碳酸盐遇酸后可产生气泡。病理性尿液外观可见下列情况。

（1）血尿　尿液内含有一定量的红细胞，称为血尿，分为肉眼血尿和显微镜下血尿两种。新鲜尿离心沉渣镜检每高倍视野红细胞超过 3 个，称为镜下血尿，1 L 尿液中含 1 ml 的血即呈现肉眼血尿，尿外观可呈洗肉水样、酱油样或茶褐色、血样或有血凝块样，血尿多见于泌尿系统炎症、结石、肿瘤、结核、外伤等，也可见于血液系统疾病，如血友病、血小板减少性紫癜等。肾小球肾炎性血尿常为无痛性、全程性血尿，可呈镜下或肉眼血尿，持续性或间发性。若血尿患者伴较大量蛋白尿和（或）管型尿（特别是红细胞管型），多提示肾小球源性血尿。

可用以下两项检查帮助区分血尿来源：①新鲜尿沉渣相差显微镜检查：变形红细胞血尿为肾小球源性，均一形态正常红细胞尿为非肾小球源性；②尿红细胞容积分布曲线：肾小球源性血尿常呈非对称曲线，其峰值红细胞容积小于静脉峰值红细胞容积，非肾小球源性血尿常呈对称性曲线，其峰值红细胞容积大于静脉峰值红细胞容积。

（2）血红蛋白尿及肌红蛋白尿　正常尿液隐血试验为阴性，当血红蛋白和肌红蛋白出现于尿中，可使尿液呈浓茶色、红葡萄酒色或酱油色。血红蛋白尿主要见于严重的血管内溶血，如溶血性贫血、血型不合的输血反应、阵发性睡眠性血红蛋白尿等。肌红蛋白尿常见于挤压综合征、缺血性肌坏死等。正常人剧烈运动后，也可偶见肌红蛋白尿。

（3）脓尿和菌尿　当尿内含有大量的脓细胞、炎性渗出物或细菌时，新鲜尿液呈白色浑浊（脓尿）或云雾状（菌尿）。加热或加酸均不能使浑浊消失。脓尿和菌尿见于泌尿系统感染如肾盂肾炎、膀胱炎等。

（4）乳糜尿和脂肪尿　尿中混有淋巴液而呈稀牛奶状称为乳糜尿，若同时混有血液，称为乳糜血尿。尿中出现脂肪小滴则称为脂肪尿。用乙醚等有机溶剂抽提乳糜微粒、脂肪小滴，尿液变清，可与其他浑浊尿鉴别。乳糜尿和乳糜血尿，可见于丝虫病及肾周围淋巴管梗阻。脂肪尿见于脂肪挤压损伤、骨折和肾病综合征等。

3. 气味　正常尿液的气味来自尿中挥发性的酸性物质。尿液长时间放置后，尿素分解可出现氨臭味。若新鲜尿液即有氨味，见于慢性膀胱炎及尿潴留等。有机磷中毒者，尿带蒜臭味。糖尿病酮症酸中毒时尿呈烂苹果味，苯丙酮尿症者尿有鼠臭味。

4. 酸碱反应　尿液的酸碱改变受疾病、用药及饮食的影响，尿液放置过久细菌分解尿素，可使酸性尿变成碱性尿。尿液 pH 值可用指示剂法、pH 试纸、pH 计和试纸条法测定。参考值：pH 约 6.5，波动在 4.5～8.0 之间。其临床意义：由于膳食结构的影响，尿液酸碱度可有较大的生理性变化，肉食为主者尿液偏酸性，素食为主者尿液偏碱性。

（1）尿 pH 降低　见于酸中毒、高热、痛风、糖尿病及口服氯化铵、维生素 C 等酸性药物。低钾性代谢性碱中毒排酸性尿为其特征之一。

（2）尿 pH 增高　见于碱中毒、尿潴留、膀胱炎、应用利尿剂、肾小管性酸中毒等。

（3）药物干预　尿 pH 可作为用药的一个指标，用氯化铵酸化尿液，可促使碱性药物中毒时从尿中排出；而用碳酸氢钠碱化尿液，可促使酸性药物中毒时从尿中排出。

5. 尿液比重　尿比重是指在 4℃ 条件下尿液与同体积纯水的重量之比。尿比重受尿中可溶性物质的量及尿量的影响。参考值：1.015～1.025，晨尿最高，一般大于 1.020，婴幼儿尿比重偏低。其临床意义如下。

（1）尿比重增高　血容量不足导致的肾前性少尿、糖尿病、急性肾小球肾炎、肾病综合征等。

（2）尿比重降低　大量饮水、慢性肾小球肾炎、慢性肾衰竭、肾小管间质疾病、尿崩症等。

（三）化学检查

1. 尿蛋白

（1）尿蛋白产生的机制　当肾小球毛细血管壁断裂或电荷屏障改变，使大量高、中、低分子量的蛋白漏出超过肾小管重吸收能力而出现于终尿中。根据病变滤过膜损伤程度及蛋白尿的组分分为2种：①选择性蛋白尿：以白蛋白为主，并有少量的小分子量蛋白（β_2-MG），尿中无大分子量的蛋白（IgG、IgA、IgM、C3、CA），半定量多在＋＋＋～＋＋＋＋，典型病种是肾病综合征。②非选择性蛋白尿：说明肾小球毛细血管壁有严重的损伤断裂，尿中有大分子量的蛋白质，如免疫球蛋白、补体；中分子量的清蛋白及小分子量的β_2-MG，半定量在＋～＋＋＋＋，几乎均是原发性肾小球疾病，也可见于继发性肾小球疾病。非选择性蛋白尿治疗效果常常不十分满意，提示预后不良。

（2）参考值　尿蛋白定性试验阴性；定量试验 0～80 mg/24 h。尿蛋白定性及定量试验有一定的相关性，定性尿蛋白 ±～＋，定量 0.2～1.0 g/24 h；＋～＋＋常为 1～2 g/24 h；＋＋＋～＋＋＋＋常超过 3 g/24 h。

（3）临床意义　尿蛋白定性试验阳性或定量试验超过 150 mg/24 h 尿时，称蛋白尿。

1）生理性蛋白尿：指泌尿系统无器质性病变，尿内暂时出现蛋白质，程度较轻，持续时间短，诱因解除后消失。如机体在剧烈运动、发热、寒冷、精神紧张、交感神经兴奋及血管活性剂等刺激下所致血流动力学改变，肾血管痉挛、充血，导致肾小球毛细血管壁通透性增加而出现的蛋白尿。

2）病理性蛋白尿：因各种肾脏及肾外疾病所致的蛋白尿，多为持续性蛋白尿。①肾小球性蛋白尿：这是最常见的一种蛋白尿。各种原因导致肾小球滤过膜通透性及电荷屏障受损，血浆蛋白大量滤入原尿，超过肾小管重吸收能力所致。常见于肾小球肾炎、肾病综合征等原发性肾小球损害性疾病；糖尿病、高血压、系统性红斑狼疮、妊娠高血压综合征等继发性肾小球损害性疾病。②肾小管性蛋白尿：炎症或中毒等因素引起近曲小管对低分子量蛋白质的重吸收减弱所致，常见于肾盂肾炎、间质性肾炎、肾小管性酸中毒、重金属（如汞、镉、铋）中毒、药物（如庆大霉素、多黏菌素 B）及肾移植术后。③混合性蛋白尿：肾小球和肾小管同时受损所致的蛋白尿，如肾小球肾炎或肾盂肾炎后期，以及可同时累及肾小球和肾小管的全身性疾病，如糖尿病、系统性红斑狼疮等。④溢出性蛋白尿：因血浆中出现异常增多的低分子量蛋白质，超过肾小管重吸收能力所致的蛋白尿。血红蛋白尿、肌红蛋白尿即属此类，见于溶血性贫血和挤压综合征等。另一类较常见的是凝溶蛋白，见于多发性骨髓瘤、浆细胞病、轻链病等。⑤组织性蛋白尿：由于肾组织被破坏或肾小管分泌蛋白增多所致的蛋白尿，多为低分子量蛋白尿，以 T-H 糖蛋白为主要成分。⑥假性蛋白尿：由于尿中混有大量血、脓、黏液等成分而导致蛋白定性试验阳性。一般不伴有肾本身的损害，经治疗后很快恢复正常。肾以下泌尿道疾病如：膀胱炎、尿道炎、尿道出血及尿内掺入阴道分泌物时，尿蛋白定性试验可阳性。

（四）显微镜检查

尿沉渣检测是对尿液离心沉淀物中有形成分的鉴定。传统的尿沉渣检测包括用显微镜对尿沉渣进行定性、定量检查以及各种有形成分的计数检测；现在可用尿液分析仪（试纸条法）及尿沉渣自动分析仪，对尿中某些有形成分进行自动检测。

1. 常见的细胞

（1）红细胞

1）形态：肾小球源性血尿时，红细胞通过肾小球滤过膜时，受到挤压损伤，在肾小管中受到不同 pH 和渗透压变化的影响，呈多形性改变。非肾小球源性血尿时，红细胞形态类似外周血中的红细胞，呈双凹盘形。

2）参考值：玻片法平均 0～3 个/HP，定量检查 0～5 个/μl。

3）临床意义：尿沉渣镜检红细胞超过 3 个/HP，称为镜下血尿。多形性红细胞超过 80% 时，称肾小球源性血尿，常见于急性肾小球肾炎、急进性肾炎、慢性肾炎、紫癜性肾炎、狼疮性肾炎等。多形性红细胞少于 50% 时，称非肾小球源性血尿，见于肾结石、泌尿系统肿瘤、肾盂肾炎、多囊肾、急性膀胱炎、肾结核等。

（2）白细胞和脓细胞

1）形态：新鲜尿中，白细胞外形完整，无明显的退行性改变，胞质内颗粒清晰可见，胞核清楚，常分散存在。尿中以中性粒细胞较多见，也可见到少量淋巴细胞和单核细胞。脓细胞系指在炎症过程中破坏或死亡的中性粒细胞，外形多不规则，结构模糊，胞质内充满粗大颗粒，核不清楚，细胞常成堆簇集，细胞间界限不明显。

2）参考值：玻片法 0～5 个/HP，定量检查 0～10 个/μl。

3）临床意义：若有大量白细胞，多为泌尿系统感染如肾盂肾炎、肾结核、膀胱炎或尿道炎。清洁外阴后无菌技术下采集的中段尿标本，如涂片每个高倍镜视野均可见细菌，或培养菌落计数超过 10^5 个/ml 时，称为细菌尿，是诊断尿路感染的重要依据。

（3）上皮细胞　尿液中上皮细胞来自肾至尿道的整个泌尿系统，包括肾小管上皮细胞亦称肾细胞、移行上皮细胞和复层扁平上皮细胞。

1）肾小管上皮细胞：来自远曲和近曲肾小管，由于受损变性，形态往往不规则，多为多边形、略大于白细胞，含有一个较大的圆形细胞核，核膜很厚，胞质中可有不规则颗粒和小空泡。如在尿中出现，常提示肾小管病变。在某些慢性炎症时，可见肾小管上皮细胞发生脂肪变性，胞质中充满脂肪颗粒，称为脂肪颗粒细胞。观察尿中肾小管上皮细胞，对肾移植术后有无排斥反应亦有一定意义。

2）移行上皮细胞：因部位不同其形态可有较大差别。表层移行上皮细胞，主要来自膀胱，体积为白细胞的 4～5 倍，多为不规则的类圆形，胞核居中，又称大圆上皮细胞。中层移行上皮细胞，主要来自肾盂，为大小不一的梨形、尾形，故又称尾形上皮细胞，核较大，呈圆形或椭圆形。底层移行上皮细胞，来自输尿管、膀胱和尿道，形态圆形，胞核较小。正常尿中无或偶见移行上皮细胞，在输尿管、膀胱、尿道有炎症时可出现。大量出现应警惕移行上皮细胞癌。

3）复层扁平上皮细胞：亦称鳞状上皮细胞，呈大而扁平的多角形，胞核小，圆形或椭圆形，来自尿道前段。女性尿道有时混有来自阴道的复层扁平上皮细胞。尿中大量出现或片状脱落且伴有白细胞、脓细胞，见于尿道炎。

2. 管型　管型是蛋白质、细胞或碎片在肾小管、集合管中凝固而成的圆柱形蛋白聚体。管型的形成条件：①尿中白蛋白、肾小管上皮细胞产生的 T－H 糖蛋白是构成管型的基质。②肾小管仍有浓缩和酸化尿液的功能，前者可使形成管型的蛋白等成分浓缩，后者则促进蛋白变性聚集。③仍存在可交替使用的肾单位，处于休息状态的肾单位尿液淤滞，有足够的时间形成管型。当该肾单位重新排尿时，已形成的管型便随尿排出。

常见管型的特征及临床意义如下。

（1）透明管型 由 T-H 糖蛋白、白蛋白和氯化物构成，为无色透明、内部结构均匀的圆柱状体，两端钝圆，偶尔含有少量颗粒。由于折光性低，需在暗视野下观察。正常人 0~偶见/LP，老年人清晨浓缩尿中也可见到。在运动、重体力劳动、麻醉、用利尿剂、发热时可出现一过性增多。在肾病综合征、慢性肾炎、恶性高血压和心力衰竭时可见增多。有时透明管型内含有少量红细胞、白细胞和上皮细胞，又称透明细胞管型。

（2）颗粒管型 为肾实质病变崩解的细胞碎片、血浆蛋白及其他有形物凝聚于 T-H 蛋白上而成，颗粒总量超过管型的1/3，可分为粗颗粒管型和细颗粒管型，开始时多为粗大颗粒，在肾脏停滞时间较长后，粗颗粒碎化为细颗粒。①粗颗粒管型，在蛋白基质内含有较多粗大而致密的颗粒，外形较宽易断裂，可吸收色素而呈黄褐色，见于慢性肾炎、肾盂肾炎或某些原因（药物中毒等）引起的肾小管损伤。②细颗粒管型，在蛋白基质内含有较多细小而稀疏的颗粒，见于慢性肾炎或急性肾小球肾炎后期。

（3）细胞管型 细胞含量超过管型体积的1/3，称为细胞管型。按其所含细胞命名为：①肾小管上皮细胞管型，在各种原因所致的肾小管损伤时出现。②红细胞管型：常与肾小球性血尿同时存在，临床意义与血尿相似。③白细胞管型：常见于肾盂肾炎、间质性肾炎等。④混合管型：同时含有各种细胞和颗粒物质的管型，可见于各种肾小球疾病。

（4）蜡样管型 由颗粒管型、细胞管型在肾小管中长期停留变性或直接由淀粉样变性的上皮细胞溶解后形成，呈质地厚、有切迹或扭曲、折光性强的浅灰或浅黄色蜡烛状。该类管型多提示有严重的肾小管变性坏死，预后不良。

（5）脂肪管型 因管型中含有大小不一、折光性强的椭圆形脂肪小球而得名，常见于肾病综合征、慢性肾小球肾炎急性发作及其他肾小管损伤性疾病。

（6）宽大管型 由蛋白质及坏死脱落的上皮细胞碎片构成，外形宽大，不规则，易折断。常见于慢性肾衰竭少尿期，提示预后不良，故又称肾功能不全管型。

（7）细菌管型 含有大量的细菌、真菌的管型，见于感染性疾病。

（8）结晶管型 含盐类、药物等化学物质结晶的管型。

（9）其他类似管型的物质 类圆柱体、黏液丝等。

3. 结晶体 尿液经离心沉淀后，在显微镜下观察到形态各异的盐类结晶。结晶体经常出现于新鲜尿中并伴有较多红细胞应怀疑患有肾结石的可能。

（1）易在碱性尿中出现的结晶体 磷酸钙、碳酸钙和尿酸钙晶体等。

（2）易在酸性尿中出现的结晶体 尿酸晶体、草酸钙、胆红素、酪氨酸、亮氨酸、胆固醇、磺胺结晶等。

考点提示

　　尿液检查是泌尿系统疾病的最重要和必要的初步筛查。

二、尿电解质检测

1. 尿钠检查 正常情况下体内钠的摄入量与排出量应保持平衡，摄入量决定于食物种类与饮食量。随粪便丢失的钠很少，为 1~2 mmol/d，另外从汗液中排出约为 50 mmol/L。

因此钠的排出途径主要是经肾由尿液排出。钠可以自由通过肾小球，并由肾小管回吸收，其吸收量近曲小管占70%，尿液排出的钠少于肾小球滤过量的1%。当肾有病变时血钠浓度偏低，而尿液钠含量增高。

（1）参考值　130～260 mmol/24 h（3～5 g/24 h）。

（2）临床意义

1）尿钠排出减少：见于各种原因引起低钠血症如呕吐、腹泻、严重烧伤、糖尿病酸中毒等。

2）一次性尿钠检测意义：①急性肾小管坏死时，肾小管对钠吸收减少，常呈急性少尿，一次性尿钠大于40 mmol/L。②肾前性少尿时，肾小管重吸收钠能力正常，为急性少尿，呈低尿钠，尿钠<30 mmol/L。

2. 尿钙检查　肾是排泄钙的重要器官，肾小球每日滤出的钙约10 g，其中1/2在近曲小管重吸收，1/3在髓袢升支重吸收，其余在近曲小管和集合管吸收，仅1%随尿排出，含量的高低可反映血钙水平。

（1）参考值　2.5～7.5 mmol/24 h（0.1～0.3 g/24 h）。

（2）临床意义

1）尿钙减少见于：①甲状旁腺功能减退，由于甲状旁腺激素分泌不足或缺如，骨钙动员及肠钙吸收明显减少，血钙降低，使尿钙浓度明显减少或消失。②慢性肾衰竭。③慢性腹泻。④小儿手足搐搦症。

2）尿钙增加见于：①甲状旁腺功能亢进，由于甲状旁腺激素分泌过多，钙自骨动员至血，引起血钙过高，尿钙增加。②多发性骨髓瘤时，由于骨髓瘤细胞在骨髓腔内大量增殖，侵犯骨骼和骨膜，引起骨质疏松和破坏，出现高钙血症，再加上肾功能受损，肾小管的吸收作用差，使尿钙增加更多。③用药监护，如维生素D_2、D_3及双氢素尿醇的治疗效果观察，可进行尿钙检查并作为用药剂量参考。

3. 尿钾检查　钾的排出主要通过肾脏，在正常情况下，自肾小球滤过的钾98%被重吸收，而尿中排出的K^+主要由远端小管细胞分泌，即K^+-Na^+、K^+-H^+交换的结果。肾排出的钾有70%是由肾小管分泌，钾摄入量多则肾排钾也多。此外，当GFR明显降低时，近端小管几乎完全重吸收Na^+，此时远端小管不能进行Na^+-K^+交换；酸中毒时，远端小管Na^+-K^+交换增加，肾的排钾量也减少；远端小管SO_4^{2-}和有机酸（如酮体）增加时，则K^+排出增加。激素也影响K^+的排出，肾上腺皮质激素，特别是盐皮质激素，有潴钠及排钾作用，而醛固酮促进远端小管Na^+、Cl^-重吸收和K^+、H^+的排出，但钾摄入量增加时，醛固酮的分泌也增加。

（1）参考值　51～102 mmol/24 h尿。

（2）临床意义　①尿钾排出增多，见于呕吐、腹泻、原发性醛固酮增多症、库欣综合征、肾小管间质疾病、肾小管酸中毒、糖尿病酸中毒、药物如锂、乙酰唑胺等。②尿钾排出减少，多见于各种原因引起的钾摄入少、吸收不良或胃肠道丢失过多。

第二节　其他实验室检查

扫码"学一学"

案例导入

　　黄某，女性，67 岁。主诉尿中泡沫增多、水肿 1 个月。现病史：1 个月来无明显诱因出现尿中泡沫增多，伴水肿，双下肢为著，眼睑亦水肿，活动后明显，休息后可减轻，偶有腹胀，无腹痛，无肉眼血尿，无尿频、尿急及尿痛，无胸闷及呼吸困难。3 天前就诊检查：尿蛋白＋＋＋，潜血＋＋，红、白细胞正常；血白蛋白 25 g/L，总蛋白 52 g/L；三酰甘油 1.82 mmol/L，低密度脂蛋白胆固醇 3.96 mmol/L，高密度脂蛋白固醇 0.87 mmol/L；泌尿系 B 超未见异常。患者 3 个月前检查尿常规正常。既往体健。查体：BP 130/80 mmHg，全身浅表淋巴结未触及肿大，眼睑轻度水肿，心肺腹部查体无异常，腹软，无压痛及反跳痛，移动性浊音阳性，双下肢中度水肿。

　　问题：

　　1. 根据上述临床表现，首先考虑的诊断是什么？

　　2. 目前该患者首先采用的治疗方法是什么？

　　3. 为明确诊断，需进一步做哪些检查？

一、肾功能检查

　　包括：①肾小球滤过功能。②肾小管重吸收、酸化等功能。肾血流量及内分泌功能目前临床应用较少。肾功能检查是判断肾脏疾病严重程度和预测预后、确定疗效、调整某些药物剂量的重要依据，但尚无早期诊断价值。下面重点讲述肾小球功能检测。

　　肾小球的功能主要是滤过，评估滤过功能最重要的参数是肾小球滤过率（glomerular filtration rate，GFR）。正常成人每分钟流经肾脏的血液量为 1200～1400 ml，其中血浆量为 600～800 ml/min，有 20% 的血浆经肾小球滤过后，产生的滤过液（原尿）为 120～160 ml/min，此即单位时间内（分钟）经肾小球滤出的血浆液体量，称为肾小球滤过率。为测定 GFR，临床上以若干毫升血浆中所含的某物质于单位时间（min）内清除率来计算。

　　（一）血清肌酐测定

　　1. 原理　血中的肌酐（creatinine，Cr），由外源性和内生性两类组成。机体每 20 g 肌肉每天代谢产生 1 mg 肌酐，产生速率为 1 mg/min，每天肌酐的生成量相当恒定。血中肌酐主要由肾小球滤过排出体外，肾小管基本不重吸收且排泌量也较少，在外源性肌酐摄入量稳定的情况下，血中的浓度取决于肾小球滤过能力，当肾实质损害，GFR 降低到临界点后（GFR 下降至正常人的 1/3 时），血肌酐浓度就会明显上升，故测定血肌酐浓度可作为 GFR 受损的指标，敏感性较血尿素氮（BUN）好，但并非早期诊断指标。

　　2. 参考值　全血肌酐为 88.4～176.8 μmol/L；血清或血浆肌酐：男性 53～106 μmol/L，女性 44～97 μmol/L。

3. 临床意义

（1）血肌酐增高见于各种原因引起的肾小球滤过功能减退　①急性肾衰竭，血肌酐明显的进行性升高为器质性损害的指标，可伴少尿或非少尿；②慢性肾衰竭血肌酐升高程度与病变严重性一致：肾衰竭代偿期，血 $Cr < 178$ μmol/L；肾衰竭失代偿期，血 $Cr > 178$ μmol/L；肾衰竭期，血 Cr 明显升高，>445 μmol/L。

（2）鉴别肾前性和肾实质性少尿　①器质性肾衰竭血肌酐常超过 200 μmol/L。②肾前性少尿，如心衰、脱水、肝肾综合征、肾病综合征等所致的有效血容量下降，使。肾血流量减少，血肌酐浓度上升多不超过 200 μmol/L。

（3）BUN/Cr（单位为 mg/dl）的意义　①器质性肾衰竭，BUN 与 Cr 同时增高，因此 BUN/Cr≤10∶1。②肾前性少尿，肾外因素所致的氮质血症，BUN 可较快上升，但血 Cr 不相应上升，此时 BUN/Cr 常 >10∶1。

（4）老年人、肌肉消瘦者 Cr 可能偏低，因此一旦血 Cr 上升，就要警惕。肾功能减退，应进一步作内生肌酐清除率（Ccr）检测。

（5）当血肌酐明显升高时，肾小管肌酐排泄增加，致 Ccr 超过真正的 GFR。此时可用西咪替丁抑制肾小管对肌酐的分泌。

（二）内生肌酐清除率测定

1. 原理　肌酐是肌酸的代谢产物，肌酸在磷酸激酶作用下，形成带有高能键的磷酸肌酸，为肌肉收缩时的能量来源和储备形式，磷酸肌酸释放出能量再经脱水而变为肌酐。在成人体内含 Cr 约 100 g，其中 98% 存在于肌肉内，每天约更新 2%，由肾排出，人体血液中肌酐的生成可有内、外源性两种，如在严格控制饮食条件和肌肉活动相对稳定的情况，血 Cr 的生成量和尿的排出量较恒定，其含量的变化主要受内源性肌酐的影响，而且肌酐分子量为 113，大部分从肾小球滤过，不被肾小管重吸收，排泄量很少，故肾单位时间内把若干毫升血液中的内在肌酐全部清除出去，称为内生肌酐清除率（endogenous creatinine clearance rate，Ccr）。测定公式 Ccr = 尿肌酐浓度/血肌酐浓度×每分钟尿量。简易 Cockcroft - Gault 公式 Ccr =（140 - 年龄）×体重（kg）×1.23/血肌酐浓度（mg/dl），女性按计算结果×0.85。

2. 参考值　成人 80 ~ 120 ml/（min · 1.73 m^2），老年人随年龄增长，有自然下降趋势。西咪替丁、甲苄嘧啶、长期限制剧烈运动均使 Ccr 下降。

3. 临床意义　①判断肾小球损害的敏感指标：当 GFR 降低到正常值的 50%，Ccr 测定值可低至 50 ml/min，但血肌酐、尿素氮测定仍可在正常范围，因肾有强大的储备能力，故 Ccr 是较早反映 GFR 的敏感指标。②评估肾功能损害程度：临床常用 Ccr 代替 GFR，根据 Ccr 一般可将肾功能分为 4 期：第 1 期（肾衰竭代偿期）Ccr 为 51 ~ 80 ml/min；第 2 期（肾衰竭失代偿期）Ccr 为 20 ~ 50 ml/min；第 3 期（肾衰竭期）Ccr 为 10 ~ 19 ml/min；第 4 期（尿毒症期或终末期肾衰竭）Ccr < 10 ml/min。另一种分类是：轻度损害 Ccr 为 51 ~ 70 ml/min；中度损害 Ccr 为 31 ~ 50 ml/min；Ccr 小于 30 ml/min 为重度损害。③指导治疗：慢性肾衰竭 Ccr 小于 30 ~ 40 ml/min，应开始限制蛋白质摄入；Ccr 小于 30 ml/min，用氢氯噻嗪等利尿治疗常无效，不宜应用；小于 10 ml/min 应结合临床进行肾替代治疗，对袢利尿剂（如呋塞米、利尿酸钠）的反应也已极差。此外，肾衰竭时凡由肾代谢或经肾排出的药物也可根据 Ccr 降低的程度来调节用药剂量和决定用药的时间间隔。

（三）血尿素氮测定

1. 原理 血尿素氮（blood urea nitrogen，BUN）是蛋白质代谢的终末产物，体内氨基酸脱氨基分解成 α - 酮基和 NH_3，NH_3 在肝脏内和 CO_2 生成尿素，因此尿素的生成量取决于饮食中蛋白质摄入量、组织蛋白质分解代谢及肝功能状况。尿素主要经肾小球滤过随尿排出，正常情况下 30% ~ 40% 被肾小管重吸收，肾小管有少量排泌，当肾实质受损害时，GFR 降低，致使血浓度增加，因此目前临床上多测定尿素氮，粗略观察肾小球的滤过功能。

2. 参考值 成人 3.2 ~ 7.1 mmol/L；婴儿、儿童 1.8 ~ 6.5 mmol/L。

3. 临床意义 血中尿素氮增高见于以下几种情况。

（1）器质性肾功能损害 ①各种原发性肾小球肾炎、肾盂肾炎、间质性肾炎、肾肿瘤、多囊肾等所致的慢性肾衰竭。②急性肾衰竭肾功能轻度受损时，BUN 可无变化，但 GFR 下降至 50% 以下，BUN 才能升高。因此血 BUN 测定不能作为早期肾功能指标。但对慢性肾衰竭，尤其是尿毒症 BUN 增高的程度一般与病情严重性一致：肾衰竭代偿期 GFR 下降至 50 ml/min，血 BUN < 9 mmol/L；肾衰竭失代偿期，血 BUN > 9 mmol/L；肾衰竭期，血 BUN > 20 mmol/L。

（2）肾前性少尿 如严重脱水、大量腹腔积液、心脏循环功能衰竭、肝肾综合征等导致的血容量不足、肾血流量减少灌注不足致少尿。此时 BUN 升高，但肌酐升高不明显，BUN/Cr（mg/dl）> 10∶1，称为肾前性氮质血症。经扩容尿量多能增加，BUN 可自行下降。

（3）蛋白质分解或摄入过多 如急性传染病、高热、上消化道大出血、大面积烧伤、严重创伤、大手术后和甲状腺功能亢进、高蛋白饮食等，BUN 升高，但血肌酐一般不升高。以上情况矫正后，血 BUN 可以下降。

（4）血 BUN 作为肾衰竭透析充分性指标 多以 KT/V 表示，K = 透析器 BUN 清除率（L/min），T = 透析时间（min），V = BUN 分布容积（L），KT/V > 1.0 表示透析充分。

（四）肾小球滤过率测定

1. 原理 ^{99m}Tc - 二乙三胺五醋酸（^{99m}Tc - DTPA）几乎完全经肾小球滤过而清除，其最大清除率即为肾小球滤过率测定（GFR）。用 SPECT 测定弹丸式静脉注射后两肾放射性计数率的降低，按公式自动计算 GFR，并可显示左右肾分开监测 GFR，敏感性高，可与菊粉清除率媲美。

2. 参考值 总 GFR 100 ± 20 ml/min。

3. 临床意义 ① GFR 影响因素：与年龄、性别、体重有关，因此须注意这些因素。30 岁后每 10 年 GFR 就下降 10 ml/（min·1.73 m^2），男性比女性 GFR 高约 10 ml/min，妊娠时 GFR 明显增加，第 3 个月增加 50%，产后降至正常。②GFR 降低常见于：急性和慢性肾衰竭、肾小球功能不全、肾动脉硬化、肾盂肾炎晚期、糖尿病晚期和高血压晚期、甲状腺功能减退、肾上腺皮质功能不全、糖皮质激素缺乏。③ GFR 升高见于：肢端肥大症和巨人症、糖尿病肾病早期。④可同时观察左右肾位置、形态和大小，也可结合临床初步提示肾血管有无栓塞。

（五）血 β_2 - 微球蛋白测定

1. 原理 β_2 - 微球蛋白（β_2 - microglobulin，β_2 - MG）是体内有核细胞包括淋巴细胞、

血小板、多形核白细胞产生的一种小分子球蛋白；与同种白细胞抗原（HLA）亚单位是同一物质，与免疫球蛋白稳定区的结构相似。其分子量为 11800，由 99 个氨基酸组成的单链多肽。β_2-MG 广泛存在于血浆、尿、脑脊液、唾液及初乳中。正常人血中 β_2-MG 浓度很低，可自由通过肾小球，然后在近端小管内几乎全部被重吸收。

2. 参考值 成人血清 1~2 mg/L。

3. 临床意义

（1）肾小球滤过功能受损，潴留于血中。在评估肾小球滤过功能上，血 β_2-MG 升高比血肌酐更灵敏，在 Ccr 低于 80 ml/min 时即可出现，而此时血肌酐浓度多无改变。若同时出现血和尿 β_2-MG 升高，血 β_2-MG <5 mg/L，则可能肾小球和肾小管功能均受损。

（2）IgG 肾病、恶性肿瘤，以及多种炎性疾病如肝炎、类风湿关节炎等可致 β_2-MG 生成增多。

> **考点提示**
>
> 肾功能检查是泌尿系疾病最重要的检查。可判断肾脏功能损伤的程度，指导治疗，用于慢性肾脏病的分期。

二、前列腺特异抗原检测

前列腺特异抗原（prostate specific antigen，PSA）是由前列腺腺泡和导管上皮细胞分泌产生，属激肽酶家族蛋白，存在于前列腺组织和精液中，正常人血清中含量极微。PSA 具有极高的前列腺组织特异性，是目前诊断前列腺癌的首选标志物，且对于前列腺癌早期筛查、分期、疗效评价和随访观察都有重要价值。血清 PSA 正常值为 0~4 ng/ml。如血清 PSA >10 ng/ml 应高度怀疑前列腺癌。此外，测定 PSA 密度（PSAD）及游离前列腺特异抗原（fPSA）与总前列腺特异抗原（tPSA）的比值（正常 fPSA/tPSA >0.25），有助于鉴别良性前列腺增生和前列腺癌。血液标本采集前应避免前列腺按摩、电切及穿刺、直肠指检、留置导尿管、经尿道超声、膀胱镜操作等，上述可引起血清 PSA 不同程度的升高，宜推迟 2 周及以上再检查血清 PSA。前列腺炎应在症状消失后 8 周测定血清 PSA。须注意某些药物如非那雄胺、激素治疗会影响 PSA 的表达。

📖 **知识链接**

肾及泌尿系统疾病经常会引起一组组临床症状、体征和实验室表现相似的综合征，识别患者属于哪一种综合征对疾病诊断很有帮助。

1. 肾病综合征 各种原因所致的大量蛋白尿（>3.5 g/d），低白蛋白血症（<30 g/L），明显水肿和（或）高脂血症的临床综合征。

2. 肾炎综合征 以血尿、蛋白尿及高血压为特点的综合征。按病程及肾功能的改变，可分为急性肾炎综合征（指急性起病，病程不足一年者）、急进性肾炎综合征（指肾功能急性进行性恶化，于数周至数月内发展为少尿或无尿的肾衰竭者）和慢性肾炎综合征（指病程迁延一年以上者）。

3. 无症状性尿异常 包括单纯性血尿和（或）无症状性蛋白尿，以及不能解释的脓尿（白细胞尿）。

4. 急性肾衰竭和急进性肾衰竭综合征 区别 GFR 的下降是几天前（急性肾衰竭，ARF）还是几周前（急进性肾衰竭，RPRF）发生，在临床上有用。这两个综合征的病因也稍有不同，如由于脓毒症、肾毒性药物、休克或其他原因导致急性肾小管坏死是 ARF 的常见病因，而由于免疫损伤或血管炎引起毛细血管外增生性（新月体）肾小球肾炎是 RPRF 而非 ARF 的重要原因。

5. 慢性肾衰竭综合征 慢性肾衰竭（CRF）是指不管什么原因导致的进行性、不可逆性肾单位丧失及肾功能损害。

第三节 器械和影像学检查

扫码"学一学"

案例导入

谢某，女性，21 岁。主诉发现双下肢皮疹 1 个月，少尿 10 天。患者 1 个月前于感冒后自服"速效感冒胶囊"，次日，双下肢皮肤出现针尖大小出血点，伴颜面部浮肿，尿频、血尿、腰痛及下腹部疼痛，随即到当地某卫生所就诊，尿常规检查发现尿蛋白 2 +，红细胞 10 ~ 15 个/HP，白细胞 3 ~ 5 个/HP，诊断为"急性肾盂肾炎"，予以"青霉素"400 万单位静脉点滴，治疗 7 天后皮疹消失，但其他症状无明显缓解。改用"庆大霉素"40 万单位静脉点滴，患者的下腹疼痛有所缓解，但其他症状体征仍存在，并逐渐出现四肢关节疼痛及尿量减少，每日约 100 ml，加用呋塞米等利尿剂后尿量无明显增多，拟诊为"急性肾衰竭"转入当地市医院。入院后，患者出现少量咯血、烦躁不安、谵妄、四肢抽搐及无尿等表现，测血压为 180/130 mmHg，诊断为"肺出血-肾炎综合征、恶性高血压"，立即予以"压宁定"静脉点滴及"巴曲亭"静脉注射，病情有所好转。既往健康。体格检查 BP 160/110 mmHg，神志清楚，浅表淋巴结未触及肿大。心、肺听诊未见异常。腹平软，无压痛及反跳痛。双下肢可见轻度指凹性水肿。双下肢伸侧、双足背及双踝部可见散在的针尖大小出血点。

辅助检查：血常规 Hb 108 g/L，WBC 11.0×10^9/L，PLT 125×10^9/L；尿常规 Pro + + +，RBC 10 ~ 15 个/HP；血生化 BUN 27.5 mmol/L，Scr 540 μmol/L，CO_2CP 16.0 mmol/L。

问题：

1. 根据上述临床表现，首先考虑的诊断是什么？

2. 目前该患者首先采用的治疗方法是什么？

3. 为明确诊断，需进一步做哪些检查？

一、器械检查

（一）导尿管

导尿管类型很多，目前最常用的是气囊或 Foley 导尿管。此导尿管经尿道插入膀胱后，靠近导尿管头端有一个气囊充气或水固定导尿管留在膀胱内，而不易脱出，且引流管连接尿袋收集尿液。常用的成人导尿管有 12F、14F、16F、18F 四种型号（F 即法制单位，是外周长的毫米数，约等于 3 倍的外直径）。可用于引流尿液、解除尿潴留、测定残余尿、注入造影剂以确定有无膀胱损伤等。不论是诊断还是治疗，必须严格执行无菌操作。

（二）膀胱尿道镜

膀胱尿道镜检查术是将膀胱镜从尿道直接插入膀胱，以观察其内部病变或行输尿管逆行插管造影，达到诊断和治疗目的。适用于①诊断不明的膀胱、输尿管、肾脏或后尿道的疾患；②膀胱肿瘤、结石、异物等疾病的治疗及取活检标本；③需要进行输尿管插管，准备逆行肾盂造影或收集两侧肾盂尿做特殊检查，或行乳糜尿的硝酸银肾盂内治疗。但尿道狭窄、膀胱容量过小（小于 50 ml）、急性尿道炎、膀胱炎等患者不能作此检查。注意操作要轻柔，无菌操作，术后多饮水，如出现发热、剧烈疼痛或尿道大量流血，应立即给予处理，必要时留置导尿管，并给予抗生素，控制感染。

（三）输尿管镜和肾镜

输尿管镜是通过尿道、膀胱，进入输尿管，完成检查和操作，硬性输尿管镜能够到达肾盂输尿管交接处，软性输尿管镜可以进入肾盏。此检查简单有效，无伤口，但输尿管镜口径小，能做的操作相对有限。肾镜是经皮肾造瘘进入肾盏、肾盂，可直接窥查输尿管、肾盂内有无病变，也可直接取石、碎石。切除或电灼肿瘤，取活检标本。适用于尿石症、原因不明的肉眼血尿或细胞学检查阳性、上尿路充盈缺损等。禁忌证为未纠正的全身出血性疾病、严重的心肺功能不全、未控制的泌尿道感染、病变以下的输尿管梗阻以及其他膀胱镜检查禁忌者等。

（四）肾脏穿刺活检术

是肾脏病病理诊断的唯一方法。是肾脏疾病最重要的检查之一。在无肾穿刺禁忌证时可行肾穿刺活检，目的是为了协助疾病诊断，药物治疗及预后的判断等。肾活检对明确各类原发性肾小球疾病的组织病理学（如轻微性肾小球病变、局灶性节段性肾小球硬化、膜性肾病及各类增生性肾小球肾炎等）诊断很有帮助，对一些继发性肾小球病有无肾损害及活动性或慢性化病变的评估、急性肾衰竭和肾移植排斥的诊断与鉴别诊断均具有重要价值。其适应证：①肾病综合征；②不明原因肾衰竭；③各种小球、小管、间质病变；④急性肾衰竭（小球病变所致）；⑤遗传性肾炎。但若单一肾脏、双肾缩小、肾脏肿瘤或感染、多囊肾、出/凝血功能障碍或抗凝治疗中、未控制的高血压、肾内小动脉瘤、亚急性细菌性心内膜炎（SBE）、血管炎（PAN）以及穿刺前肾动脉造影的患者不适宜进行肾活检。

（五）前列腺细针穿刺活检

此检查是诊断前列腺癌最可靠的检查，有经直肠和经会阴两种途径，利用经直肠超声引导定位。患者应在穿刺前进行评估，抽血查血常规和凝血功能检查，了解是否有凝血功能异常，检查近一周内有无全身感染和尿路感染症状。穿刺应在前列腺特异性抗原（PSA）和磁共振成像（MRI）检查之后进行。其适应证：①直肠指诊（DRE）触及硬结，怀疑肿瘤；② B 超发现前列腺低回声结节或 MRI 发现异常信号，怀疑肿瘤；③血清 PSA > 10.0 ng/ml。④ PSA 在 4.0 ~ 10.0 ng/ml，fPSA/tPSA 异常或 PSAD 值异常。禁忌证：若患者处于发热期、高血压危象、心脏病心功能失代偿期、严重出血倾向疾病、糖尿病患者血糖不稳定时禁忌此操作。目前采取多点穿刺，以提高前列腺癌检出率。

二、影像学检查

（一）超声检查

目前广泛应用于泌尿生殖系统疾病的筛选、诊断和随访。分为普通黑白超声及彩色多普勒血管超声两种。普通黑白超声检查可以明确肾脏大小，肾实质的厚度及回声强弱，可显示均质的实体组织和固体物质，临床上可用于确定肾肿块性质、结石和肾积水；测定残余尿、测量前列腺体积及检查阴囊肿块等。彩色多普勒血管超声主要用来观察肾脏血管血流情况及了解肾内小动脉的阻力情况，还可作为肾动脉狭窄无创性检查的首选方法，对睾丸扭转和肾移植排斥反应也有诊断价值。特殊的探头经直肠或膀胱内做 360°旋转检查，有助于对膀胱、前列腺肿瘤的诊断和分期。此外，在超声引导下，可行穿刺、引流和活检等。

（二）X 线检查

1. 尿路平片（KUB） 可显示肾轮廓、位置、大小、腰大肌阴影以及骨性改变等。若腰大肌阴影消失提示腹膜后炎症或肾周围感染。侧位片有助于判断不透光阴影如结石的来源。

2. 排泄性尿路造影 即尿路静脉造影（IVU），系由静脉注入含碘造影剂（有机碘化物水溶液，最常用为 76% 复方泛影葡胺），造影剂主要通过肾脏排泄，经过肾小球过滤、肾小管浓缩后，自肾集合管排出，含有造影剂尿液自肾盏排到肾盂、输尿管及膀胱时均可显影。检查前要做碘过敏试验，需禁食 8 ~ 12 小时。注射造影剂后，可于 5、10、15、20 分钟时各拍腹部平片，观察造影剂在肾脏浓缩及排出情况，肾功能良好者 5 分钟即显影，10 分钟后显示双侧肾、输尿管和部分充盈的膀胱，可观察尿路形态是否规则，有无扩张、推移、压迫和充盈缺损等，以诊断肾脏、输尿管、膀胱、前列腺如结石、肿瘤、结核以及各种先天性畸形等疾病。但对于肾衰竭、碘过敏、怀孕妇女、多发性骨髓瘤、发热及患有严重的肝脏、心脑血管疾病患者均禁忌施行此项检查。目前采用的造影剂有两种：离子型（安其格那芬）和非离子型（优维显）。前者价格低廉，但对肾功能有损害；后者具有水溶性和易扩散的特点，且不良反应小，清晰度高，极少有过敏反应发生，但价格较贵。

3. 逆行肾盂造影 经膀胱尿道镜行输尿管插管注入有机碘造影剂来显示输尿管和肾集合系统。可观察尿路内各种结石，适用于尿路静脉造影显示不清晰或禁忌者。但有尿道狭窄、前列腺增生、最近的下尿路外伤或手术禁忌作膀胱镜检查的疾病时，不能作逆行造影。

4. 顺行肾盂造影 当上尿路梗阻且静脉尿路造影、逆行肾盂造影无法判断梗阻部位、性质时，可采用顺行肾盂造影。这一造影是在超声导向下以细针从后路穿刺患侧肾盂肾盏。穿刺针进入肾盂后，先抽吸积蓄的尿液行化验检查。随后注入造影剂，观察尿路梗阻的原因与部位，并可通过顺行输尿管灌注试验鉴别梗阻与非梗阻性尿路扩张，判断输尿管瘘的部位与程度，还可测量肾盂静止压，为经皮肾盂造口提供准确的定位标志，也利于经皮针活检肾组织。

5. 膀胱造影　采用导尿管插入膀胱后直接注入3%～6%碘化钠溶液100～200 ml，以使膀胱显影的方法。主要用于诊断膀胱损伤、畸形、瘘管、肿瘤、膀胱憩室、外在压迫如前列腺肥大等疾病。对于严重血尿、泌尿系统感染、尿路狭窄、碘剂过敏、严重的心（肝、肾）功能不全及其他严重的全身性疾患不宜此检查。

6. 肾动态核素血流显像　包括连续显示肾血流灌注、肾实质形态及其功能和尿路形态及引流功能的三部分显像，具有无创、安全、简便、信息安全等特点，是泌尿系最主要的常规核医学检查方法。检查方法：患者平躺在检查台上，静脉内快速注入核素标记的示踪剂（99mTc - DTPA），在注药后1～20分钟内快速连续显像，观测并记录示踪剂随血流到达肾脏，在肾内摄取、浓集、排泄的时间、速度、浓度，并绘制成曲线图，能显示肾形态、大小及有无占位性病变，可了解肾功能、测定肾小球滤过率和有效肾血流量。同时利用单光子发射计算机断层照相（SPECT）可观察器官功能的动态过程。

7. 磁共振尿路成像（MRU）　是一种磁共振水成像，它不依赖于肾功能，无须造影剂和插管而显示肾盏、肾盂、输尿管的形态和结构，是了解上尿路梗阻的无创检查。主要运用于对肾结石、输尿管结石、肿瘤所致的泌尿系梗阻，肾、输尿管、膀胱的先天性变异，盆腔内肿瘤的局部侵犯等方面的检查。检查前12小时禁食、禁水，排便。对装有心电起搏器者、使用带金属的各种抢救用具而不能去除者、检查部位邻近体内有不能去除的金属植入物者、早期妊娠（3个月内）的妇女均应避免磁共振扫描。

> **考点提示**
>
> 　　肾脏活组织病理检查是明确肾脏病理分型的依据，是肾脏病诊断、治疗、判断预后的金标准。

本章小结

　　泌尿生殖系统疾病辅助诊断方法常用的有尿液分析、肾功能检测、膀胱镜、超声、MRU等，随着技术的不断发展，这些辅助检查在临床中的应用越来越普遍，极大地提高了泌尿生殖系统疾病的诊断的准确性。

目标检测

【A1/A2 型题】

1. 反映肾功能最可靠的指标是

　　A. 内生肌酐清除率　　　　　　　　B. 血肌酐

　　C. 血尿素氮　　　　　　　　　　　D. 血尿酸

　　E. 尿肌酐

2. 诊断尿路感染的主要辅助检查为

　　A. 尿常规　　　　　　　　　　　　B. 尿涂片

扫码"练一练"

　　C. 尿培养　　　　　　　　　　　　D. B 超检查

　　E. 肾盂造影

3. 尿三杯试验第 1 杯有血，第 2、3 杯透明，病变在

　　A. 前尿道　　　　　　　　　　　　B. 中尿道

　　C. 后尿道　　　　　　　　　　　　D. 膀胱

　　E. 输尿管

4. 女性，24 岁，排出尿液浑浊不清，尿镜检白细胞满视野，伴有少许白细胞管型和大量上皮细胞，应考虑

　　A. 急性肾炎　　　　　　　　　　　B. 慢性肾炎

　　C. 肾脏肿瘤　　　　　　　　　　　D. 急性肾盂肾炎

　　E. 泌尿道结石

5. 男性，45 岁，因尿急、尿频、尿痛就诊，医嘱做尿培养，患者神志清楚，一般情况好，留尿标本的方法是

　　A. 随机留尿　　　　　　　　　　　B. 收集 12 小时尿

　　C. 留取中段尿　　　　　　　　　　D. 收集 24 小时尿

　　E. 留晨起第一次尿

6. 下列泌尿系统疾病中，不出现管型尿的疾病是

　　A. 急性肾小球肾炎　　　　　　　　B. 肾病综合征

　　C. 急性肾盂肾炎　　　　　　　　　D. 急性膀胱炎

　　E. 急性间质性肾炎

7. 有利于急性肾炎诊断的血液生化改变是

　　A. 血浆蛋白明显下降　　　　　　　B. 血清胆固醇升高

　　C. 抗链"O"滴度升高　　　　　　　D. 血清免疫球蛋白升高

　　E. 血清 C3 暂时下降

8. 急性肾小球肾炎肾活检电镜检查的典型变化为

　　A. 上皮细胞下驼峰状电子致密物　　B. 上皮细胞足突广泛融合

　　C. 上皮下多数电子致密物　　　　　D. 系膜区、内皮下伴上皮电子致密物

　　E. 系膜区，有时还可在内皮下见到电子致密物

9. 下列哪一项对诊断尿路感染最有意义

　　A. 尿频、尿急、尿痛　　　　　　　B. 畏寒、发热、头痛

　　C. 清洁中段尿培养细菌计数 $\geqslant 10^5/ml$　　D. 清洁中段尿白细胞 >5 个/HP

　　E. 血白细胞总数升高

10. 慢性肾盂肾炎最重要的诊断依据是

　　A. 发热等全身症状　　　　　　　　B. 尿急、尿频、尿痛等

　　C. 腰痛、脊肋角压痛　　　　　　　D. 影像检查示肾盂肾盏变形、扩张

　　E. 尿细菌培养阳性

11. 下列哪项有助于急、慢性肾衰竭的鉴别

　　A. 蛋白尿程度　　　　　　　　　　B. 血尿程度

　　C. 高血压的程度　　　　　　　　　D. 肾脏大小

E. 酸中毒程度

12. 下列哪项有助于鉴别肾前性急性肾衰竭与急性肾小管坏死

    A. 氮质血症程度   B. 尿钠浓度

    C. 尿量   D. 肾脏影像学检查

    E. 血压降低的程度

13. 女性，28 岁，因车祸致大腿严重挤压伤就诊，尿蛋白＋＋＋＋，其蛋白尿的类型可能为

    A. 肾小球性蛋白尿   B. 肾小管性蛋白尿

    C. 溢出性蛋白尿   D. 分泌性蛋白尿

    E. 组织性蛋白尿

14. 患者，男性，23 岁。2 年来反复镜下血尿，偶见红细胞管型。尿蛋白定量 0.8 g/d，血肌酐 97.24 μmol/L，尿素氮 5.4 mmol/L，IgG 14 g/L，IgA 0.6 g/L，IgM 0.3 g/L，抗 O 1：200。为了明确诊断，最有价值的进一步检查是

    A. 腹部 X 线平片   B. 尿查抗酸杆菌

    C. 肾活检   D. 逆行肾盂造影

    E. 中段尿培养

15. 女性，35 岁。反复低热，夜尿多 2 年，三次尿培养均为大肠埃希菌生长，为确诊疾病，首选检查是

    A. 肾小球滤过率   B. 肾 B 超

    C. 腹部平片   D. 静脉肾盂造影

    E. 放射性肾图

【B 型题】

(16 ~ 17 题共用备选答案)

    A. 肾动脉造影   B. 尿 β_2 - 微球蛋白

    C. 内生肌酐清除率   D. 放射性核素邻[131]I 马尿酸钠测定

    E. 放射性核素肾图

16. 反映肾小球滤过功能的是

17. 反映肾血流量的是

(18 ~ 19 题共用备选答案)

    A. 红细胞管型   B. 白细胞管型

    C. 上皮细胞管型   D. 透明管型

    E. 宽而短的管型

18. 急性肾小管坏死，尿中可见

19. 急性肾盂肾炎，尿中可见

(20 ~ 22 题共用备选答案)

    A. 尿红细胞形态正常   B. 尿红细胞形态异常

    C. 尿常规白细胞管型   D. 尿常规上皮细胞管型

    E. 尿常规多数红细胞管型

20. 急性肾盂肾炎，尿中可见

21. 肾小球源性血尿可见

22. 非肾小球源性血尿可见

（孙梅艳）

扫码"学一学"

第六章　泌尿生殖系统疾病常用治疗药物

学习目标

1. **掌握**　利尿药与脱水药的药理作用、临床应用和不良反应。
2. **熟悉**　常用利尿药与脱水药的种类。
3. **了解**　利尿药与脱水药的作用机制。
4. 具有根据适应证选择合适的利尿药与脱水药，避免不良反应的发生的能力。

案例导入

患者，男性，35岁，因"肾病综合征"入院。入院时全身水肿，蛋白尿伴尿少。

问题：

1. 该患者可选择那些药物治疗？
2. 应注意哪些不良反应？

一、利尿药

利尿药（diuretics）是作用于肾脏，增加电解质及水排泄，使尿量增多的药物。临床主要用于治疗各种水肿性疾病，也用于治疗高血压及药物中毒等非水肿性疾病。利尿药通过作用于肾单位的不同部位、不同环节而发挥利尿作用。

（一）利尿药作用的生理学基础

1. 肾小球滤过　由于99%的原尿在肾小管被重吸收，增加肾小球滤过率的药物，其利尿作用极弱，一般不作利尿药用。

2. 肾小管重吸收

（1）近曲小管　原尿中60%～65%的Na^+在此段通过Na^+-H^+交换的方式主动重吸收，同时约60%的水被动重吸收。H^+是在近曲小管细胞内由H_2O和CO_2在碳酸酐酶的作用下结合生成H_2CO_3解离产生的。乙酰唑胺抑制碳酸酐酶，影响H^+的生成，使Na^+-H^+交换减少而抑制Na^+的重吸收，产生弱的利尿作用。

（2）髓袢升支粗段　原尿中20%～30%的Na^+在此段通过$Na^+-K^+-2Cl^-$同向转运体重吸收，此段不伴水的重吸收，管腔液渗透压逐渐降低，即尿液的稀释过程。被重吸收的Na^+和Cl^-使髓质组织间液形成渗透梯度，成为尿液浓缩的主要动力。高效能利尿药抑制该转运体，影响肾的稀释和浓缩功能，产生强大的利尿作用。

（3）远曲小管和集合管　原尿中有5%～10%的Na^+在远曲小管近端通过Na^+-Cl^-同向转运体被重吸收，该段对水的通透性低。中效利尿药抑制该转运体，影响肾的稀释功能，产生中等程度的利尿作用。

远曲小管末端和集合管通过 $Na^+ - K^+$ 和 $Na^+ - H^+$ 交换约重吸收原尿中 5% 的 NaCl，$Na^+ - K^+$ 交换受醛固酮的调节。螺内酯通过拮抗醛固酮而利尿，氨苯蝶啶、阿米洛利通过阻滞 Na^+ 通道产生利尿作用。

（二）常用的利尿药

1. 高效能利尿药 主要作用于髓袢升支粗段，又称袢利尿药，由于利尿作用强，属高效利尿药。

（1）呋塞米（furosemide）

1）体内过程：呋塞米（速尿）口服吸收迅速，约 30 分钟起效，生物利用度约为 50% ~ 70%，1 ~ 2 小时达药峰浓度，维持 6 ~ 8 小时。静脉注射 5 分钟后生效，30 ~ 60 分钟达药峰浓度，维持 2 ~ 3 小时。药物可通过近曲小管分泌，以原形经肾排泄。

2）药理作用：作用于髓袢升支粗段，抑制 $Na^+ - K^+ - 2Cl^-$ 同向转运体，抑制 NaCl 和水的重吸收，影响肾的稀释和浓缩功能，发挥强大的利尿作用。Na^+、K^+、Cl^- 排出的同时也增加 Ca^{2+}、Mg^{2+} 的排泄。

3）临床应用：①急性肺水肿和脑水肿：是治疗急性肺水肿的首选药，静脉注射后能迅速解除急性肺水肿症状，因为呋塞米还扩张血管，减少回心血量，降低外周阻力，从而减轻左心负荷。同时，由于大量排尿，血液浓缩，血浆渗透压升高，有助于消除脑水肿。②其他严重水肿：心、肝、肾等病变引起的各类水肿。因利尿作用强大，一般不宜首选，多用于其他利尿药无效的严重

> **考点提示**
>
> 呋塞米作用于髓袢升支粗段，抑制 $Na^+ - K^+ - 2Cl^-$ 同向转运体的高效利尿药，可用于急、慢性肾衰竭。

水肿患者。③急、慢性肾衰竭：急性肾衰竭的早期，呋塞米强大利尿作用可使肾小管得到冲洗，并可扩张肾血管，增加肾血流量，减少肾小管萎缩、坏死。其他药物无效的慢性肾衰竭，大剂量的呋塞米可增加尿量，保护肾脏。④加速毒物排泄：强大的利尿作用促使毒物排出，主要用于某些经肾排泄的药物中毒的抢救，如巴比妥类、水杨酸类等药物中毒的解救。⑤高钙血症：呋塞米可抑制钙重吸收，增加尿钙排出而降低血钙。

4）不良反应：①水与电解质紊乱：强烈的利尿作用可引起低血容量、低血钾、低血钠、低氯性碱血症及低血压，长期应用还可引起低血镁。其中低血钾症最为常见，主要症状有恶心、呕吐、腹胀、肌无力及心律失常等，故应注意及时补充钾盐，合并留钾利尿药可避免或减少低血钾的发生。长期应用还可引起低血镁，由于 $Na^+ - K^+ - ATP$ 酶的激活需要 Mg^{2+}，当低血 K^+ 与低血 Mg^{2+} 同时存在时，应先纠正低血 Mg^{2+}，否则即使补充 K^+ 也不易纠正低血钾。②耳毒性：表现为眩晕、耳鸣、听力减退或暂时性耳聋。耳毒性主要发生在肾衰竭者使用高剂量利尿药时。应避免与有耳毒性的氨基糖苷类抗生素合用。③高尿酸血症：利尿药和尿酸竞争有机酸分泌途径，使尿酸排出减少。④胃肠道反应：表现为恶心、呕吐、上腹部不适，重者可出现胃肠出血。

（2）布美他尼（bumetanide） 利尿强度为呋塞米的 40 ~ 60 倍，临床上主要作为呋塞米的代用品，用于各种顽固性水肿、急性肺水肿、急性肾衰竭。某些肾性水肿应用呋塞米无效时，布美他尼仍有效。不良反应与呋塞米相似但较少。最常见的是电解质紊乱。耳毒

性小，仅为呋塞米的 1/6。

（3）依他尼酸（etacrynic acid）　依他尼酸又称利尿酸，其利尿作用、临床应用均与呋塞米类似，但排 Na^+ 强度比呋塞米弱，胃肠道反应和耳毒性发生率高，甚至可引起永久性耳聋，因毒性大，现已很少使用。

2. 中效利尿药　噻嗪类利尿药有氢氯噻嗪（hydrochlorothiazide）、氯噻嗪（chlorothiazide）、苄氟噻嗪（bendroflumethiazide）、环戊噻嗪（cyclopenthiazide）。氯噻酮（chlortalidon）无噻嗪环结构，但药理作用与噻嗪类相似。以下介绍氢氯噻嗪。

（1）体内过程　氢氯噻嗪又称双氢克尿噻，其口服吸收好，吸收率 30% ～ 35%，在体内不被代谢，主要以有机酸的形式从肾小管分泌，因而与尿酸的分泌产生竞争，可使尿酸的分泌速率降低。$t_{1/2}$ 为 2.5 小时。

（2）药理作用和临床应用

①利尿作用：作用于远曲小管开始部位，抑制 $Na^+ - Cl^-$ 同向转运体。由于转运至远曲小管的 Na^+ 增加，促进了 $Na^+ - K^+$ 交换，尿中除含较多的 Cl^- 及 Na^+ 外，还含 K^+。长期服用可致低血钾。适用于各种类型水肿的治疗，为轻、中度水肿的首选药。对心性及肾性水肿效果好，肝性水肿慎用，以防低血钾诱发肝昏迷。

②抗利尿作用：噻嗪类利尿药能明显减少尿崩症患者的尿量及口渴症状，可用于肾性尿崩症及加压素无效的垂体性尿崩症。

③降压作用：噻嗪类是基础降压药，用药早期通过排钠利尿、血容量减少而降压，长期用药则通过扩张外周血管而产生降压作用。

（3）不良反应

①电解质紊乱：如低血钾、低血镁、低氯碱血症等，其中低钾血症多见。

考点提示

氢氯噻嗪作用于远曲小管，抑制 $Na^+ - Cl^-$ 同向转运体的中效利尿药，为轻、中度水肿的首选药，可用于心性及肾性水肿。

②高血糖、高脂血症：可抑制胰岛素分泌及葡萄糖的利用而升高血糖，糖尿病患者慎用。增加血清三酰甘油、胆固醇和低密度脂蛋白的含量，高脂血症患者慎用。

③高尿酸血症：引起高尿酸血症，诱发痛风，痛风患者慎用。

④过敏反应：如发热、皮疹、过敏反应。与磺胺类有交叉过敏反应，对磺胺药过敏者禁用本类药物。

3. 低效利尿药

（1）螺内酯（spironolactone）　又称安体舒通，结构与醛固酮相似，作用于远曲小管和集合管，与醛固酮竞争醛固酮受体，抑制 $Na^+ - K^+$ 交换，减少 Na^+ 的重吸收和 K^+ 的分泌，发挥排 Na^+ 留 K^+ 的利尿作用。由于其利尿作用较弱，较少单用，常与噻嗪类利尿药或高效利尿药合用治疗伴有醛固酮升高的顽固性水肿，如肝硬化和肾病综合征水肿。还可用于充血性心力衰竭的治疗。

久用可引起高血钾，尤当肾功能不良时，故肾功能不良者禁用。还有性激素样副作用，可引起男子乳房女性化和性功能障碍，致妇女多毛症等。

（2）氨苯蝶啶及阿米洛利　氨苯蝶啶（triamterene，三氨蝶啶）及阿米洛利（amiloride）药理作用相似，均可作用于远曲小管及集合管，阻滞 Na^+ 通道而减少 Na^+ 的重吸收，发挥排钠潴钾利尿作用。二药作用并非竞争性拮抗醛固酮所致。临床上常与排钾利尿药合用治疗顽固性水肿。二药长期服用均可引起高血钾症。肾功能不良者、糖尿病患者、老人较易发生。其中氨苯蝶啶还抑制二氢叶酸还原酶，引起叶酸代谢障碍，肝硬化患者服用此药可发生巨幼细胞贫血，偶可引起高敏反应及形成肾结石。

二、脱水药

脱水药（dehydrant agents）又称渗透性利尿药（osmotic diuretics），是指能迅速提高血浆和肾小管腔液渗透压，使组织水分向血浆转移而使组织脱水，并产生渗透性利尿作用的药物。此类药物在体内多不代谢，静脉注射后不易通过毛细血管进入组织，易经肾小球滤过，不易被肾小管重吸收，使肾小管内液的渗透压增高，产生渗透性利尿作用。

（一）甘露醇

甘露醇（mannitol）不被肠道吸收，必须静脉给药，临床用其20%的高渗溶液。

1. 药理作用和临床应用

（1）脱水作用　静脉注射后，能迅速提高血浆渗透压，降低颅内压、眼内压。对多种原因引起的脑水肿（如脑瘤、颅脑外伤外缺氧等）是首选药。甘露醇也降低眼内压，短期用于急性青光眼，或术前使用以降低眼内压。

（2）利尿作用　静脉注射高渗甘露醇后，约10分钟起效，迅速增加尿量及排出 Na^+、K^+。2~3小时利尿作用达高峰。急性肾衰竭早期应用，通过增加肾血流量和肾小球滤过率，提高肾小管腔内渗透压，脱水作用减轻肾实质水肿，维持足够的尿量，且使肾小管内有害物质稀释，从而保护肾小管，使其免于坏死。

2. 不良反应　注射过快时可引起一过性头痛、眩晕、视物模糊、心悸等。禁用于慢性心功能不全者，因可增加循环血量而加重心脏负荷。活动性颅内出血者，一般不用。

（二）山梨醇

山梨醇（sorbitol）作用与临床应用同甘露醇，但其水溶性较高，一般可制成25%的高渗液使用，进入体内后可在肝内部分转化为果糖，故作用较弱。

（三）高渗葡萄糖

50%的高渗葡萄糖（hypertonic glucose）也有脱水和渗透性利尿作用，因易被代谢，并有部分葡萄糖从血管弥散到组织中，故作用不持久。停药后，可出现颅内压回升而引起反跳，临床上常与甘露醇或山梨醇合用，治疗脑水肿。

三、5α-还原酶抑制剂

5α-还原酶抑制剂是一类通过抑制5α-还原酶的活性，减少二氢睾酮生成，是治疗雄激素依赖性疾病的有效手段，也是良性前列腺增生症（BHP）非手术治疗的主要药物。临床主要用于治疗良性前列腺增生症、痤疮、男性秃发、女性多毛等病症。目前已开发的5α-还原酶抑制剂包括甾体和非甾体两类，临床常用的代表药物有非那雄胺、依立雄胺等。

非那雄胺（finasteride）又名非那司提，为睾酮5α-还原酶抑制剂，是人工合成的4-氮甾体激素化合物。口服吸收良好，生物利用度80%，口服给药后约2小时血浆药物浓度达峰值，多次用药有蓄积作用，分布于全身，前列腺和皮肤浓度高，可透过血－脑屏障。经肝代谢灭活后，39%的药物以代谢物的形式经肾脏排泄，57%随粪便排出体外。

（一）药理作用和临床应用

1. 抑制前列腺增生　非那雄胺是4－氮甾体激素化合物，为特异性Ⅱ型5α－还原酶抑制剂，抑制外周睾酮转化为二氢睾酮，降低血液和前列腺、皮肤等组织中二氢睾酮水平。前列腺的生长发育和良性增生依赖于二氢睾酮，非那雄胺通过降低血液和前列腺组织中的二氢睾酮水平从而抑制前列腺增生、改善良性前列腺增生的相关临床症状。

2. 促进毛发生长　非那雄胺可特异性的抑制Ⅱ型睾酮5α－还原酶，阻断睾酮转化为二氢睾酮，降低血清和头皮毛囊中二氢睾酮浓度，此药是目前治疗雄激素型脱发的首选药。起效较慢，一般在连续用药4个月后才显效，停药后易复发。

3. 其他　非那雄胺的抗雄激素作用可抑制皮脂分泌，临床多用于治疗痤疮，也可用于女性多毛症的治疗。

（二）不良反应

常见的不良反应是对性功能的影响，如性欲减退、勃起功能障碍、射精量减少等，60%以上的患者继续用药后反应可自行消失，其余患者停药后可逐渐恢复正常。少数患者还有乳房触痛或肿大、过敏反应、睾丸疼痛、肝功能异常、情绪紊乱等症状出现。儿童、孕妇和育龄期妇女禁用。

本章小结

1. 三类利尿药的作用机制：高——髓袢升支粗段；中——远曲小管近端；低——对抗醛固酮、直接抑制远曲小管集合管钠交换；其适应证：心源性水肿——氢氯噻嗪；急性肺水肿——呋塞米；醛固酮水肿——螺内酯；脑水肿——甘露醇。

2. 氢氯噻嗪对水盐代谢的影响："五低三高"即低钾血症，低镁血症，低血容量，低钠血症，低氯性碱中毒，高尿酸血症，高血糖，高脂血症。

3. 甘露醇具有脱水和利尿作用，是降低颅内压的首选药，主要用于脑水肿、预防急性肾衰竭等。

目标检测

扫码"练一练"

一、单项选择题

1. 呋塞米的利尿作用部位是
   A. 近曲小管　　　　　　　　　　　　　B. 髓袢降支粗段髓质部和皮质部
   C. 髓袢升支粗段髓质部和皮质部　　　　D. 远曲小管
   E. 集合小管

2. 呋塞米的利尿作用机制是
   A. 抑制 $K^+ - Na^+ - 2Cl^-$ 共同转运系统　　　B. 抑制 $Na^+ - Cl^-$ 转运系统

C. 抑制碳酸酐酶的活性

D. 抑制远曲小管对 Na^+ 的吸收

E. 拮抗醛固酮受体

3. 关于呋塞米的药代动力学下列叙述正确的是

 A. 口服 30 分钟起效，静脉推注 5 分钟起效

 B. 维持 1～2 小时

 C. 主要在肝脏内代谢灭活

 D. $t_{1/2}$ 为 3 小时

 E. 存在肝肠循环

4. 呋塞米的不良反应不包括

 A. 低钾血症

 B. 高镁血症

 C. 高尿酸血症

 D. 低氯性碱血症

 E. 耳毒性

5. 关于布美他尼的说法，以下不正确的是

 A. 速效

 B. 中效

 C. 短效

 D. 低毒

 E. 可治疗急性肺水肿

6. 中效利尿药药理作用不包括

 A. 利尿作用

 B. 降压作用

 C. 抗利尿作用

 D. 拮抗醛固酮作用

 E. 轻度抑制碳酸酐酶的作用

7. 氢氯噻嗪的不良反应不包括

 A. 低钾血症

 B. 高尿钙

 C. 高尿酸血症

 D. 高血糖

 E. 高血脂

8. 关于螺内酯的叙述，下列不正确的是

 A. 利尿作用弱而持久

 B. 起效慢

 C. 久用可引起高血钾

 D. 对切除肾上腺者有效

 E. 可以治疗肝性水肿

9. 氨苯喋啶的利尿作用机制是

 A. 抑制 $K^+ - Na^+ - 2Cl^-$ 共同转运系统

 B. 抑制 $Na^+ - Cl^-$ 转运系统

 C. 拮抗醛固酮

 D. 抑制碳酸酐酶

 E. 抑制远曲小管及集合管对 NaCl 的重吸收

10. 治疗继发性醛固酮增多症的首选药物是

 A. 呋塞米

 B. 氢氯噻嗪

 C. 氨苯喋啶

 D. 螺内酯

 E. 甘露醇

11. 使血钾升高的利尿药是

 A. 氯噻酮

 B. 氢氯噻嗪

 C. 呋塞米

 D. 布美他尼

 E. 氨苯喋啶

12. 以下关于呋塞米的适应证不符的是

A. 低血钾症   B. 急性肺水肿

C. 充血性心力衰竭   D. 肝肾性水肿

E. 肾衰竭

13. 噻嗪类利尿药的作用部位是

  A. 近曲小管   B. 髓袢升支髓质部

  C. 髓袢升支皮质部及远曲小管近端   D. 远曲小管

  E. 远曲小管和集合管

14. 噻嗪类利尿药的作用不包括

  A. 抑制碳酸酐酶   B. 降低血压

  C. 利尿作用不受肾小球滤过作用的影响   D. 升高血浆尿酸浓度

  E. 能升高血糖

15. 下列关于甘露醇的叙述不正确的是

  A. 临床须静脉给药   B. 体内不被代谢

  C. 不易通过毛细血管   D. 提高血浆渗透压

  E. 易被肾小管重吸收

16. 治疗脑水肿最宜选用

  A. 氢氯噻嗪   B. 呋塞米

  C. 乙酰唑胺   D. 氨苯蝶啶

  E. 甘露醇

17. 渗透性利尿药不具备的特点

  A. 易经肾小球滤过   B. 不易被肾小管再吸收

  C. 在体内不被代谢   D. 在组织中降解

  E. 不易从血管渗入组织

(18～21 题共用选项)

  A. 乙酰唑胺   B. 氢氯噻嗪

  C. 氨苯蝶啶   D. 螺内酯

  E. 布美他尼

18. 顽固性水肿选用

19. 轻度尿崩症选用

20. 轻度高血压病选用

21. 醛固酮增多性水肿选用

二、思考题

1. 常用利尿药的分类、主要作用部位及作用机制?

2. 甘露醇的药理作用、机制及临床应用?

(胡清伟)

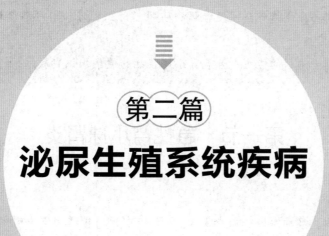

第二篇

泌尿生殖系统疾病

第七章　原发性肾小球疾病

第一节　急性肾小球肾炎

扫码"学一学"

案例导入

男性，8岁，颜面水肿、尿少3天。3天前在无明显诱因下出现颜面水肿，尿量较前减少，无畏寒、发热，无恶心、呕吐，无昏迷、抽搐，无腹痛、腹泻，无尿频、尿痛，于当地医院诊治未明，遂来我院。查体：T 36.7℃，P 90 次/分，R 22 次/分，体重 50 kg，血压 145/92 mmHg。急性病容，神清，眼睑、颜面水肿。咽充血，两侧扁桃体Ⅰ度肿大。两肺呼吸音粗，未闻及干、湿性啰音。心律齐，未闻及杂音。腹平、软，肝脾肋下未触及，无移动性浊音，肠鸣音正常。双下肢稍浮肿，神经系统检查阴性。

血常规：WBC 14.7×10^9/L，L 13.7%，N 86.3%，RBC 4.67×10^{12}/L，Hb 127 g/L，PLT 189×10^9/L。尿素氮 8.0 mmol/L；ALP 272 U/L；电解质、血脂检查未见异常。ESR 32 mm/h；尿常规：PRO + + +，BLO + + +，红细胞 1～3 个/HP。泌尿系统、腹部 B 超检查未见异常。

问题：

1. 诊断及诊断依据是什么？

2. 治疗原则是什么？

一、临床表现和实验室检查

急性肾小球肾炎（acute glomerulonephritis，AGN）简称急性肾炎，多见于儿童，男性多于女性。常于链球菌感染呼吸道或皮肤后发生，一般在前驱感染后1～3周（平均10天左右）起病，潜伏期相当于致病抗原初次免疫后诱导机体产生免疫复合物所需的时间，少数由其他细菌、病毒及寄生虫感染引起。多数患者急性起病，常伴有疲乏无力、厌食、恶心呕吐、头昏、头痛、视物模糊及腰痛等。病情轻重不一，轻者呈亚临床型，仅有尿常规及血清 C3 异常；典型者呈急性肾炎综合征表现，有突发的血尿、蛋白尿、少尿、高血压及肾功能减退等，重症者可发生急性肾衰竭。大多患者预后良好，常可在数月内临床痊愈。本病典型者具有以下表现。

（一）尿异常

几乎全部患者均有肾小球源性血尿，约30%患者可有肉眼血尿，尿呈洗肉水样或棕褐色酱油样（尿酸性时），常为起病首发症状。肉眼血尿可持续数天至 1～2 周，或转为镜下血尿，多数在 6 个月内消失，少数持续 1～3 年。可伴有轻、中度蛋白尿，少数患者（<20%）可呈肾病综合征范围的大量蛋白尿。尿沉渣除红细胞外，早期尚可见白细胞和上皮细胞稍增多，并可有颗粒管型和红细胞管型等。

> **知识链接**
>
> #### 血尿
>
> 尿液镜检 RBC >3 个/HP 称为镜下血尿，尿中含血量 >1 ml/L 可呈肉眼血尿。

（二）水肿

80%以上患者均有水肿，常为起病的初发表现和患者就诊原因，典型表现为晨起眼睑水肿或伴有下肢轻度可凹性水肿，少数严重者可波及全身。

（三）高血压

约80%患者出现一过性轻、中度高血压，常与其钠水潴留、血容量增加有关，起病1～2 周后随尿量增多血压可逐渐恢复正常。少数患者可出现伴有视网膜出血、渗出、视盘水肿等严重高血压，甚至高血压脑病。

（四）肾功能异常

患者起病早期可因肾小球滤过率下降、钠水潴留而尿量减少，尿量常在 400～700 ml/d，少数患者甚至少尿。肾功能可一过性受损，表现为轻度氮质血症。多于 1～2 周后尿量渐增，肾功能于利尿后数日可逐渐恢复正常。仅有极少数患者可表现为急性肾衰竭，易与急进性肾炎相混淆。

（五）充血性心力衰竭

常发生在急性肾炎综合征期，钠水严重潴留和高血压为重要的诱发因素。患者可有颈静脉怒张、奔马律和肺水肿症状，常需紧急处理。老年患者发生率较高，可达40%，儿童患者不足5%。

（六）免疫学检查异常

起病初期血清 C3 及总补体下降，8 周内渐恢复正常，对诊断本病意义很大。患者血清抗链球菌溶血素"O"滴度可升高，提示近期内曾有过链球菌感染。另外，部分患者起病早期循环免疫复合物及血清冷球蛋白可呈阳性。

二、诊断和鉴别诊断

考点提示

血尿常为首发症状，是诊断本病的关键要素。

链球菌感染后 1~3 周出现血尿、蛋白尿、水肿和高血压，甚至少尿及一过性氮质血症等急性肾炎综合征表现，伴血清 C3 下降，病情于发病 8 周内逐渐减轻到完全恢复正常者，即可临床诊断为急性肾炎。若肾小球滤过率进行性下降或病情于 2 个月后尚未见全面好转者应及时做肾活检，以明确诊断。

（一）以急性肾炎综合征起病的肾小球疾病

1. 其他病原体感染后急性肾炎　许多细菌、病毒及寄生虫感染均可引起急性肾炎。目前较常见于多种病毒，如水痘－带状疱疹病毒、EB 病毒、流感病毒等，感染极期或感染后 3~5 天发病，病毒感染后急性肾炎多数临床表现较轻，常不伴血清补体降低，少有水肿和高血压，肾功能一般正常，临床过程自限。

2. 系膜毛细血管性肾小球肾炎　临床上除表现急性肾炎综合征外，经常伴肾病综合征，病变持续无自愈倾向。50%~70% 患者有持续性低补体，8 周内不回复。

3. 系膜增生性肾小球肾炎　IgA 肾病及非 IgA 系膜增生性肾小球肾炎部分患者有前驱感染可呈现急性肾炎综合征，患者血清 C3 一般正常，病情无自愈倾向。IgA 肾病患者疾病潜伏期短，可在感染后数小时至数日内出现肉眼血尿，血尿可反复发作，部分患者血清 IgA 升高。

（二）急进性肾小球肾炎

起病过程与急性肾炎相似，但除急性肾炎综合征外，多早期出现少尿、无尿，肾功能急剧恶化为特征。其肾活检可见大部分肾小球囊形成新月体，此与重症急性肾炎也呈现急性肾衰竭者相鉴别。

（三）系统性疾病肾脏受累

系统性红斑狼疮肾炎及过敏性紫癜肾炎等可呈现急性肾炎综合征；此外，细菌性心内膜炎肾损害、原发性冷球蛋白血症肾损害、血管炎肾损害等也可表现为低补体血症和（或）急性肾炎综合征，可根据其他系统受累的典型临床表现和实验室检查以资鉴别。当临床诊断困难时，急性肾炎综合征患者需考虑行肾活检以明确诊断、指导治疗。

> **知识链接**
>
> **急性肾炎肾活检的指征**
>
> ①少尿 1 周以上或进行性尿量减少伴肾功能恶化者；②病程超过 2 个月而无好转趋势者；③急性肾炎综合征伴肾病综合征者。

三、病因与发病机制

本病常因 β－溶血性链球菌"致肾炎菌株"（常见为 A 组 12 型等）感染所诱发的免疫

反应所致，见于上呼吸道感染（多为扁桃体炎）、猩红热、皮肤感染（多为脓疱疮）等链球菌感染后。感染的严重程度与急性肾炎的发生和病变轻重并不完全一致。目前认为链球菌导致免疫反应后形成循环或原位免疫复合物而致病，肾小球内的免疫复合物激活补体，导致肾小球内皮及系膜细胞增生，毛细血管腔狭窄，肾小球滤过率下降，尿量减少，钠水潴留，出现氮质血症。并可吸引中性粒细胞单核细胞浸润，导致肾脏病变。

四、病理

肾脏体积可较正常增大，病变主要累及肾小球。病变类型为毛细血管内增生性肾小球肾炎。光镜下通常以内皮细胞及系膜细胞增生为主要表现的弥漫性肾小球病变，急性期可伴有中性粒细胞和单核细胞浸润。电镜检查可见肾小球上皮细胞下有驼峰状电子致密物沉积。免疫病理检查可见 IgG 及 C3 呈粗颗粒状沿毛细血管壁和（或）系膜区沉积，呈现"花瓣"或"满天星"改变。病变严重时，增生和浸润的细胞可压迫毛细血管襻使管腔狭窄或闭塞。肾小管病变多不明显，但肾间质可有水肿及炎性细胞浸润。

五、处理措施

本病为自限性疾病，治疗以休息、改善肾功能和对症治疗为主。治疗原则是清除链球菌感染灶，防治钠水潴留引起的水肿、高血压和心力衰竭，急性肾衰竭者应予透析疗法。本病不宜应用糖皮质激素及细胞毒药物。

（一）一般治疗

急性期应卧床休息，待肉眼血尿消失、水肿消退及血压恢复正常后逐步增加活动量。急性期应予低盐（每日 3g 以下）饮食。肾功能正常者不需限制蛋白质入量，但氮质血症时应限制蛋白质摄入（每天 0.5 g/kg），并以优质动物蛋白为主。明显少尿者应限制液体入量。

（二）治疗感染灶

以往主张病初注射青霉素 10~14 天，过敏者可用大环内酯类抗生素，但其必要性现有争议。若病情迁延或反复与扁桃体炎有关，待病情稳定后，尿蛋白少于 +，尿沉渣红细胞少于 10 个/HP，且扁桃体无急性炎症可考虑做扁桃体摘除，术前、术后 2 周需注射青霉素。

（三）对症治疗

包括利尿消肿、降血压，预防心脑合并症的发生。

1. 利尿 经水、盐限制水肿仍明显者，可给予噻嗪类利尿药，如双氢氯噻嗪；水肿严重者可用襻利尿剂（如呋塞米），一般不用保钾性利尿剂和渗透性利尿剂。

2. 降血压 休息、低盐和利尿后高血压控制仍不满意时，可加用降压药物。可选用 β - 受体阻滞剂如阿替洛尔或钙拮抗剂如氨氯地平。无少尿和血钾不高者可使用血管紧张素转化酶抑制剂，如卡托普利，若发生高血压脑病，除应用快速降压药硝普钠外，必要时镇静止惊及脱水等治疗。

3. 控制心力衰竭 利尿和降压对心衰均有治疗作用，心衰严重者可用降低心脏负荷的药物（如硝普钠、酚妥拉明），疗效差时可用毛花苷 C。

4. 急性肾衰竭 急性期可发生暂时性少尿和氮质血症，大多数经对症处理后较快恢复。

少数发生急性肾衰竭而有透析指征时，应及时给予透析治疗以帮助患者渡过急性期。

六、预后

绝大多数患者预后良好，于 1~4 周内出现利尿、消肿、降压，尿检验也常随之好转。血清 C3 在 8 周内恢复正常，病理检查亦大部分恢复正常或仅遗留系膜细胞增生。但少量镜下血尿及微量尿蛋白有时可迁延半年至一年才消失。仅有不足 1% 的患者可因急性肾衰竭救治不当而死亡，且多为高龄患者。

七、健康教育

首先要告之急性肾炎是完全可以治愈的，让患者充分配合医务人员进行治疗。急性期需要卧床休息，高维生素和低盐饮食；水肿消退、血压正常后才可适当活动。平时注意增强机体抵抗力，积极预防链球菌感染，保持皮肤清洁，预防化脓性皮肤病，预防呼吸道感染或猩红热等；对反复发生扁桃体炎、咽炎要尽早予以足量抗生素治疗，病情严重者，可行扁桃体摘除术。对急性肾炎患者，务求一次治愈，以防迁延转为慢性肾炎。

第二节　慢性肾小球肾炎

👉案例导入

女性，32 岁，发现乏力、颜面水肿 2 年，加重 3 天入院。患者 2 年前无明显诱因下出现颜面及双下肢水肿，以晨起明显，伴尿少、乏力、食欲不振，未予重视。3 天前因上呼吸道感染使症状加重，伴头昏、头痛、视物模糊。遂来我院就诊，门诊尿检发现红细胞 20~40 个/HP，无红细胞管型。尿蛋白定性 ++，24 小时尿蛋白为 1.3g，尿培养阴性。无发热、咳嗽，无尿频、尿急、发热、皮疹、关节痛、出血倾向、咯血，近期咽痛。既往无高血压病史。查体：T 36.9℃，P 80 次/分，R 18 次/分，BP 160/100 mmHg。一般情况可，神清，双眼睑、颜面水肿。咽充血，两侧扁桃体（-）。两肺未闻及干、湿啰音。心律齐，未闻及杂音。腹平、软，肝脾肋下未触及，无移动性浊音，肠鸣音正常。双肾区无叩击痛，双下肢轻度凹陷性水肿，神经系统检查阴性。

血常规：WBC 8×10^9/L，L 24%，N 76%，RBC 4.67×10^{12}/L，Hb 112 g/L，PLT 240×10^9/L；肾功能：尿素氮 8.9 mmol/L；肝功能：ALP 272U/L；电解质、血脂检查未见异常。ESR 32 mm/h；尿常规：PRO ++，红细胞 10~20 个/HP，无红细胞管型。泌尿系统、腹部 B 超检查未见异常。

问题：

1. 诊断及诊断依据是什么？

2. 治疗原则是什么？

一、临床表现和实验室检查

慢性肾小球肾炎（chronic glomerulonephritis）简称慢性肾炎，多发生于青中年，男性多见。多数起病隐匿，病程常超过1年，临床表现多样，蛋白尿、血尿、高血压、水肿为其基本临床表现，可有不同程度肾功能减退，具有肾功能恶化倾向和最终可发展为尿毒症，多数预后差。

（一）水肿

水肿程度不一，以眼睑水肿出现最早，缓解期可完全消失，一般不严重。

（二）高血压

部分患者以高血压为首发或突出表现，血压常在160～180/90～110 mmHg，眼底检查可有视网膜动脉细窄、迂曲、反光增强、动静脉交叉压迹和絮状渗出，若血压（特别是舒张压）持续性中等以上程度升高，患者可发生眼底出血，甚至视盘水肿，如血压控制不好，肾功能恶化较快，预后较差。

（三）肾功能不全

早期表现为肾小球滤过率下降，肾功能正常或轻度受损，肌酐清除率下降或轻度氮质血症，这种情况可持续数年，甚至数十年。多数慢性肾炎患者肾功能呈慢性渐进性损害，肾功能将逐渐恶化并出现相应的临床表现如贫血、血压增高等，最终发展为尿毒症。部分患者可因感染、创伤、劳累或应用肾毒药物致肾功能急骤恶化。

（四）全身症状

表现为头昏、乏力、疲倦、腰部疼痛、食欲不振、精神差以及失眠健忘等，部分患者以厌食、恶心、呕吐为首发表现。与高血压、贫血及某些代谢紊乱有关。

（五）尿检查异常

实验室检查多为轻度尿异常，尿蛋白常在1～3 g/d，偶有大量蛋白尿，多伴有不同程度的血尿，尿沉渣镜检红细胞可增多，可见管型。尿比重多在1.020以下。

二、诊断和鉴别诊断

凡尿检验异常（蛋白尿、血尿、管型尿）、水肿及高血压病史达一年以上，除外继发性肾小球肾炎及遗传性肾小球肾炎，无论有无肾功能损害，临床上可诊断为慢性肾炎。慢性肾炎临床表现呈多样性，个体间差异较大，故要特别注意因某一表现突出，而易造成误诊，需与下列疾病鉴别。

（一）继发性肾小球疾病

如狼疮肾炎、过敏性紫癜肾炎、糖尿病肾病等，依据相应的系统表现及特异性实验室检查，一般不难鉴别。

（二）Alport 综合征

常起病于青少年（多在10岁之前），患者有眼（球型晶状体等）、耳（神经性耳聋）、肾（血尿，轻、中度蛋白尿及进行性肾功能损害）异常，并有阳性家族史（多为性连锁显性遗传）。

（三）其他原发性肾小球病

1. 无症状性血尿和/或蛋白尿 表现为血尿和（或）蛋白尿，无水肿、高血压和肾功能减退。

2. 感染后急性肾炎 有前驱感染并以急性发作慢性肾炎需与此病相鉴别。二者的潜伏期不同，血清 C3 的动态变化有助鉴别；此外，疾病的转归不同，慢性肾炎无自愈倾向，呈慢性进展。

（四）原发性高血压肾损害

呈血压明显增高的慢性肾炎需与原发性高血压继发肾损害，即良性小动脉性肾硬化症鉴别，后者先有较长期高血压，其后再出现肾损害，临床上肾小管功能损伤如尿浓缩功能减退、夜尿增多常较肾小球功能损伤早，早期不出现低蛋白血症和贫血，尿改变轻微（微量至轻度蛋白尿，可有镜下血尿及管型），常有高血压的其他靶器官（心、脑）并发症。

（五）慢性肾盂肾炎

多有反复发作的尿路感染史，尿沉渣中白细胞增多，尿细菌学检查阳性，并有静脉肾盂造影可见肾盂肾盏变形，B 超显示双肾呈不对称缩小，且表面凹凸不平。

三、病因和发病机制

多数慢性肾炎病因不明确，仅有少数慢性肾炎是由急性肾炎发展所致，大部分慢性肾炎的发病机制是免疫介导炎症。另外，健存的肾单位长期代偿处于血流高灌注、高滤过和高跨膜压的"三高"状态，久之导致健存肾小球硬化。

四、病理

慢性肾炎可由多种病理类型引起，常见类型有系膜增生性肾小球肾炎（包括 IgA 和非 IgA 系膜增生性肾小球肾炎）、系膜毛细血管性肾小球肾炎、膜性肾病及局灶节段性肾小球硬化等，其中少数非 IgA 系膜增生性肾小球肾炎可由毛细血管内增生性肾小球肾炎（临床上急性肾炎）转化而来。病变进展至晚期肾脏体积缩小、肾皮质变薄，肾小管萎缩、肾间质纤维化，病理类型均可转化为硬化性肾小球肾炎。

五、处理措施

慢性肾炎的治疗应以防止或延缓肾功能进行性恶化、改善或缓解临床症状及防治严重合并症为主要目的，而不以消除尿红细胞或轻微尿蛋白为目标。可采用下列综合治疗措施。

> **考点提示**
> 慢性肾小球肾炎治疗的主要目的是延缓肾功能减退。

（一）积极控制高血压和减少尿蛋白

高血压和尿蛋白是加速肾小球硬化、促进肾功能恶化的重要因素，积极控制高血压和减少尿蛋白是两个重要的环节。高血压的治疗目标：力争把血压控制在理想水平（＜130/80 mmHg），尿蛋白的治疗目标则为争取减少至低于 1 g/d。

慢性肾炎常有钠水潴留引起容量依赖性高血压，故高血压患者应限盐（NaCl＜6 g/d）和选用噻嗪类利尿剂（如氢氯噻嗪）。内生肌酐清除率（Ccr）＜30 ml/min时，噻嗪类无效应改用袢利尿剂，但一般不宜过多、长久使用。血管紧张素转化酶抑制剂（ACEI）或血管紧张素Ⅱ受体拮抗剂（ARB）为治疗慢性肾炎高血压和（或）减少尿蛋白的首选药物。通常要达到减少尿蛋白的目的，应用剂量常需高于常规的降压剂量。肾功能不全患者应用ACEI或ARB要防止高血钾，血肌酐大于264 μmol/L（3 mg/dl）时务必在严密观察下谨慎使用，少数患者应用ACEI有持续性干咳的不良反应。掌握好适应证和应用方法，监测血肌酐、血钾，防止严重不良反应尤为重要。

知识链接

多年研究证实，ACEI或ARB除具有降低血压作用外，还有减少尿蛋白和延缓肾功能恶化的肾脏保护作用。后两种作用除通过对肾小球血流动力学的特殊调节作用（扩张入球和出球小动脉，但对出球小动脉扩张作用强于入球小动脉），降低肾小球内高压力、高灌注和高滤过外，并能通过非血流动力学作用（抑制细胞因子、减少尿蛋白和细胞外基质的蓄积）起到减缓肾小球硬化的发展和肾脏保护作用。

（二）限制食物中蛋白及磷入量

肾功能不全氮质血症患者应限制蛋白及磷的入量，采用优质低蛋白饮食［＜0.6 g/（kg·d），如牛奶、鸡蛋、瘦肉等］或加用必需氨基酸。

（三）糖皮质激素和细胞毒药物

鉴于慢性肾炎为一临床综合征，其病因、病理类型及其程度、临床表现和肾功能等变异较大，故一般不主张应用，但若患者肾功能正常或仅轻度受损，肾脏体积正常，病理类型较轻（如轻度系膜增生性肾炎、早期膜性肾病等），且尿蛋白较多，无禁忌者可试用，无效者逐步撤去。

（四）避免加重肾脏损害的因素

感染、劳累、妊娠及肾毒性药物（如氨基糖苷类抗生素、含马兜铃酸中药等）均可能损伤肾脏，导致肾功能恶化，应予以避免。

六、预后

慢性肾炎病情迁延，病变均为缓慢进展，最终将至慢性肾衰竭。病变进展速度个体差异很大，病理类型为重要因素，但也与是否重视保护肾脏、治疗是否恰当及是否避免恶化因素有关。

七、健康教育

慢性肾炎患者病程较长，心理负担重，因此要疏导患者心理，解答患者疑问，让其对肾炎知识有一定的了解，更好地配合医务工作者的治疗。慢性肾炎急性发作期时要卧床休息，水肿高血压者低盐饮食，对有氮质血症者限制蛋白质的摄入量并给予优质蛋白。平时注意适当运动，增强机体防御能力，预防各种感染。禁止使用一切对肾脏有毒性的药物。

扫码"学一学"

第三节 肾病综合征

👉**案例导入**

患者男性，40 岁。因"感冒"后一周出现全身水肿、腰痛来诊，伴尿少，尿常规及血浆蛋白结果如下：尿常规 PRO ＋＋＋，RBC 3～5 个/HP，WBC 3～5 个/HP，24 小时尿蛋白定量 5g，血浆白蛋白（ALB）22.6 g/L（正常值为 35～50 g/L）。

查体：T 36.5℃，P 86 次/分，R 20 次/分，体重 50 kg，BP 120/75 mmHg。神清，精神差，全身水肿。咽充血。两肺呼吸音粗，未闻及干、湿啰音。心律齐，未闻及杂音。腹平、软，肝脾肋下未触及，无移动性浊音，肠鸣音正常。双下肢稍水肿，神经系统检查阴性。辅查：总胆固醇 11.1 mmol/L，三酰甘油 7.2 mmol/L。

问题：

1. 诊断及诊断依据是什么？
2. 治疗原则是什么？

肾病综合征（nephrotic syndrome）以大量蛋白尿、低蛋白血症、（高度）水肿和高脂血症为最基本的特征，以及其他代谢紊乱为特征的一组临床症候群。常因呼吸道感染、受凉或劳累起病，病情急患不一，部分隐匿起病。

一、临床表现与实验室检查

（一）大量蛋白尿

最主要的临床表现，成人尿蛋白排出量 >3.5g/d，儿童 24 小时尿蛋白定量≥50 mg/kg 为大量蛋白尿。肾小球滤过膜具有分子屏障及电荷屏障，若这些屏障受损致使原尿中蛋白含量增多，当其增多明显超过近曲小管回吸收量时，形成大量蛋白尿。在此基础上，凡增加肾小球内压力及导致高灌注、高滤过的因素（如高血压、高蛋白饮食或大量输注血浆蛋白）均可加重尿蛋白的排出。

（二）低蛋白血症

即血浆白蛋白降至 <30 g/L。由于大量白蛋白从尿中丢失，促进白蛋白肝脏代偿性合成和肾小管分解的增加。当肝脏白蛋白合成增加不足以克服丢失和分解时，

考点提示

大量蛋白尿是肾病综合征的最基本的病理生理机制。

则出现低白蛋白血症。此外，肾病综合征患者因胃肠道黏膜水肿导致饮食减退、蛋白质摄入不足、吸收不良或丢失，也是加重低白蛋白血症的原因。

除血浆白蛋白减少外，血浆的某些免疫球蛋白（如 IgG）和补体成分、抗凝及纤溶因子、金属结合蛋白及内分泌素结合蛋白也可减少，尤其是肾小球病理损伤严重，大量蛋白尿和非选择性蛋白尿时更为显著。因而患者易产生感染、高凝、微量元素缺乏、内分泌紊乱和免疫功能低下等并发症。

（三）水肿

为最突出的临床表现，常呈全身性，以身体下垂部位明显（体位性水肿），水肿皮肤指压凹陷性强，严重者常合并胸腔、腹腔甚至心包腔积液，常伴有少尿。持续少尿则可发生高血容量性心力衰竭，出现胸闷、气急、呼吸困难，且不能平卧。症状可随利尿消肿后缓解。少数有轻或中度高血压，部分可能出现血尿、肾功能不全及贫血等表现。低白蛋白血症、血浆胶体渗透压下降，使水分从血管腔内进入组织间隙，是肾病综合征造成水肿的基本原因。另外，某些原发于肾内钠、水潴留因素在肾病综合征水肿发生机制中起一定作用。

（四）高脂血症

高胆固醇和（或）高三酰甘油血症，血清中 LDL、VLDL 和脂蛋白（α）浓度增加，常与低蛋白血症并存。其原因目前尚未完全阐明。其发生机制与肝脏合成脂蛋白增加和脂蛋白分解减弱相关。

二、诊断和鉴别诊断

诊断包括三个方面：①明确是否为肾病综合征：凡具备大量蛋白尿、低蛋白血症、水肿和高脂血症均可诊断为肾病综合征，其中前两项为必备条件；②确认病因：首先排外继发性和遗传性疾病，才能确诊为原发性肾病综合征；最好能进行肾活检，做出病理诊断；③判断有无并发症。

需与下列常见的继发性肾病综合征进行鉴别。

（一）过敏性紫癜肾炎

好发于青少年，有典型的皮肤紫癜，可伴关节痛、腹痛及黑粪，多在皮疹出现后 1~4 周出现血尿和（或）蛋白尿，典型皮疹有助于鉴别诊断。

（二）系统性红斑狼疮肾炎

好发于青少年和中年女性，常有发热、蝶形红斑及光过敏、口腔黏膜溃疡和多发性浆膜炎等表现，依据多系统受损的临床表现和免疫学检查可检出多种自身抗体如血清抗核抗体、抗双链 DNA 抗体、抗 SM 抗体，可明确诊断。

（三）乙型肝炎病毒相关性肾炎

多见于儿童及青少年，临床主要表现为蛋白尿或肾病综合征，常见病理类型为膜性肾病。我国为乙型肝炎高发区，依据以下三点进行诊断：①血清乙肝肝炎病毒抗原阳性；②有肾小球肾炎临床表现，并可排除继发性肾小球肾炎；③肾活检切片找到乙型肝炎病毒抗原。

（四）糖尿病肾病

好发于中老年，肾病综合征常见于病程 10 年以上的糖尿病患者。早期可发生尿微量白蛋白排出增加，以后逐渐发展成大量蛋白尿、甚至肾病综合征的表现。糖尿病病史及特征性眼底改变有助于鉴别诊断。

（五）肾淀粉样变性

好发于中老年，肾淀粉样变性是全身多器官受累的一部分。原发性淀粉样变性病因不清，主要累及心、肾、消化道（包括舌）、皮肤和神经；继发性淀粉样变性常继发于慢性化脓性感染、结核、恶性肿瘤等疾病，主要累及肾脏、肝和脾等器官。肾受累时体积增大，常呈肾病综合征，常需肾活检确诊。

（六）骨髓瘤性肾病

好发于中老年男性，患者除肾病综合征表现外，还有多发性骨髓瘤的特征性临床表现，如骨痛、血清单株球蛋白增高、蛋白电泳 M 带及尿本周蛋白阳性，骨髓象显示浆细胞异常增生，占有核细胞的 15% 以上，并伴有质的改变。

三、病因

分为原发性、继发性和遗传性三大类，可有多种不同病理类型的肾小球疾病所引起（表 7-1）。

表 7-1　肾病综合征的分类和常见原因

分类	儿童	青少年	中老年
原发性	微小病变型肾病	系膜增生性肾小球肾炎 微小病变型肾病 局灶性节段性肾小球硬化 系膜毛细血管性肾小球肾炎	膜性肾病
继发性	过敏性紫癜肾炎 乙型肝炎病毒相关性肾炎 系统性红斑狼疮肾炎	系统性红斑狼疮肾炎 过敏性紫癜肾炎 乙型肝炎病毒相关性肾炎	糖尿病肾病 肾淀粉样变性 骨髓瘤性肾病 淋巴瘤或实体肿瘤性肾病

四、病理类型及其临床特征

（一）微小病变性肾病

光镜下肾小球基本正常，近曲小管上皮细胞可见脂肪变性。免疫病理检查阴性。电镜下广泛的肾小球脏层上皮细胞足突消失是本病的特征性改变和主要诊断依据。此类型占我国儿童原发性肾病综合征的 80% ~90%，成人的 10% ~20%。男性多于女性。典型的临床表现为肾病综合征，仅 15% 左右患者伴有镜下血尿，一般无持续性高血压及肾功能减退。90% 以上患者对糖皮质激素治疗敏感，但高达 60% 患者易复发。

（二）系膜增生性肾小球肾炎

光镜下以肾小球系膜细胞和系膜基质弥漫增生为特点。免疫病理检查可将本组疾病分为 IgA 肾病（以 IgA 沉积为主）和非 IgA 系膜增生性肾小球肾炎（以 IgG 或 IgM 沉积为主），均常伴有 C3 于肾小球系膜区或系膜区及毛细血管壁呈颗粒状沉积。电镜下在系膜区可见电子致密物。此类型在我国发病率很高，占原发性肾病综合征的 30%，男性多于女性，好发于青少年。半数于上呼吸道感染后急性起病，部分隐匿起病。非 IgA 系膜增生性肾小球肾炎约 50% 患者表现为肾病综合征，70% 伴血尿随肾脏病变加重，肾功能不全及高血压发生率增加；而 IgA 肾病者约 15% 表现为肾病综合征，几乎均有血尿。

（三）系膜毛细血管性肾小球肾炎

光镜下较常见病理改变为系膜细胞和系膜基质弥漫重度增生，可插入到肾小球基底膜和内皮细胞之间，使毛细血管祥呈现"双轨征"。免疫病理检查常见 IgG 和 C3 呈颗粒状沉积于系膜区和毛细血管壁。电镜下系膜区和内皮下可见电子致密物沉积。此类型约占我国原发性肾病综合征的 10%～20%，男性多于女性，多见于青壮年。多有前驱感染，发病较急，可表现为急性肾炎综合征和肾病综合征。几乎所有患者均有血尿、肾功能损害，高血压及贫血出现早，病情持续进展，病变进展快，激素和免疫抑制剂疗效差。

（四）膜性肾病

光镜下早期仅于基底膜上皮侧见多数排列整齐的嗜复红小颗粒（Masson 染色），进而形成钉突（嗜银染色），基底膜逐渐弥漫性增厚。免疫病理显示 IgG 和 C3 呈细颗粒状沿肾小球毛细血管壁沉积。电镜下早期可见基底膜上皮侧见排列整齐的电子致密物，常伴有足突广泛融合。此类型约占我国原发性肾病综合征的 20%，男性多于女性，好发于中老年，起病隐匿，多表现为肾病综合征，可伴镜下血尿。发病 5～10 年后出现肾功能损害，极易并发血栓栓塞，少数可自发缓解。

（五）局灶性节段性肾小球硬化

光镜下可见病变呈局灶（部分肾小球）、节段（每个肾小球的部分毛细血管祥）性分布，表现受累节段硬化（系膜基质增多、毛细血管闭塞、球囊粘连），相应肾小管萎缩，肾间质纤维化。免疫病理检查显示 IgM 和 C3 在肾小球受累节段呈团块状沉积。电镜下可见肾小球上皮细胞足突广泛融合、足突与基底膜分离及裸露基底膜节段。此类型占我国原发性肾病综合征的 5%～10%，好发于青少年男性，起病隐匿。主要表现为肾病综合征，约 75% 患者伴血尿，确诊时常已有高血压和肾功能减退，激素和免疫抑制剂疗效差，逐渐发展为肾衰竭。

📖 **知识链接**

局灶性节段性肾小球硬化有五种亚型

①经典型：硬化部位主要位于血管极周围的毛细血管祥；②塌陷型：外周毛细血管祥皱缩、塌陷，呈节段或球形分布，显著的足细胞增生肥大和空泡变性；③顶端型：硬化部位主要位于尿极；④细胞型：局灶性系膜细胞和内皮细胞增生同时可有足细胞增生、肥大和空泡变性；⑤非特殊型：无法归属上述亚型，硬化可发生于任何部位，常有系膜细胞和基质增生。

五、并发症

（一）感染

与蛋白质营养不良、免疫功能紊乱及应用糖皮质激素治疗相关。常见感染部位顺序为呼吸道、泌尿道、皮肤。感染是导致肾病综合征复发和疗效不佳的主要原因之一。由于应用糖皮质激素，其感染征象常不明显，因而治疗不及时或不彻底，甚至出现死亡，应予高度重视。

考点提示

感染是肾病综合征最常见的并发症。

（二）血栓、栓塞并发症

以肾静脉血栓最为常见（发生率10%~50%，其中3/4因慢性形成，临床并无症状）。其次为下肢静脉血栓、脑血管血栓、肺血管血栓和冠状血管血栓。血栓、栓塞并发症直接影响肾病综合征治疗效果和预后的重要原因。因血液浓缩和高脂血症，血液黏稠度增加。此外，蛋白质从尿中丢失，肝代偿性合成蛋白增加，引起机体凝血、抗凝及纤溶系统失衡；加之血小板功能亢进、应用利尿剂和糖皮质激素等均进一步加重高凝状态，故易发生血栓、栓塞并发症。

（三）急性肾衰竭

肾病综合征可因有效血容量不足而致肾血流量下降，诱发肾前性氮质血症，可随扩容、利尿后好转。少数病例可出现急性肾衰竭，尤以微小病变型肾病者居多，表现为少尿甚或无尿，扩容利尿无效。其发生机制不明，推测与肾间质高度水肿压迫肾小管和大量管型堵塞肾小管有关，即形成肾小管腔内高压，引发肾小管滤过率骤然减少和肾小管上皮细胞损伤、坏死，从而导致急性肾衰竭。

（四）蛋白质及脂肪代谢紊乱

长期低蛋白血症可导致营养不良、小儿生长发育迟缓；免疫球蛋白减少造成机体免疫力低下，易致感染；高脂血症会增加患者血液黏稠度，促进血栓、栓塞并发症的发生，还会增加心血管系统并发症，促进肾小球硬化和（或）肾小管间质病变发生，促进肾脏病变的慢性进展。

六、治疗

（一）一般治疗

凡有严重水肿、低蛋白血症者需卧床休息。水肿消失、一般情况好转后，可起床活动。水肿时应低盐（<3 g/d）饮食。尽管患者丢失大量尿蛋白，但高蛋白饮食增加肾小球高滤过，可加重蛋白尿促进肾脏病变进展，故不主张高蛋白饮食。给予正常量0.8~1.0 g/（kg·d）的富含必需氨基酸的动物蛋白为主优质蛋白饮食。热量要保证充分，每日每公斤体重不应少于126~147 kJ（30~35 kcal）。为减轻高脂血症，应少进富含饱和脂肪酸如动物油脂的饮食，而多吃富含多聚不饱和脂肪酸，如植物油、鱼油及富含可溶性纤维如燕麦、豆类的饮食。

（二）对症治疗

1. 利尿消肿

（1）噻嗪类利尿药　主要作用于髓袢升支厚壁段和远曲小管前段，通过抑制钠和氯的重吸收，增加钾的排泄而利尿。常用氢氯噻嗪口服。长期服用应防止低钾、低钠血症。

（2）潴钾利尿药　主要作用于远曲小管后段，排钠、排氯，但潴钾，适用于低钾血症的患者。常用氨苯蝶啶或醛固酮拮抗剂螺内酯，单独使用利尿作用不显著，可与噻嗪类利尿药合用。长期服用需防止高钾血症，肾功能不全患者应慎用。

（3）袢利尿药　主要作用于髓袢升支，对钠、氯和钾的重吸收具有强力的抑制作用。常用呋塞米或布美他尼（丁尿胺）。在渗透性利尿药物应用后随即给药，效果更好。应用袢利尿药时需谨防低钠血症及低钾、低氯血症性碱中毒发生。

（4）渗透性利尿药　通过一过性提高血浆胶体渗透压，可使组织中水分回吸收入血。此外，它们又经过肾小球滤过致肾小管内液的高渗状态，减少水、钠的重吸收而利尿。常用不含钠的右旋糖酐 40（低分子右旋糖酐）或羟乙基淀粉（706 代血浆）。随后加用袢利尿药可增强利尿效果。但对少尿（尿量 ＜400 ml/d）患者应慎用此类药物。

（5）提高血浆胶体渗透压　血浆或白蛋白等静脉输注均可提高血浆胶体渗透压，促进组织中水分回吸收并利尿，如再用呋塞米加入葡萄糖溶液中缓慢静脉滴注，有时能获得良好的利尿效果。但由于输入的蛋白均将于 24～48 小时内由尿中排出，可损害肾功能。故应严格掌握适应证，对严重低蛋白血症、高度水肿而又少尿（尿量 ＜400 ml/d）的肾病综合征患者，在必须利尿的情况下方可考虑使用，但也要避免过频过多。心力衰竭患者应慎用。

对肾病综合征患者利尿治疗的原则是不宜过快过猛，以免造成血容量不足、加重血液高凝倾向，诱发血栓、栓塞并发症。

2. 减少尿蛋白　持续性大量蛋白尿本身可导致肾小球高滤过、加重肾小管－间质损伤、促进肾小球硬化，是影响肾小球病预后的重要因素。已证实减少尿蛋白可以有效延缓肾功能的恶化。血管紧张素转换酶抑制剂（ACEI）或血管紧张素 Ⅱ 受体拮抗剂（ARB），除可有效控制高血压外，均可通过降低肾小球内压和直接影响肾小球基底膜对大分子的通透性，有不依赖于降低全身血压的减少尿蛋白作用。用 ACEI 或 ARB 降低尿蛋白时，所用剂量一般应比常规降压剂量大，才能获得良好疗效。

（三）抑制免疫与炎症反应

1. 糖皮质激素　糖皮质激素（下面简称激素）通过抑制免疫炎症反应，抑制醛固酮和抗利尿激素分泌，影响肾小球基底膜通透性等综合作用而发挥其利尿、消除尿蛋白的疗效。糖皮质激素对疾病的疗效反应在很大程度上取决于其病理类型，微小病变的疗效最为迅速和肯定。使用原则和方案一般是：①起始足量：常用药物为泼尼松，口服 8 周，必要时可延长至 12 周；②缓慢减药：足量治疗后每 2～3 周减原用量的 10%，当减至 20 mg/d 左右时症状易反复，应更加缓慢减量；③长期维持：最后以最小有效剂量（10 mg/d）再维持半年左右。激素可采取全日量顿服或在维持用药期间两日量隔日一次顿服，以减轻激素的不良反应。水肿严重、有肝功能损害或泼尼松疗效不佳时，可更换为甲泼尼龙等量口服或静脉滴注。

根据患者对糖皮质激素的治疗反应，可将其分为"激素敏感型"（用药 8～12 周内肾病综合征缓解）、"激素依赖型"（激素减药到一定程度即复发）和"激素抵抗型"（激素治疗无效）三类，其各自的进一步治疗有所区别。

长期应用激素的患者可出现感染、药物性糖尿病、骨质疏松等不良反应，少数病例还可能发生股骨头无菌性缺血性坏死，需加强监测，及时处理。

2. 免疫抑制剂　此类药物可用于激素依赖型、激素抵抗型或频复发型（肾病病程中半年内复发≥2 次）患者，协助激素治疗。若无激素禁忌，一般不作为首选或单独治疗用药。目前临床上常用的免疫抑制剂有环磷酰胺、钙调神经蛋白抑制剂（如环孢素 A、他克莫司）、吗替麦考酚酯、咪唑立宾及利妥昔单抗等。

（1）环磷酰胺　是一种非选择性细胞毒药物，主要用于激素敏感的复发病例，能延长缓解期并减轻对激素的依赖。常用剂量 2 mg/ (kg·d)，分 1~2 次口服；或 200 mg 隔日静脉注射，累积量达 6~8 g 后停药。主要不良反应为骨髓抑制、中毒性肝损害、性腺抑制（尤其男性）、脱发、胃肠道反应及出血性膀胱炎。

（2）钙调神经蛋白抑制剂　包括环孢素和他克莫司。环孢素能选择性抑制 T 辅助细胞及 T 细胞毒效应细胞，已作为二线药物用于治疗激素及细胞毒药物无效的难治性肾病综合征。常用剂量 3~5 mg/ (kg·d)，分 2 次空腹口服，服药期间需监测并维持血药浓度谷值为 100~200 ng/ml。服药 2~3 个月后缓慢减药，疗程至少 1 年。停药后易复发，故其广泛应用受到限制。主要不良反应有肝肾毒性、高血压、高尿酸血症、多毛及牙龈增生等。他克莫司（FK506）免疫抑制机制与环孢素相同，但作用是环孢素的 10~100 倍，且肾毒性明显小于环孢素，故受到广泛应用。成人起始剂量为 0.05 mg/kg·d，血药浓度保持在 5~8 ng/ml，疗程为半年至 1 年。

（3）吗替麦考酚酯　选择性抑制 T、B 淋巴细胞增殖及抗体形成达到治疗目的。已广泛用于肾移植后排斥反应、狼疮性肾炎及难治性肾病综合征等自身免疫性疾病。常用剂量 1.5~2 g/d，分 2 次口服。共用 3~6 个月，减量维持半年。吗替麦考酚酯耐受性好，毒副作用少，对肝功能几乎没有影响，故合并肝功能异常者可首选此药。

（4）咪唑立宾　作用机制同吗替麦考酚酯，可用于年龄较小的频复发型肾病综合征患者。初始量 2~3 mg/ (kg·d)，分 1~3 次空腹口服，维持量为 1~3 mg/kg。主要有腹痛、食欲不振、白细胞减少、红细胞或血小板减少、皮疹、药热等不良反应。肾损害者应减量使用，白细胞总数小于 3×10^9/L 及孕妇禁用。

（5）利妥昔单抗　是一种针对 CD20 单克隆抗体的新型免疫抑制剂，主要抑制 B 细胞增殖及诱导 B 细胞凋亡，作为激素依赖型、激素耐药型以及频复发型肾病综合征患者治疗的一个新途径。此药需无菌条件下抽取并用 0.9% 生理盐水或 5% 葡萄糖溶液稀释至浓度为 1 mg/ml。推荐剂量为 375 mg/m² BSA（体表面积），静脉给入。主要不良反应为输注反应（胸闷、心悸、恶心、呕吐、头晕、头痛、无力等）、感染及血液异常（如低丙球蛋白血症、淋巴细胞减少症及中性粒细胞减少症）等。

应用激素及免疫抑制剂（包括细胞毒药物）治疗肾病综合征可有多种方案，原则上应以增强疗效的同时最大限度地减少不良反应为宜。对于是否应用激素治疗、疗程长短，以及应否应用和选择何种免疫抑制剂等应结合患者肾小球病的病理类型、年龄、肾功能和有否相对禁忌证等情况而区别对待，依据免疫抑制剂的作用靶目标，制定个体化治疗方案。

（四）中药

单用中药疗效缓慢，一般与激素等联合应用。常用雷公藤提取物雷公藤多苷 1 mg/ (kg·d) 口服，可减少尿蛋白，其主要不良反应为性腺抑制、肝功能损害及白细胞减少等。

（五）并发症防治

肾病综合征的并发症是影响患者长期预后的重要因素，应积极防治。

1. 感染　通常在激素治疗时无须应用抗生素预防感染，否则不但达不到预防目的，反而可能诱发真菌二重感染。一旦发现感染，应及时选用对致病菌敏感、强效且无肾毒性的抗生素，有明确感染灶应尽快去除。严重感染难控制时应考虑减少或停用激素，但需视患者具体情况决定。

2. 血栓及栓塞　一般认为当血浆白蛋白低于 20 g/L 时，提示存在高凝状态，即开始预防性抗凝治疗。可给予肝素钠或低分子肝素皮下注射，也可服用华法林。抗凝同时可辅以抗血小板药，如双嘧达莫或阿司匹林。对已发生血栓、栓塞者应尽早给予尿激酶或链激酶全身或局部溶栓，同时配合抗凝治疗。

3. 急性肾衰竭　肾病综合征并发急性肾衰竭如处理不当可危机患者生命，若及时给予正确处理，大多数患者可望恢复。处理措施可参考第三章内容。

4. 蛋白质及脂肪代谢紊乱　肾病综合征时应调整饮食中蛋白质和脂肪的量和结构。力争将代谢紊乱的影响降到最低限度。也有不少药物可用于治疗蛋白质及脂肪代谢紊乱，如 ACEI 及 ARB 均可减少尿蛋白；中药黄芪可促进肝脏白蛋白合成，降脂药物可选用降胆固醇为主的他汀类或降三酰甘油为主的氯贝丁酯类。

七、预后

肾病综合征预后的个体差异很大。决定预后的主要因素包括：①病理类型：一般说来，微小病变型肾病和轻度系膜增生性肾小球肾炎的预后好。微小病变型肾病部分患者可自发缓解，治疗缓解率高，但缓解后易复发。早期膜性肾病仍有较高的治疗缓解率，晚期虽难以达到治疗缓解，但病情多数进展缓慢，发生肾衰竭较晚。系膜毛细血管性肾小球肾炎及重度系膜增生性肾小球肾炎疗效不佳，预后差，较快进入慢性肾衰竭。局灶节段性肾小球硬化预后的最主要影响因素是尿蛋白程度和对治疗的反应，自然病程中非肾病综合征患者 10 年肾存活率为 90%，肾病综合征患者为 50%；而肾病综合征对激素治疗缓解者 10 年肾存活率达 90% 以上，无效者仅为 40%。②临床因素：大量蛋白尿、高血压和高血脂均可促进肾小球硬化，如长期得不到控制，则成为预后不良的重要因素。③存在反复感染、血栓及栓塞并发症者常影响预后。

八、健康教育

注意卧床休息及低盐、低脂、低蛋白饮食，给予优质白蛋白。因此病病程较长，应向患者讲述疾病知识，包括防治及各种检查知识，解除患者的顾虑，给予患者高度的安慰和鼓励。并向患者及其家属讲述激素及其免疫抑制剂的作用和不良反应，定期复查尿常规与肾功能，积极预防感染；严格在医生指导下减药或停药。

本章小结

1. 急性肾炎多发生于链球菌感染后，以血尿、蛋白尿、水肿、高血压为主要表现，可伴血清补体下降和 ASO 滴度升高，临床予以休息和对症治疗即可缓解。

2. 慢性肾炎病程较长，临床表现多样化，多数预后较差。治疗原则是保护肾功能，预防合并症，延缓病情发展。

3. 大量蛋白尿、水肿、高脂血症及低蛋白血症的"三多一少"是诊断肾病综合征的金标准。病理类型多样，预后不尽相同，激素首选。

目标检测

【A1/A2 型题】

1. 女性，30 岁，尿常规检查发现异常 1 年，近 3 个月出现夜尿增多现象，因而来院就诊，查体发现血压 150/98 mmHg，建议行肾活检，估计其病变部位为
   A. 双侧肾的血管
   B. 双侧肾的肾间质
   C. 双侧肾的肾小管和肾间质
   D. 双侧肾的肾小管
   E. 双侧肾的肾小球

2. 最终导致肾小球损伤并产生相应的临床症状主要原因是
   A. 循环免疫复合物形成
   B. 细胞免疫
   C. 免疫反应激活炎症细胞使之释放炎症介质致肾损害
   D. 凝血及纤溶系统因子及细胞黏附分子
   E. 肾小球固有细胞在特定条件下有致损伤作用

3. 肾小球疾病出现大量蛋白尿的主要原因是
   A. 肾小球内皮窗孔径增大
   B. 肾小球基膜结构的改变
   C. 肾小球上皮细胞足突裂隙增宽
   D. 电荷屏障遭到破坏
   E. 肾小球血流量增大

4. 急性肾炎临床表现中消失或恢复正常最慢是
   A. 高血压
   B. 水肿
   C. 血尿
   D. 补体 C3
   E. 管型尿

5. 急性肾炎的病因绝大多数与下列哪种微生物感染有关
   A. 乙肝病毒
   B. 巨细胞病毒
   C. β-溶血性链球菌
   D. 沙眼衣原体
   E. 葡萄球菌

6. 诊断急性肾炎最重要的依据是
   A. 高血压
   B. 水肿
   C. 血尿
   D. 中等量以上的蛋白尿
   E. 尿比重下降

7. 急性肾小球肾炎的治疗原则是
   A. 以休息及对症治疗为主
   B. 以减轻水肿利尿为主
   C. 以降低血压应用联合降压药物为主
   D. 以止血，治疗血尿为主
   E. 以治疗合并症为主

8. 有关慢性肾炎，下列正确的是
   A. 发病与链球菌感染有明确关系
   B. 大部分与急性肾炎之间确定的因果关系
   C. 发病机制的起始因素为免疫介导性炎症
   D. 不同的病例其肾小球的病变是相同的

E. 可发生于任何年龄,其中女性居多

9. 以急性肾炎综合征起病的慢性肾炎与感染后急性肾炎的主要鉴别点是

A. 尿中出现红细胞的量多　　　　B. 血压中等度升高

C. 出现明显的水肿　　　　　　　D. 有氮质血症

E. 潜伏期及补体 C3

10. 慢性肾小球肾炎治疗的主要目的是

A. 消除管型　　　　　　　　　　B. 消除蛋白尿

C. 消除血尿　　　　　　　　　　D. 延缓肾功能减退

E. 控制高血压

11. 肾病综合征的主要临床表现是

A. 尿蛋白多于 3.5 g/d,血浆的蛋白低于 30 g/L

B. 尿蛋白多于 3.5 g/d,血脂升高,高血压

C. 尿蛋白多于 3.5 g/d,血浆白蛋白低于 30 g/L,血尿

D. 尿蛋白多于 3.5 g/d,水肿与血脂升高

E. 血浆的蛋白低于 30 g/L,血脂升高和高血压

12. 在原发性肾病综合征中,有关系膜毛细血管性肾炎的特点的描述不正确的是

A. 光镜下系膜细胞及系膜基质弥漫重度增生,并插入到基膜与内皮细胞间,使毛细血管袢广泛呈现双轨征

B. 电镜下肾小球脏层上皮细胞足突广泛融合,无电子致密物

C. 免疫荧光检查常见大量 C3

D. 常伴有明显的血尿

E. 约 50% 病例血清 C3 持续降低

13. 肾病综合征最常见的并发症是

A. 感染　　　　　　　　　　　　B. 急性肾衰竭

C. 高血压　　　　　　　　　　　D. 低血容量性休克

E. 血栓形成

14. 为了减缓肾小球硬化的发生,临床上主要注意

A. 低盐饮食、适量蛋白质、高热量、高维生素饮食

B. 适当的休息

C. 避免上呼吸道感染

D. 服用利尿药物

E. 高蛋白高脂肪饮食

15. 糖皮质激素治疗肾病综合征的疗效主要表现为

A. 水肿消退　　　　　　　　　　B. 血尿消失

C. 血黏度恢复　　　　　　　　　D. 蛋白尿消失

E. 血浆白蛋白恢复正常

16. 长期应用激素的患者可能会出现

A. 感染　　　　　　　　　　　　B. 药物性糖尿病

C. 骨质疏松　　　　　　　　　　D. 股骨头无菌性缺血性坏死

E. 以上都对

17. 男性，15 岁。双下肢及颜面水肿 1 周，实验室检查：尿蛋白 12.2 g/d，RBC 0 ~ 2 个/HP，血 Alb 18 g/L，Cr 79 μmol/L，ANA（-），乙型肝炎病毒标志物均（-）。该患者最可能的肾脏病理类型是

    A. 毛细血管内增生性肾小球肾炎　　　　B. 膜增生性肾小球肾炎

    C. 膜性肾病　　　　　　　　　　　　　D. 局灶性节段性肾小球硬化

    E. 微小病变型肾病

18. 男性，12 岁，半月来全身水肿，乏力。尿蛋白 + + + +，定量 4.0 g/24 h，镜检偶见沉渣红细胞和透明管型。血压 120/80 mmHg，血浆白蛋白 28 g/L，BUN 5 mmol/L，Scr 98 μmol/L，胆固醇、三酰甘油升高。该例临床诊断是

    A. 急性肾炎综合征　　　　　　　　　　B. 急进性肾炎综合征

    C. 慢性肾炎综合征　　　　　　　　　　D. 肾病综合征

    E. 慢性肾衰竭

19. 女性，38 岁，确诊肾病综合征，血白蛋白 15 g/L。近两日感右侧腰部隐痛，尿色偏深，无明显尿频、尿急、尿痛。尿常规：RBC 20 ~ 40 个/HP，WBC 0 ~ 2 个/HP，B 超：双肾、输尿管未见异常。应首先考虑的合并症是

    A. 急性肾盂肾炎　　　　　　　　　　　B. 隐匿性肾炎

    C. 肾结核　　　　　　　　　　　　　　D. 肾静脉血栓形成

    E. 肾肿瘤

20. 女性，15 岁。双下肢及颜面水肿 2 周。查尿蛋白 5.2 g/d，尿 RBC 0 ~ 2 个/HP，血白蛋白 28 g/L，Scr 90 μmol/L，抗核抗体阴性。用首选的治疗措施是

    A. 低分子肝素抗凝　　　　　　　　　　B. 静脉滴注白蛋白

    C. 口服 ACEI 类药物　　　　　　　　　D. 泼尼松联合环磷酰胺

    E. 泼尼松足量足疗程

（方　香）

第八章　肾功能不全

扫码"学一学"

学习目标

1. **掌握**　急性肾小管坏死的临床表现和治疗，慢性肾衰竭的临床表现、诊断、治疗。

2. **熟悉**　慢性肾衰竭的分期，肾功能恶化的诱因。

3. **了解**　急性肾功能不全的分类。

4. 能运用临床思维方法对肾功能不全的患者进行诊断和鉴别诊断，并做出正确处理。

5. 能够在诊疗过程中表现出对患者的同情与关爱，具有较强的责任心、安全意识和法律意识。

第一节　急性肾功能不全

案例导入

男性，30 岁。因恶心、呕吐 3 天，尿少 2 天入院。患者 1 周前曾患"感冒"，自行服用吲哚美辛后症状好转，3 天前始出现恶心、呕吐症状，呕吐胃内容物，次数频繁，为非喷射状，伴食欲不振，自行服用健胃消食片症状未见好转。近两天来尿量明显减少，24 小时尿量约 200 ml，不伴肉眼血尿、尿频、尿急、尿痛等症状。睡眠尚可，大便正常。既往史无特殊记载。查体：T 36.7℃，P 80 次/分，R 20 次/分，BP 136/82 mmHg。无贫血貌，眼睑无水肿，双肺未闻及干湿啰音，心率 80 次/分，律齐，腹软，无压痛，肝脾未触及，双下肢轻度凹陷性水肿。实验室及辅助检查：血常规无异常。尿液检查：尿蛋白＋，尿潜血＋，尿比重 1.012，尿沉渣镜检可见肾小管上皮细胞管型。肾功能检查：血肌酐 540 μmol/L、BUN 15.1 mmol/L。肾衰指数 ＞2。

问题：

1. 诊断及诊断依据是什么？

2. 治疗原则是什么？

急性肾功能不全又称急性肾衰竭（acute renalfailure，ARF），是指由各种原因引起的双肾功能在短时间内（数小时或数日）急骤下降的临床综合征。主要表现为因肾小球滤过率明显降低所致的氮质潴留，水、电解质和酸碱平衡失调，以及一系列中毒症状。急性肾衰竭患者若能及时诊治和去除病因，肾功能可完全恢复；反之，若延误诊断则可导致患者死亡。故就急性肾衰竭而言，预防其发生、早期诊断、恰当治疗、逆转病情的进展是非常重要的。

ARF 有广义和狭义之分，广义的 ARF 分为肾前性、肾实质性和肾后性三类。狭义的 ARF 是指急性肾小管坏死（acute tubular necrosis，ATN）。

1. 肾前性　由全身有效循环血量下降，肾血流量减少，肾小球滤过率（GFR）降低所致。常见于细胞外液丢失，如脱水、失血、大量浆膜腔积液等；或心排出量减少，如心功能不全、心律失常、心包填塞等；以及休克、大量应用血管扩张剂等。

2. 肾实质性　由肾实质病变所致的肾功能损害。包括：①急性间质性病变，多因过敏、感染、肿瘤、代谢性疾病等因素引起。②急性肾小球疾病，常见于急性肾小球肾炎、急进性肾炎、紫癜性肾炎、红斑狼疮性肾炎、肾血管性病变等。③急性肾小管坏死。

3. 肾后性　由于急性尿路梗阻导致梗阻上方压力增高及肾盂积水，肾实质受压而引起肾功能减退。常见于结石、肿瘤、血块或坏死肾组织梗阻、前列腺肥大等。

本节主要讨论狭义的 ARF，即急性肾小管坏死。

一、临床表现

临床表现有三方面，包括原发疾病，急性肾衰竭所引起的代谢紊乱及并发症。虽因病因不同，起始临床表现不一，但均起病急骤，全身症状明显。

根据急性肾衰竭的疾病发生发展的临床表现，分为 3 期。

（一）起始期

此期患者常受到一些已知病因，例如低血压、缺血、脓毒血症等，但尚未发生明显的肾实质损伤。在此阶段急性肾衰竭可预防。

（二）维持期

又称少尿（无尿）期，此期临床表现有以下几方面。

1. 尿量减少　尿量减少应除外肾外梗阻和双侧肾皮质坏死。一般完全无尿者少见，持续无尿者预后较差。少尿持续时间不一致，多数为 1～2 周，平均 10 天左右。少数非少尿性急性肾衰患者 24 小时尿量可超过 500 ml，甚至达到 1000～2000 ml，但血肌酐每天仍可上升 44.2～88.4 μmol/L 以上。

2. 进行性氮质血症　由于肾小球滤过率降低，使氮质和其他代谢废物排出减少，血肌酐和尿素氮进行性增高，其升高速度与体内蛋白分解状态有关。无并发症且治疗正确的患者，每日尿素氮上升速度为 3.6～7.1 mmol/L，血肌酐上升为 44.2～88.4 μmol/L；但在高分解状态如广泛组织损伤、败血症等，每日尿素氮升高可达 10.1 mmol/L 以上，血肌酐升高可达 176.8 μmol/L 以上。

3. 水、电解质及酸碱平衡失调

（1）水潴留过多　因肾小球滤过率显著下降，肾小管反漏等因素导致水排出障碍，若内生水产生增多或水分控制不严（饮水、输液过多）则可引起体内水分增加出现稀释性低钠血症、水肿、高血压，严重者可导致急性心衰、肺水肿或脑水肿。

（2）高钾血症　正常人摄入的钾 90% 由肾排泄，ATN 时尿少，若同时体内存在着高分解状态，酸中毒细胞内钾转移至细胞外，有时可在几小时之内产生高血钾。若 ATN 未被及时诊断，摄入含钾多的食物，静脉内滴注大剂量青霉素钾盐，大量输入库存血等均可导致或加重高钾血症。高钾血症是少尿期常见死因之一，值得警惕。临床上常见烦躁、嗜睡、恶心、呕吐、四肢麻木、胸闷不适等症状，由于高钾对心肌细胞有毒性作用，故有时高钾血症的心电图表现可先于临床表现。一般血钾 > 6 mmol/L 时，ECG 可见高尖 T 波、P 波消失、QRS 变宽、ST 段不能辨认、最后与 T 波融合，继之出现严重心律失常，甚至心室颤动、心跳骤停。

（3）代谢性酸中毒　由于肾小球滤过功能降低，使酸性代谢产物排出减少，加上肾小管排 H^+ 和保存 HCO_3^- 的能力下降所致。患者可表现为血 pH 下降、恶心、嗜睡、呼吸深大、昏迷，同时抗休克能力降低。

（4）低钙、高磷、高镁血症　由于排出障碍可导致高血磷与高血镁，低钙血症多由高磷血症所引起。因代谢性酸中毒使血中游离钙浓度相对增高，临床上低钙抽搐并不多见。高磷血症较常见，但罕见显著增高。高镁血症表现与高钾血症类似，合并肌肉损伤时高镁血症更加突出，严重高镁血症可导致呼吸抑制和心肌抑制。

（5）低钠与低氯血症　两者多同时存在。低钠多见于水潴留、腹泻或对大剂量呋塞米尚有反应的非少尿型者，临床可见急性脑水肿，患者表现出疲乏、嗜睡、昏迷、定向力障碍等症状。低氯常见于呕吐、腹泻及利尿剂治疗后，严重低氯血症可诱发代谢性碱中毒。

（三）恢复期

此期一般维持 1～3 周。当每日尿量大于 400 ml 时，提示少尿期的结束。在多尿期初期，严重损害的肾功能开始恢复，虽然尿量增多，但存在高分解代谢的患者血肌酐、尿素氮仍可继续上升，威胁生命的并发症依然存在，如急性心力衰竭、高钾血症等。当肾小球滤过率明显增加时，血肌酐、尿素氮等随尿量增多而逐渐下降，尿毒症症状随之好转。多尿后期可发生低钠、低钾血症。此外，此期仍易发生感染、心血管并发症和上消化道出血。

肾小球滤过功能大多在 3～6 个月恢复正常，部分患者肾小管浓缩功能不全可维持 1 年以上。若肾功能持续不恢复，提示肾脏遗留永久性损害，少数患者转为慢性肾衰竭。

> **考点提示**
>
> 进行性尿量增多是肾功能开始恢复的标志之一。

（四）并发症

1. 消化系统　由尿素等代谢产物对胃肠道黏膜刺激引起，是 ATN 的最早表现。首发症状为食欲不振、恶心、呕吐、腹胀，严重者可见消化道出血。

2. 呼吸系统　由肺部感染、容量负荷过度引起，常见呼吸困难、咳嗽、憋气、胸痛等。

3. 循环系统　由少尿，体内水分潴留引起，常见血压增高、心力衰竭、心律失常、心包积液等。急性左心衰是 ATN 少尿期常见死因。

4. 神经系统　可见意识障碍、嗜睡、躁动、谵妄、抽搐、昏迷等。

5. 血液系统　可见轻度贫血，皮肤、黏膜下出血，严重者可发生颅内出血、消化道出血，急性弥散性血管内凝血。

6. 感染　感染一般发生在少尿期、多尿期，是急性肾衰竭的常见并发症、常见加重因素，也是主要死因之一。主要感染部位包括呼吸道、尿路、腹腔及手术部位。

二、诊断与鉴别诊断

（一）诊断

根据原发病因，肾功能急性进行性减退，结合相应临床表现以及以下实验室及辅助检查，一般不难作出诊断。

1. 血液检查 少尿期可有轻至中度贫血，白细胞总数轻度增高，血小板减少。血肌酐、尿素氮显著增高，无并发症时，每日尿素氮上升速度为 3.6 ~ 7.1 mmol/L，血肌酐上升为 44.2 ~ 88.4 μmol/L；高分解状态时，每日尿素氮升高可达 10.1 mmol/L 以上，血肌酐升高可达 176.8 μmol/L 以上。内生肌酐清除率显著降低，严重者可低于 5 ml/min。血清钾 > 5.5 mmol/L，血钙降低、血磷升高，血钠降低，血 pH < 7.35。

2. 尿液检查

（1）尿量　少尿型每日尿量 < 400 ml；非少尿型尿量正常或增多。

（2）尿常规　外观浑浊，颜色深，有时呈酱油色；尿比重低而固定，多在 1.015 以下；尿呈酸性；尿蛋白定性往往为 + ~ + +，以中、小分子为主；尿沉渣镜检可见少许红细胞、白细胞、肾小管上皮细胞、颗粒管型及细胞管型。

（3）尿渗透压　尿渗透压 < 350 mOsm/L，尿/血渗透压 < 1.1。

（4）尿钠含量增高，多为 40 ~ 60 mmol/L；尿/血尿素氮、尿/血肌酐常 < 10；肾衰指数常 > 2；滤过钠排泄分数 > 1。

3. 其他检查 心电图可显示高钾图形。肾图显示分泌段和排泄段斜率降低，呈低水平平行线图形。B 超可了解肾脏大小及结构，有助于鉴别急、慢性肾衰竭和肾后性肾衰竭。对病因不明，临床表现不典型的急性肾衰竭，可行肾活检，有助于诊断、治疗和判断预后。

（二）鉴别诊断

1. ATN 与肾前性少尿的鉴别 肾前性少尿所引起的氮质血症存在有效循环血容量不足或心力衰竭的病史和临床表现，一般在补充血容量或纠正心衰后尿量增多。尿常规大多无异常，尿比重 > 1.018，尿渗透浓度 > 500 mOsm/L，尿钠浓度 < 20 mmol/L，尿/血肌酐 > 40，肾衰指数、滤过钠排泄分数 < 1。

2. ATN 与肾后性梗阻的鉴别 肾后性梗阻常有结石、肿瘤或前列腺肥大等病史，患者突发完全无尿或间歇性无尿，有肾绞痛，胁腹或下腹部疼痛，肾区叩击痛阳性。同位素肾图、B 超、X 线检查等可帮助确诊。

3. ATN 与其他肾性肾衰的鉴别 如急进性肾小球肾炎、急性间质性肾炎、狼疮肾炎、过敏性紫癜性肾炎等，各自均具有其特殊的实验室检查依据及临床表现，易于诊断。如诊断确有困难，可行肾活检帮助诊断。

4. ATN 与慢性肾衰竭急性发作的鉴别 部分慢性肾衰竭患者可因失血、脱水、感染等多种因素导致肾功损害迅速加重而出现少尿，类似急性肾小管坏死。但慢性肾衰竭以往多有水肿、蛋白尿、多尿等表现，体格检查见慢性病容，中度以上贫血。B 超可见双肾体积缩小、结构紊乱。

三、病因与病理

（一）病因

急性肾小管坏死的病因主要有两类：肾缺血和肾毒性损害。临床上也可见血管内溶血和感染所致的肾损害。

1. 急性肾缺血　常见于各种原因所致的休克；严重的心力衰竭、心包填塞；幼儿和老年患者较严重失钠和失水；严重创伤、手术中或手术后大量出血等。

2. 急性肾毒性损害　①外源性毒素，包括生物毒素（如蛇毒、生鱼胆、毒蕈、细菌内毒素等）、化学毒素（如汞、砷、铬、铅、铋等）、药物（如氨基糖苷类抗生素、磺胺类药物、头孢菌素类、环孢素 A、造影剂等）、有机溶剂（如甲醇、甲苯、四氯化碳、氯仿等），由于各种外源性肾毒性物质进入体内后需经肾脏排泄，故肾小管成为外源性毒素的靶器官。②内源性毒素，如血红蛋白、肌红蛋白等。

（二）发病机制

ATN 的发病机制是多环节的，以肾血流动力学改变、急性肾小管损害等为主要因素。

1. 肾血流动力学改变　因休克、血容量不足、心力衰竭等全身血流动力学变化导致肾血流灌注压下降，肾血流异常分布。这种肾血流动力学异常的原因为：①肾神经作用，交感神经兴奋。②肾组织内肾素 – 血管紧张素系统兴奋。③内皮细胞源性收缩（内皮素）和舒张因子（一氧化氮）比例失衡。④肾内舒张血管性前列腺素（PCE_2、PCI_2）与缩血管性前列腺素（血栓素 A_2）比例失衡。⑤肾髓质淤血，肾小管血供减少。

2. 肾缺血 – 再灌注损伤　肾组织在急性缺血、缺氧后恢复血供，产生大量自由基，肾组织细胞富含脂类物质，与自由基有高度亲和作用，产生多种脂质过氧化物。脂质过氧化物使细胞膜上多价不饱和脂肪酸与蛋白比例失调，使细胞通透性发生改变，导致功能障碍，多种酶活性降低，细胞和间质水肿。另外自由基损伤细胞膜使大量钙离子进入细胞内，促使细胞死亡。

3. 肾小管堵塞与反漏　有毒物可直接损害肾小管上皮细胞，脱落的上皮细胞，微绒毛碎屑或血红蛋白、肌红蛋白沉积在肾小管腔内，导致阻塞以上部位压力增高，继而使肾小球囊内压增高，最终导致肾小球滤过急骤减少甚至停止。肾小管上皮损伤后坏死脱落，小管壁上出现缺损和剥脱区，小管管腔又与肾间质直接相通，致使小管腔内的原尿液反流扩散到肾间质，引起间质水肿，压迫肾单位，加重肾缺血，使肾小球滤过率更低。

（三）病理

肉眼见双肾肿大，颜色苍白；切面见肾脏皮质苍白，髓质暗红。光镜检查见肾小管上皮细胞变性、坏死，从基底膜上脱落，管型、坏死细胞和渗出物阻塞肾小管管腔。缺血性肾损害时，肾小管基底膜常遭破坏，髓袢段和远端小管病变尤为严重；肾毒性 ARF 病变主要在近曲小管。

四、处理措施

（一）少尿期

少尿期常因急性肺水肿、高钾血症、上消化道出血和并发感染等死亡，故治疗重点为治疗原发病，调节水、电解质和酸碱平衡，供给营养，防治并发症。

1. 一般治疗

（1）卧床休息　安置患者绝对卧床休息，减轻肾脏负担。注意活动下肢，防止静脉血栓形成。

（2）饮食　急性肾衰患者所需能量为每日每公斤体重 147 kJ（35 kcal），主要由碳水化合物和脂肪供给。蛋白质的摄入量需严格控制，以降低血尿素氮，减轻酸中毒。有氮质血症的水肿患者，蛋白质的摄入量一般为 0.5 g/（kg·d），并适量补充必需氨基酸；无氮质血症的水肿患者，可予以正常量的高生物价效优质蛋白 1.0 g/（kg·d）。透析患者也可放宽蛋白质的摄入量。若蛋白质不能从胃肠道给予，可静脉输入。钠盐、钾盐可视具体病情予以摄入。注意补充富含维生素 C、维生素 B 族和叶酸的食物。

（3）维持水平衡　水摄入过多可能导致急性肺水肿，过分限制又可能使血容量不足，加重肾损害，故应严格计算 24 小时出入液量。24 小时补液量 = 显性失液量 + 不显性失液量（每日约 500 ml）- 内生水量。所谓显性失液量是指前一日 24 小时内的尿量、粪、呕吐、出汗、引流液等的总和；不显性失液量是指每日从呼吸道失去的水分与从皮肤蒸发失去的水分之和。为了保证水平衡，可从以下几点观察指标了解补液量是否适中：①皮肤有无脱水及水肿。②每日体重是否增加，如增加超过 0.5 kg/d，提示体液过多。③血钠浓度是否正常。④中心静脉压是否在 6～10 cmH$_2$O，如超过 12 cmH$_2$O，提示体液过多。⑤X 线胸片是否显示肺淤血的征象。⑥如出现用其他原因不能解释的心率快、血压高、呼吸加速，应警惕体内水过多。

2. 病因治疗　纠正全身循环血流动力学障碍，急性失血、大量体液丢失致使有效血容量减少，心脏负荷过重、重度感染、交感神经过度兴奋等，均应采取相应措施加以纠正。避免应用各种外源性肾毒性物质，及时处理内源性肾毒性物质。

3. 对症治疗

（1）高钾血症的治疗　当血钾 >6.5 mmol/L 时，需要紧急处理，包括：①严格限制饮食中含高钾的食物，不输库存血，清除体内坏死组织。②如无条件或未作透析前可用 10% 葡萄糖酸钙 10～20 ml 缓慢静脉注射；或 50% 葡萄糖液 50～100 ml 加普通胰岛素 6～12 U 缓慢静脉注射。③应用排钾利尿剂。④离子交换树脂 10～20 g，每日 3 次口服。作用较慢，对预防和治疗轻度高血钾症有效。⑤如上述治疗无效或高分解代谢 ATN 的高钾血症，透析是最有效的治疗。

（2）代谢性酸中毒的治疗　当血浆 HCO$_3^-$ <15 mmol/L 时，应给予 5% 碳酸氢钠 100～250 ml 静脉滴注，滴速视心功能情况而定。纠正酸中毒时注意低钙，若有发生，予以 10% 葡萄糖酸钙 10～20 ml 稀释后静脉注射。

（3）感染　感染是急性肾衰竭的主要死因之一，故应严密监测肺部、胆道、尿路、血液等有无感染。如出现感染，则应根据细菌培养及药物敏感试验结果选择无肾毒性的抗生素。

（4）透析疗法　近年来多数人倾向于只要有条件，应早期进行透析。通过透析可迅速减少体内潴留的代谢产物，过多的水、钠、钾，维持水、电解质及酸碱平衡，显著降低肺水肿、高钾血症、感染、心衰等致命并发症的发生率，减少死亡，利于机体的修复。常用透析方法为血液透析和腹膜透析。

透析指征

紧急透析指征：①急性肺水肿或充血性心衰；②严重高血钾 >6.5 mmol/L 以上。

一般透析指征：①少尿或无尿 2 天以上；②出现尿毒症症状，如呕吐、神志淡漠、烦躁或嗜睡；③高分解代谢状态；④体液潴留；⑤血 pH <7.25；⑥血肌酐 >442 μmol/L。

（二）多尿期

多尿开始时，由于肾小球滤过率尚未恢复，肾小管的浓缩功能仍较差，治疗仍应维持水、电解质和酸碱平衡，控制氮质血症，治疗原发病和防止各种并发症。部分 ATN 患者多尿期持续较长，每天尿量多在 4000 ml 以上，补充液量应逐渐减少，尽可能经胃肠道补充，以缩短多尿期。已施行透析的患者，仍应继续透析。多尿期 1 周左右血肌酐和尿素氮水平开始逐渐降至正常范围，此时可逐渐增加饮食中蛋白质的摄入量，并逐渐减少透析频率直至透析停止。

（三）恢复期

一般无须特殊处理，可选用补益肾气、益气养阴的中药调养身体，帮助恢复机体功能。避免使用对肾有损害的药物。一般经过 3～6 个月机体可基本恢复到原有的健康水平。若个别患者病情较重，则可能留下永久性肾损害，逐步发展为慢性肾衰竭。

（四）转诊

急性肾功能不全患者经积极治疗，仍少尿或无尿，血肌酐、血尿素氮持续升高，出现脑水肿、急性心力衰竭、心律失常者；以及多尿期出现低钾血症和感染，心血管并发症和消化道出血者，应转至上一级医院进行进一步诊治。

五、健康教育

注意卧床休息及优质蛋白饮食，患者应定期复查尿常规和肾功能，在医生指导下减药或停药。适当锻炼，增强体质，预防感染。积极治疗引起 ATN 的原发病，老年及原有肾脏病的患者应注意药物的肾毒性和缺血因素所致的血容量不足等。

第二节　慢性肾功能不全

案例导入

男性，36 岁。因乏力、纳差、水肿 1 周，呼吸困难 2 天入院。患者 1 周前受凉后感冒，发热 38.5℃，自行服用对乙酰氨基酚后热退，但乏力、纳差明显，并出现水肿。自水肿起尿量即有减少，每日 600～700 ml，近两日每日尿量 300 ml 左右，感呼吸困难，平卧位、活动后加重，休息后减轻。气急时伴有咳嗽，咳白色泡沫痰，无发热。2 年前曾诊断"高血压"，血压最高时 186/116 mmHg，尿中有泡沫。尿检尿蛋白＋＋＋，但患者未重视，未予以正规治疗。1 年多前夜尿增多，有时晨起见颜面、眼睑水肿。查体：T 36.7℃，P 110 次/分，R 30 次/分，BP 190/120 mmHg。不能平卧，重度贫血貌，眼睑水肿，颈静脉怒张，双肺底可闻及湿啰音和散在哮鸣音，心界向左扩大，心率 110 次/分，律齐，呈奔马律，腹软，无压痛，肝肋下 2 cm，质软，肝颈静脉回流征（+），双下肢中度凹陷性水肿。实验室及辅助检查：Hb 50g/L，尿蛋白 + + +，为大中分子尿蛋白。肾功能检查：Scr 960 μmol/L、BUN 28.5 mmol/L、Ccr 20 ml/min。B 超见双肾缩小，皮质结构不清。

问题：

1. 该患者有可能的诊断及诊断依据是什么？

2. 简述合适的治疗方案。

慢性肾脏病（chronic kidney disease，CKD）是除肾脏急性炎症性疾病（如急性肾炎、急性尿路感染）外绝大多数肾脏疾病的临床统称。诊断标准为：①肾脏损伤（肾脏结构或功能异常）≥3 月，可有或无 GFR 下降；结构或功能异常可表现为病理学检查异常，血、尿成分异常或影像学检查异常。②GFR < 60 ml/（min·1.73m²）持续 3 个月，有或无肾脏损伤证据。本病是一个缓慢发展相对良性的疾病，但若未能及时有效诊治，亦可导致病情恶化，发展为慢性肾功能不全，最终出现尿毒症。

根据国际公认的 K/DOQI 指南，慢性肾脏病（CKD）的分期如下：① 1 期：肾损害，GFR 正常或升高，≥90 ml/（min·1.73 m²）。② 2 期：肾损害伴 GFR 轻度下降，60 ~ 90 ml/（min·1.73 m²）。③ 3 期：GFR 中度下降，30 ~ 59ml/（min·1.73 m²）。④ 4 期：GFR 重度下降，15 ~ 29ml/（min·1.73 m²）。⑤ 5 期：肾衰竭，GFR < 15 ml/（min·1.73 m²）。

慢性肾功能不全又称慢性肾衰竭（chronic renal failure，CRF），是各种原因引起肾实质损害，肾功能缓慢进行性减退，最终导致体内代谢产物潴留，水、电解质及酸碱平衡紊乱和全身各系统症状的一个临床综合征。系慢性肾脏疾病的严重阶段，为各原发和继发性慢性肾脏疾病持续发展的共同转归。

据统计，本病的年发病率占自然人群的 50/100 万 ~ 100/100 万。近 20 年来慢性肾衰竭在人类主要死亡原因中占第五位至第九位，是人类生存的重要威胁之一。

临床上，按肾功能损害程度的分期，目前国内学者多主张分为 4 期。

1. 肾功能不全代偿期 又称肾储备功能减退期，此期肾单位减少 25% ~ 50%，内生肌酐清除率（Ccr）50 ~ 80 ml/min，血肌酐（Scr）133 ~ 177 μmol/L，血尿素氮（BUN）正常，因肾单位损害未超过正常的 50%，故基本无代谢产物潴留和代谢失衡，常无明显症状。

2. 肾功能不全失代偿期 又称氮质血症期，肾单位减少 50% ~ 70%，Ccr 20 ~ 50 ml/min，Scr 186 ~ 442 μmol/L，BUN >7.1 mmol/L。肾功能不足以维持内环境稳定，临床表现除了有乏力、食欲减退、轻度贫血、夜尿增多外，还有轻度的代谢性酸中毒、钙磷代谢紊乱，但无其他并发症。

3. 肾衰竭期 又称尿毒症早期，肾单位减少 70% ~ 90%，Ccr 10 ~ 20 ml/min，Scr 450 ~ 707 μmol/L，BUN 17.9 ~ 28.6 mmol/L。有明显的消化道症状，乏力，中度以上贫血，内分泌紊乱，代谢性酸中毒，水、电解质平衡紊乱，钙磷代谢异常。

4. 肾衰竭终末期 又称尿毒症晚期，肾单位 < 10%，Ccr < 10 ml/min，Scr > 707 μmol/L，BUN > 28.6 mmol/L。患者常有严重的恶心、呕吐，重度贫血，代谢性酸中毒，水、电解质平衡紊乱，内分泌紊乱及全身各系统脏器受累所出现的各种临床表现。

一、临床表现

（一）消化道症状

本系统症状为最早最突出的表现。可有厌食、恶心、呕吐、腹泻等临床表现；可闻及口臭、带氨味，伴舌、口腔黏膜溃疡；可因胃肠浅表黏膜病变、消化道溃疡等引起消化道出血。

（二）心血管系统症状

1. 高血压　常有不同程度的血压增高，主要与水钠潴留导致血容量增多及肾素－血管紧张素－醛固酮系统活跃有关。高血压可引起左心室扩大、心力衰竭、动脉硬化，并继续加重肾损害。

2. 心力衰竭　是常见死因之一。主要与钠水潴留及高血压有关，部分可能与尿毒症性心肌病有关，表现为心脏扩大，传导阻滞、心律失常和心力衰竭等。听诊可闻及奔马律、双肺不等量的湿啰音。

3. 心包炎　主要见于透析不充分者（透析相关性心包炎），多表现为心前区剧痛、心包摩擦音，重者因心包积液发生心脏压塞危及生命。

4. 动脉粥样硬化　进展快，是主要死因之一。多表现为低密度、极低密度脂蛋白增高，高密度脂蛋白减少等。高脂血症的原因尚不明了，可能与清除减少有关。

（三）呼吸系统症状

酸中毒时呼吸深大。体液过多可引起肺水肿。代谢产物潴留可引起尿毒症性支气管炎、肺炎、胸膜炎等。临床表现为咳嗽咳痰、咯血、呼吸困难。典型胸部 X 片呈两侧肺门对称性蝴蝶形阴影，称尿毒症肺。

（四）血液系统症状

1. 贫血　肾衰竭早期多为轻至中度贫血，晚期为重度贫血。多呈正细胞、正色素性贫血，主要与促红细胞生成素（EPO）减少、红细胞寿命缩短、造血原料不足、毒素对骨髓的抑制、血透时失血等有关。

2. 出血倾向　常有鼻出血、牙龈出血、皮下瘀斑、消化道出血等。严重时可出现颅内出血、心包出血等。

3. 白细胞异常　白细胞趋化、吞噬和杀菌能力减弱，因而容易发生感染。部分患者粒细胞或淋巴细胞减少。

（五）神经、肌肉系统症状

早期疲乏、头晕、头痛、睡眠障碍、记忆力减退、注意力不集中，继而出现情感淡漠、抑郁、寡言、性格改变、定向障碍，严重者出现谵妄、幻觉、昏迷。可能与甲状旁腺激素分泌亢进、中分子物质（神经毒素）在体内蓄积有关。尿毒症脑病常表现为两上肢扑翼样震颤、肌肉阵挛、惊厥和癫痫样发作。周围神经病变常见下肢疼痛、灼痛或痛觉过敏，运动后消失，故患者常要活动下肢，称为不宁腿综合征。腱反射减弱或消失，最常见的是手套、袜套样分布的感觉缺失。肌肉主要表现为肌无力和肌萎缩，以近端肌受累较常见。

（六）皮肤症状

患者面色萎黄，色素沉着，皮肤干燥脱屑无光泽、弹性差。皮肤瘙痒也是常见症状，可能与尿毒症毒素、钙盐沉积在皮下、神经末梢有关。

（七）肾性骨病变

又称肾性骨营养不良症。因尿毒症而使骨骼发生改变，常见的有纤维性骨炎、骨软化症、骨质疏松症和骨硬化症，患者常有骨酸痛及行走不便。其发生与继发性甲状旁腺激素分泌亢进、活性维生素 D_3 缺乏和铝中毒、代谢性酸中毒、营养不良等有关。

（八）内分泌失调症状

肾素可正常或偏高，活性维生素 D_3 降低，EPO 降低。在肾脏降解的激素如胰岛素、胰高血糖素及甲状旁腺激素等的作用时间延长。性激素时常紊乱，性功能常有障碍，男性睾丸素、女性雌激素和孕激素水平常降低，闭经、不育或流产率高。

（九）免疫功能降低症状

细胞免疫和体液免疫功能均下降，前者更明显，可能为营养不良所致。由于免疫功能下降，机体抵抗力差，易合并呼吸系统、泌尿系统和皮肤感染。

（十）各种代谢障碍

1. 脱水与水肿 正常肾脏可对水代谢进行较大范围的调节，由于肾功能减退，其滤过、浓缩、稀释功能亦随之减退。早期可因肾小管浓缩功能减退而多尿，有时可超过 3000 ml/d；同时由于日间所产生的代谢产物不能完全排出，故夜尿增多。如患者出现感染发热、呕吐、腹泻或水摄入不足时，易发生脱水和血容量不足。晚期随着肾小球滤过功能进一步下降，出现少尿或无尿，若液体入量过多，不仅水肿加重，还会导致高血压、心力衰竭等。

2. 钠代谢障碍 长期低盐饮食、呕吐，腹泻、不适当的利尿可致低钠血症，水肿时常出现稀释性低钠血症。低钠主要表现为头晕、乏力、表情淡漠，重者血压降低甚至休克、昏迷。在 CRF 的晚期，肾失去调节钠的能力，常可见尿钠排出减少，如此时突然增加钠负荷会引起容量过多，发生高血压和充血性心衰。

3. 钾代谢障碍 早期由于每个残余肾单位、肠道都能排钾，如患者食欲减退、不恰当使用利尿剂，易发生低钾血症，临床表现为腹胀、恶心、快速性心律失常等。当 GFR 降至 20～25 ml/min 或更低时，肾脏排钾能力逐渐下降，此时易于出现高血钾，如钾摄入过多或发生酸中毒、感染、创伤、消化道出血时，更易出现高钾血症，临床表现出严重的心律失常，如传导阻滞，甚至可出现心脏停搏。

4. 代谢性酸中毒 为本病常见的临床表现，其严重程度与肾衰竭程度一致，发生代酸的主要原因有：①肾功能减退，体内代谢所产生的磷酸、硫酸、乙酰醋酸等酸性产物不能排出，使血阴离子间隙增加。②肾小管重吸收碳酸氢盐的能力下降，除肾小管本身功能减退外，

考点提示

慢性肾衰竭后期患者常出现的危急情况是高钾血症。

还与溶质性利尿、PTH 升高、高血钾时重吸收减少、细胞外液扩张、尿钠排出增多等有关。③肾小管泌氢功能下降，氢、钠交换功能下降，碳酸氢钠不能重吸收。④肾小管合成氨、排泄氢的能力减退。患者常表现为食欲不振、恶心、呕吐、乏力、腹痛、躁动，重者出现

深大呼吸、嗜睡，昏迷、血压下降、心力衰竭。

5. 钙磷代谢紊乱　主要表现为高磷低钙。当肾小球滤过率下降、尿磷排出减少，血磷浓度逐渐升高。磷在肠道结合钙排出，钙吸收减少，加之活性维生素 D_3 缺乏，造成低钙血症。低钙、高磷刺激 PTH 分泌，促使磷自骨中释放到细胞外液，钙磷乘积升高，促使磷酸钙沉积于软组织中，引起软组织钙化和肾性骨病。

6. 镁代谢紊乱　当 GFR > 30 ml/min 时，各种肾内外适应性改变可暂时维持镁平衡。当 GFR < 20 ml/min 时，由于肾排镁减少，常有轻度高镁血症，患者常无任何症状。但如仍使用含镁的药物，如含镁的抗酸药、泻药等，血镁浓度进一步升高，可引起嗜睡、言语障碍，再严重时可有血压下降、心动过缓、心跳骤停等。低镁血症也偶可出现，与镁摄入不足或过多应用利尿剂有关。

二、诊断与鉴别诊断

（一）诊断

典型病例诊断较易，困难在于 CRF 常隐匿起病，轻度症状不易引起注意，患者就诊时已属晚期。

1. 慢性肾衰竭及其程度　根据病史、临床表现及以下实验室和其他辅助检查等可诊断为慢性肾衰竭。依据慢性肾衰竭的分期作出分期诊断，必要时可进行肾活检。

（1）血液检查　血红蛋白多在 80 g/L 以下，重者可小于 40 g/L，随肾衰竭的程度，可表现为不同程度正细胞正色素性贫血。红细胞数及血细胞比容降低，血小板大多正常或轻度减少，感染或严重酸中毒时白细胞数可升高，红细胞沉降率多加快。血磷高、钙低，钠、钾、镁视病情不同，可有不同变化。二氧化碳结合力降低，pH 可 < 7.35，阴离子间隙增加。

（2）尿液检查　尿蛋白一般 + ~ + +，晚期肾硬化尿蛋白减少甚至阴性。尿沉渣镜检可查及不同程度红细胞、白细胞、上皮细胞、颗粒管型，发现粗大宽阔的蜡样管型对本病诊断有帮助。尿渗透压降低，比重低而固定。

（3）肾功能检查　见慢性肾衰竭分期。

（4）其他检查　腹部平片、CT 均显示肾脏体积小于正常，尿路摄片可了解有无尿路梗阻和结石。B 超显示双侧肾脏体积小于正常，部分包膜不光整，结构回声紊乱。同位素肾图显示低平无功能曲线。

2. 原发病诊断　多数有明确的肾病史，结合临床表现特点则可诊断。少数无明确的肾损害病史，当肾衰表现重而突出，掩盖了原发病症状与体征时，应及时做相关检查，明确并有效地处理尚具有治疗意义的原发病，使肾功能得到根本改善。

3. 寻查导致肾损害加重的危险因素　见发病机制。

（二）鉴别诊断

1. 急性肾衰竭　部分患者肾病起病隐匿，遇到应激状态时可使慢性肾衰竭突然加剧，需与急性肾衰竭相鉴别。多数情况下鉴别不难，根据患者的病史即可作出诊断。当患者病史欠详时，可借助 B 超、CT 等影像学检查或肾图检查结果来帮助诊断，如双肾明显缩小、肾图显示慢性病变等均支持 CRF 的诊断。

2. 原发于各系统疾病的症状　慢性肾衰各系统表现并无特征性，一旦缺乏肾病史且以某一系统症状为突出表现时，易做出局限于某一系统疾病的诊断，如高血压、贫血、心包炎、上消化道出血等。

三、病因和发病机制

（一）病因

凡能引起肾的结构和功能破坏的疾病，均可导致慢性肾衰竭。常见的病因有：①慢性肾炎；②血管性肾病变，如肾血管性高血压、肾小动脉硬化等；③感染性肾病，如肾结核、慢性肾盂肾炎等；④梗阻性肾病；⑤遗传性肾病；⑥中毒性肾病；⑦代谢所致的肾损害，如糖尿病、痛风等；⑧全身性疾病所致的肾损害，如系统性红斑狼疮、多发性骨髓瘤等。

国外常见的病因依次为：糖尿病肾病、高血压肾病、肾小球肾炎、多囊肾等；我国常见的病因依次为：肾小球肾炎、高血压性肾病、糖尿病肾病、多囊肾、梗阻性肾病等。

（二）发病机制

慢性肾衰竭的发病机制非常复杂，针对慢性肾脏病的进展，CRF 的发病机制历年来提出许多学说，但尚无一种学说能完整地解释其全部发病过程。近年来学者对引起肾脏功能进行性减退的因素做了大量研究，加深了对 CRF 发生机制的认识，已有的学说得以不断的补充和纠正。

1. 健存肾单位学说（intact nephron hypothesis）　持续性肾实质损害造成肾衰竭时，大部分肾单位被毁损而丧失功能，剩余"健存"肾单位的肾小球血流动力学发生变化，出现代偿性肾小球内高血流量、高灌注压、高滤过。这种代偿可引起肾小球上皮细胞足突融合，系膜细胞和基质显著增生，肾小球肥大，继而硬化；"三高"机械性损伤亦可使血管内皮细胞完整性遭受破坏，肾小球内微血栓、微血管瘤形成，损害肾小球使其进一步硬化；基底膜通透性改变，蛋白尿增加可损伤肾小管实质。这种变化最终导致一批"健存"肾单位丧失功能，进一步加重其他残余肾单位负担。健存肾单位逐渐减少，肾功能逐渐减退，当 GFR 降至正常的 25% 以下时，便出现肾衰竭的临床表现，发展成为尿毒症。

2. 矫枉失衡学说（trade - off hypothesis）　为了纠正因肾功能减退后所引起的一些病理现象，机体往往产生一种代偿性反应，但这种反应又可使机体受到新的损害。如慢性肾衰可导致低血钙、高血磷，为了矫正磷潴留，甲状旁腺分泌 PTH 亢进，以促进尿磷排泄。但肾衰时肾排磷能力有限，若机体分泌 PTH 持续增加，久之则易发生继发性甲状旁腺功能亢进，引起骨质脱钙、肾性骨病、转移性钙化和周围神经病变等。

3. 肾小管高代谢学说　在 CRF 进展过程中，残余肾单位肾小管耗氧量增加，为正常时的 3 倍。肾小管高代谢可引起残余肾单位内氧自由基生成增多，自由基清除剂生成减少，脂质过氧化作用增强，从而导致细胞、组织损伤，使肾单位损害进一步加重。

4. 尿毒症症状的产生　是各种致病因素，如水、电解质及酸碱平衡失调、内分泌紊乱、代谢产物潴留等综合作用的结果。潴留的代谢产物可统称为尿毒症毒素，包括：①小分子物质：指分子量 <500 道尔顿的物质，如肌酐、尿素、胺类、胍类（甲基胍、胍基琥珀酸）和酚类（肠道细菌代谢产物）。②中分子物质：指分子量 500～5000 道尔顿的物质，主要是许多激素、多肽、结合的芳香族氨基酸等。③大分子物质：指分子量 5000～50000 道尔顿

的物质，包括内分泌素如胰岛素、胰高血糖素、生长激素、PTH、肾素、促肾上腺皮质激素等。

加快慢性肾衰竭进展的危险因素

加快慢性肾衰竭进展的危险因素包括：①原发病未能控制：如原发性肾小球疾病、糖尿病、高血压、系统性红斑狼疮、过敏性紫癜等。②诱因：创伤、休克、感染、血容量不足、DIC、尿路梗阻、肾毒性药物、急性应激状态等均可加重肾损害。③高蛋白，高磷饮食。

近年来研究证实，生长因子、细胞因子的表达增加，刺激肾间质成纤维细胞增殖，最终导致肾间质纤维化也是肾功能恶化的重要因素之一。

四、处理措施

（一）一般治疗

1. 休息 肾功能代偿良好，肾衰表现轻微时，患者可适当工作，但应避免过度劳累、受寒，预防感染，需定期进行尿液和肾功能检查。肾功能失代偿期患者应休息。

2. 饮食疗法 给予高热量、富含维生素、低蛋白易消化饮食。

（1）限制蛋白质摄入 低蛋白饮食能使血尿素氮水平下降，尿毒症症状减轻，有利于降低血磷和减轻酸中毒。供给的蛋白质应是富含必需氨基酸的高生物价优质蛋白，如鸡蛋、瘦肉、牛奶等，少食如花生及其制品等富含非必需氨基酸的植物蛋白食物。米、面、豆类摄入也应减少，可以麦淀粉、蔬菜（白菜、甘薯、南瓜）等充饥。蛋白质的摄入量应根据患者的 GFR 来调节，当 GFR < 50 ml/min 时，即应开始限制蛋白质的摄入，且要求饮食中 60% 以上的蛋白质为富含必需氨基酸的蛋白；GFR > 20 ml/min 时，每日摄入蛋白质约 0.7 g/kg（40 g）；GFR 为 10～20 ml/min 时，每日摄入蛋白质约 0.6 g/kg（35 g）；GFR 为 5～10 ml/min 时，每日摄入蛋白约 0.4 g/kg（25 g）；GFR < 5 ml/min 时，每日摄入蛋白质约 0.3 g/kg（20 g），此时患者需应用必需氨基酸或 α－酮酸制剂疗法。长期低蛋白饮食患者，必要时可静脉输注白蛋白，以防发生蛋白质营养不良症。

（2）高热量摄入 用以减少蛋白质的分解。主要由碳水化合物和脂肪供给。热量按 30 kcal/kg 给予，可适当给予食用植物油和食糖，并可进食芋头、马铃薯、苹果等。注意补充水溶性维生素，尤其是富含维生素 C、维生素 B 族和叶酸的食物，并根据病情需要补充矿物质和微量元素如铁、锌。

（二）对症治疗

1. 消化道症状 对恶心、呕吐患者，应积极处理电解质紊乱，纠正酸中毒，限制蛋白质摄入，并予以吗丁啉（多潘立酮）、甲氧氯普胺口服，重者可肌注氯丙嗪 12.5～25 mg。并发溃疡病、上消化道出血者给予相应处理。

2. 心血管系统症状

（1）高血压 多数是容量依赖性，清除水、钠潴留后，血压多可恢复正常。务必使血压控制在 130/80 mmHg 以下，如尿蛋白 > 1 g/d，则更应严格降压，降至 120/70 mmHg 以下。降压不宜太快，以免降低肾血流量和肾小球滤过率。降压药可选用：①依那普利或卡托普利等 ACEI 制剂为首选，可降低全身血压和肾小球内高压力，并延缓肾功能减退。但 ACEI 可使血钾、血肌酐升高，故当血肌酐 > 354 μmol/L 时，不宜使用。②硝苯地平 10 ~ 30 mg，3 ~ 4 次/天。③哌唑嗪 1 ~ 5 mg，1 ~ 3 次/天。④普萘洛尔，必要时可联合使用。⑤出现高血压危象时，可使用酚妥拉明 0.1 ~ 2 mg/min 静脉推注或滴注。

（2）心力衰竭　使用洋地黄制剂宜选用快速短效，以减少蓄积中毒的危险；也可使用血管扩张剂，降低心脏前后负荷；利尿剂不能奏效的高容量性心力衰竭应尽早透析治疗。

（3）心律失常、心包炎　心律失常多由电解质紊乱和酸中毒所致，故应在纠正以上因素的同时给予抗心律失常治疗。心包炎患者应限制钠、水摄入，强调早期透析治疗。

3. 血液系统症状　轻度贫血者可补充造血原料，如铁剂、叶酸等；重度贫血者可输入少量新鲜血或红细胞。重组人红细胞生成素（EPO）对肾性贫血有良好的疗效。一般用量为 50 U/kg，每周 3 次，静脉注射或皮下注射，2 周后增加至 75 U/kg，待血红蛋白和血细胞比容接近正常时，改为维持用量 50 ~ 100 U/kg，每周 2 次。一般用药 10 天外周血网织红细胞增加，4 周内血红蛋白和血细胞比容增加。为使 EPO 充分发挥作用，应补足铁、叶酸。EPO 的不良反应主要是高血压、头痛、癫痫样发作、肌痛等，严格控制血红蛋白和血细胞比容的上升水平可减少不良反应。

4. 肾性骨营养不良症　纠正钙、磷失调，口服骨化三醇，从 0.25 μg/d 逐渐增加至 0.5 ~ 1 μg/d，用药过程中注意血磷、血钙水平，防止钙磷乘积 ≥ 70。甲状旁腺次全切除术对肾性骨病和转移性钙化有效。

5. 神经精神症状　经纠正水、电解质紊乱和酸碱平衡失调后，神经精神症状大多可减轻或缓解。抽搐时可静脉注射地西泮、苯妥英钠，但最终须行透析疗法终止相关临床表现。

6. 感染　合并感染时，应及时使用恰当的抗生素，选择抗生素时宜选用肾毒性最小的药物，根据肾功能情况合理调整用药剂量和给药间期。同时还应注意药品的含钠含钾量。

7. 纠正水、电解质及酸碱平衡失调

（1）水、钠平衡失调的治疗　水钠失衡极易引起肾功能恶化。无明显的钠水潴留、少尿、无尿、心力衰竭、高血压者，钠摄入仅作适当限制即可。如有明显少尿或水钠潴留者，应限制水、钠摄入量，钠摄入 2 ~ 3 g/d。可用袢利尿剂，常用呋塞米，必要时也可用山梨醇 30 ml 口服。对严重钠水潴留造成危险状态时，可进行紧急透析脱水。高钠血症多系脱水引起，轻度脱水仅需口服补液，重度脱水需静脉补充，但勿过量，补液量以前一日尿量加 500 ml 为宜。轻度低钠可增加盐摄入量（4 ~ 6g/d），当血钠 < 120 mmol/L，可予 3% 的氯化钠 200 ml 静脉滴注，以后视血钠浓度，调整补钠量。

（2）低钾与高钾血症的治疗　轻度低钾，口服钾盐或含钾丰富的食物，严重低钾需静脉补充，补钾浓度勿超过 3%。高钾者应限制含钾量高的食物，如橘子、香蕉、葡萄、萝卜、白菜等的摄入；纠正诱发高钾血症因素，如酸中毒、药物、感染等。如血钾 > 6.5 mmol/L，可用以下措施纠正：①10% 葡萄糖酸钙 20 ml，稀释后缓慢静脉注射。②5% 碳酸氢钠 100 ml 静脉推注，5 分钟推完。③静脉注射 25% ~ 50% 葡萄糖液，同时皮下注射胰岛素 6 ~ 12 U。若仍有高钾，应透析治疗。

（3）高磷血症与低钙血症的治疗　防治继发性甲状旁腺激素亢进和肾性骨病的最好方

法是肾衰竭早期防治高血磷。限制含磷高的食物摄入，每天不超过 600 mg；口服氢氧化铝凝胶 15 ml，每日 3 次，增加肠道排磷，因可发生铝中毒，仅短期使用。或口服碳酸钙 2 g，每日 3 次，降血磷、补钙、纠正酸中毒。轻度低钙无症状时可口服碳酸钙或乳酸钙，3 ~ 6 g/d，分 2 ~ 3 次口服，有低钙抽搐时，可缓慢注射 10% 葡萄糖酸钙 10 ~ 30 ml。口服活性维生素 D_3 0.25 ~ 0.5 μg/d，可较快升高血钙，但应注意监测血钙、磷浓度，以防过量。

（4）代谢性酸中毒的治疗　如二氧化碳结合力在 15.6 ~ 20 mmol/L，可口服碳酸氢钠 1 ~ 6 g/d。如二氧化碳结合力 < 13.5 mmol/L，伴有深大呼吸或神志障碍时，按 5% 碳酸氢钠 0.5 ml/kg 可提高二氧化碳结合力 1 mmol/L 计，纠正至 17.1 mmol/L 即可。

（四）其他治疗

1. 血液净化疗法　慢性肾衰竭患者，当血肌酐 > 707 μmol/L，开始出现尿毒症症状时，便应行透析治疗，包括血液透析和腹膜透析。

2. 肾移植　移植肾可由尸体或亲属提供，选择供肾者要在 ABO 血型配型和 HLA 配型合适的基础上进行。肾移植后长期需用免疫抑制剂，以防排斥反应。成功的肾移植可恢复正常的肾功能，包括内分泌和代谢功能，使患者几乎完全康复。但目前肾移植仍受诸多因素的制约，如肾脏来源困难、费用昂贵、长时间使用免疫抑制剂导致患者免疫功能低下，易发生感染等。故目前肾移植在我国尚难普及。

五、健康教育

慢性肾功能不全患者应早期普查此疾病的发生、发展和预后知识，使患者积极配合医生科学治疗；加强心理支持，树立信心，增强自我保健意识，适当运动，提高机体抵抗力，预防感染，勿使用有肾毒性的药物，定期复查肾功能。已有肾功能减退者，则应加强监测，合理饮食与用药，对需要血透患者做好血透知识的宣教，避免肾脏病变的加重，延缓肾衰竭的发生和发展。

本章小结

ARF 有广义和狭义之分，广义的 ARF 分为肾前性、肾实质性和肾后性三类。狭义的 ARF 是指急性肾小管坏死，需早期诊断、及时干预，从而最大限度减轻肾脏损伤、促进肾功能恢复。

慢性肾脏病未能及时有效诊治，易发展为慢性肾功能不全，最终出现尿毒症。延缓慢性肾脏病的进展首先积极治疗原发病，其次要针对其进展的危险因素进行干预。

目标检测

扫码"练一练"

一、单项选择题

【A1/A2 型题】

1. 下列属于肾衰竭期的是

A. Ccr > 50 ml/min 　　　　　　B. Ccr 40 ~ 50 ml/min

C. Ccr 30 ~ 40 ml/min 　　　　　D. Ccr 20 ~ 30 ml/min

E. Ccr 10 ~ 20 ml/min

2. 急性肾衰竭患者少尿期或无尿期出现水中毒的主要原因是

A. 碱中毒 　　　　　　　　　　B. 钠潴留

C. 抗利尿激素增加 　　　　　　D. 酸中毒

E. 未严格限制水钠的摄入

3. 在急性肾衰竭患者少尿期或无尿期，需紧急处理的电解质失调是

A. 高钠血症 　　　　　　　　　B. 低钾血症

C. 高钙血症 　　　　　　　　　D. 高钾血症

E. 高磷血症

4. 慢性肾功能不全恶化的常见诱因，应除外的是

A. 失血 　　　　　　　　　　　B. 感染

C. 心力衰竭 　　　　　　　　　D. 血钙过低

E. 呕吐伴腹泻

5. 急性肾衰竭少尿期时引起高钾血症的原因有

A. 摄入含钾多的食物 　　　　　B. 排钾减少

C. 静脉内滴注大剂量青霉素钾盐 　D. 输入库存血

E. 以上均是

6. 肾前性肾衰竭的病因是

A. 大出血、休克 　　　　　　　B. 输尿管结石

C. 前列腺增生 　　　　　　　　D. 慢性肾炎

E. 肾小管损伤

7. 无尿期后如出现多尿期，24 小时尿量增加至

A. 100 ml 以上 　　　　　　　B. 200 ml 以上

C. 400 ml 以上 　　　　　　　D. 600 ml 以上

E. 800 ml 以上

8. 急性肾衰竭少尿期最常见的血镁、磷、钙代谢异常是

A. 高镁、高磷、低钙 　　　　　B. 高镁、高磷、高钙

C. 高镁、低磷、高钙 　　　　　D. 低镁、低磷、低钙

E. 低镁、低磷、高钙

9. 女，64 岁，急性肾衰竭，血钾 6.8 mmol/L，下列治疗错误的是

A. 10% 氯化钾 20 ml 静脉滴注

B. 50% 葡萄糖液 50 ~ 100 ml 加普通胰岛素 6 ~ 12 U 缓慢静脉注射

C. 口服钠型树脂 15 g，每日 3 次

D. 5% 碳酸氢钠溶液 100 ml，缓慢静脉滴注

E. 10% 葡萄糖酸钙 10 ~ 20 ml 缓慢静脉注射

10. 我国慢性肾衰竭最常见的病因为

A. 糖尿病肾病 　　　　　　　　B. 双侧输尿管结石

C. 慢性肾小球肾炎   D. 高血压肾病

E. 狼疮肾炎

11. 尿毒症患者可表现内分泌紊乱，但下列不正确的是

A. 活性维生素 D_3 降低   B. 性腺功能减退

C. 红细胞生成素减少   D. 糖皮质激素减少

E. 甲状旁腺功能亢进

12. 尿毒症患者纠正代谢性酸中毒时出现手足搐搦的原因是

A. 低钾血症   B. 高钾血症

C. 血中游离钙降低   D. 尿毒症脑病

E. 肾性骨病变

13. 慢性肾衰竭后期患者常出现的危急情况是

A. 尿毒症脑病   B. 感染

C. 肺水肿   D. 少尿、高血钾

E. 脱水

14. 引起肾后性急性肾衰竭的原因是

A. 急性肾小球肾炎   B. 慢性肾小球肾炎

C. 泌尿道结石   D. 系统性红斑狼疮

E. 过敏性紫癜

15. 慢性肾功能不全继发甲状旁腺功能亢进患者应给予

A. 血液透析   B. 磷结合剂

C. 促红细胞生成素   D. 钙通道阻滞剂

E. 糖皮质激素

16. 在慢性肾衰竭与尿毒症患者的饮食中，下列错误的是

A. 高热量饮食   B. 适量矿物质与微量元素

C. 高必需氨基酸   D. 高蛋白饮食

E. 低磷饮食

17. 下述不是造成肾性贫血的原因是

A. 促红素生成减少   B. 毒性物质使红细胞破坏增加

C. 消化道铁吸收增多   D. 毒性物质抑制红细胞生成

E. 出血

18. 慢性肾衰竭代谢性酸中毒，应给予

A. 促红细胞生成素   B. 氢氧化铝凝胶

C. 碳酸氢钠   D. 多潘立酮

E. 叶酸

19. 慢性肾衰竭临床表现中最早最突出的症状是

A. 贫血   B. 心肌梗死

C. 肺水肿   D. 胃肠道症状

E. 感染

20. 尿毒症患者的心血管并发症中较少见的是

A. 高血压   B. 动脉粥样硬化

C. 心力衰竭   D. 心内膜炎

E. 心包炎

21. 下列与肾功能密切相关，可反映肾小球滤过率的是

A. 尿红细胞   B. 管型

C. 血尿酸   D. 内生肌酐清除率

E. 尿蛋白

22. 女性，37 岁，BP 162/96 mmHg，Hb 80 g/L，蛋白 + +，颗粒管型 2 ~ 3 个/HP，BUN 10.2 mmol/L，Cr 234 μmol/L。对该患者不宜采取

A. 低磷饮食   B. 高蛋白饮食

C. 高钙饮食   D. 根据尿量多少适当限水

E. 低钠饮食

23. 女性，44 岁，慢性肾炎病史 5 年，恶心、呕吐，气喘 2 周，BP 170/110 mmHg，颈静脉怒张，双肺底闻及湿啰音，血 BUN 28.9 mmol/L，血肌酐 758 μmol/L，血钾 7.2 mmol/L，最宜采用

A. 呋塞米静注   B. 0.9% 氯化钠静脉滴注

C. 葡萄糖酸钙静脉推注   D. 血液透析

E. 硝普钠静脉滴注

24. 女性，36 岁，反复水肿，血压高 3 年，近日气喘明显，深大呼吸，双肺呼吸音清晰，未闻及啰音，心率 87 次/分，节律整齐。血肌酐 480 μmol/L，气喘最可能的原因是

A. 支气管炎   B. 肺炎

C. 代谢性酸中毒   D. 心功能不全

E. 糖尿病

25. 男性，42 岁，尿少 3 周，夜间不能平卧 4 天。有 10 年慢性肾炎史。入院查 BP 180/100 mmHg，Hb 62 g/L，二氧化碳结合力 15 mmol/L，血肌酐 853 μmol/L，入院当晚出现气促，心率 134 次/分，双肺底可闻及少许水泡音，最佳的处理方法是

A. 硝普钠静脉滴注   B. 紧急血液透析

C. 大量利尿剂   D. 心肺复苏

E. 西地兰静脉推注

二、思考题

男性，67 岁，糖尿病史 10 年，出现蛋白尿及高血压 5 年，2 个月前出现恶心，呕吐，伴双下肢水肿。实验室检查：Scr 768 μmol/L，CO_2CP l6.5 mmol/L，K^+ 6.7 mmol/L，血糖 16.3 mmol/L，曾行胆囊切除术。

（1）该患者目前的肾功能分期是哪期？

（2）患者肾功能减退的最大可能原因是什么？

（3）患者最佳治疗措施是什么？

（刘 彦）

第九章　泌尿生殖系统感染

📚 **学习目标**

1. **掌握**　尿路感染、前列腺炎及肾结核的临床表现、诊断、治疗。
2. **熟悉**　尿路感染和肾结核的病因、病理的鉴别诊断。
3. **了解**　尿路感染的分类、前列腺炎的分型。
4. 能运用临床思维方法对泌尿生殖系感染患者进行诊断和鉴别诊断，并做出正确处理。
5. 能够在诊疗过程中表现出对患者的同情与关爱，具有较强的责任心、安全意识和法律意识。

第一节　尿路感染

扫码"学一学"

👉 **案例导入**

男性，65岁。因间断尿频、尿急、尿痛、腰痛和发热32年，再发加重2天入院。患者32年前因骑跨伤后"下尿路狭窄"，间断发作尿频、尿急、尿痛，有时伴腰痛、发热，经抗炎和对症治疗后好转，平均每年发作1~2次。入院前2天无明显诱因发热达38℃~39℃，无寒战，伴腰痛、尿频、尿急、尿痛，无肉眼血尿，无水肿，自服诺氟沙星无效，为进一步诊治入院。发病来饮食可，大便正常，睡眠好，体重无明显变化。既往47年前患"十二指肠溃疡"，经治疗已愈，无结核病密切接触史，无药物过敏史。查体：T 38.9℃，P 120次/分，R 20次/分，BP 120/80 mmHg。急性热病容，无皮疹，浅表淋巴结未触及，巩膜不黄，眼睑不肿，心肺无异常，腹平软，下腹部轻压痛，无肌紧张和反跳痛，肝脾未触及，双肾区叩痛（+），双下肢不肿。实验室检查：血 Hb 132 g/L，WBC 28.9×10^9/L，中性分叶86%，杆状5%，淋巴9%；尿蛋白（+），WBC 多数/HP，可见脓球和白细胞管型，RBC 5~10/HP。

问题：

1. 该诊断及诊断依据是什么？
2. 治疗原则是什么？

尿路感染（urinary tract infection，UTI），简称尿感，是指尿路因各种病原微生物入侵繁殖而引起的泌尿系统炎症，可有或没有临床症状。本节主要叙述由细菌感染所引起的尿路感染。

根据感染发生部位不同，分为上尿路感染和下尿路感染，前者为肾盂肾炎，后者为膀胱炎、尿道炎。根据有无尿路功能或解剖结构的异常，可分为复杂性、非复杂性尿感。复杂性尿感多伴有尿路梗阻、引流不畅、结石、畸形及膀胱输尿管反流等结构或功能的异常；非复杂性尿感则不伴有上述情况。

一、临床表现

（一）膀胱炎

主要表现为尿频、尿急、尿痛、排尿不适、下腹部疼痛等，可出现血尿。一般无发热、畏寒等全身症状。

（二）急性肾盂肾炎

常见于育龄女性。急性起病，常有全身症状如发热、寒战、头痛、恶心、呕吐、腰痛等，并有尿路感染症状。体格检查可发现肋脊角或输尿管点压痛及叩击痛。

（三）慢性肾盂肾炎

临床表现复杂，急性发作时患者症状明显，类似急性肾盂肾炎。病程一般大于半年并出现肾小管功能受损表现，如夜尿增多、低比重尿等。肾组织纤维化和小动脉硬化导致肾缺血，可引起高血压。病情持续可发展为慢性肾衰竭。

（四）无症状细菌尿

患者完全无临床症状，但尿培养有真性菌尿。常见于女性、尿路器械检查后或原有慢性肾脏疾病并发尿路感染者。

（五）并发症

尿路感染如能及时治疗，并发症很少；但伴有糖尿病和（或）存在复杂因素的肾盂肾炎未及时治疗或治疗不当可出现下列并发症。

1. 肾乳头坏死　是指肾乳头及其邻近肾髓质缺血性坏死，常发生于伴有糖尿病或尿路梗阻的肾盂肾炎，为其严重并发症。主要表现为寒战、高热、剧烈腰痛或腹痛和血尿等，可同时伴发革兰阴性杆菌败血症和（或）急性肾衰竭。静脉肾盂造影（IVP）可见肾乳头区有特征性"环形征"。

2. 肾周围脓肿　为严重肾盂肾炎直接扩展而致，多有尿路结石、糖尿病等易感因素。致病菌常为大肠埃希菌。除原有症状加剧外，常出现明显的单侧腰痛，且在向健侧弯腰时疼痛加剧。超声波、X线腹部平片、CT等检查有助于诊断。

二、诊断与鉴别诊断

（一）诊断

依据患者有尿路刺激征、感染中毒症状、腰部不适等，结合以下辅助检查，尿路感染诊断不难。

1. 尿常规检查　可有白细胞尿、血尿、蛋白尿。尿沉渣镜检白细胞超过 5 个/HP 称为白细胞尿，对尿路感染诊断意义较大。部分尿感患者有镜下血尿，尿沉渣镜检红细胞数多为3~10 个/HP，呈均一性红细胞尿，极少数急性膀胱炎患者可出现肉眼血尿；蛋白尿多为阴性～微量。部分肾盂肾炎患者尿中可见白细胞管型。

2. 细菌学检查　确立尿路感染诊断主要依靠细菌性检查。

（1）尿沉渣细菌检查　清洁中段尿沉渣涂片，革兰染色用油镜或不染色用高倍镜检查，计算 10 个视野细菌数，取其平均值，若每个视野下可见 1 个或更多细菌，提示尿路感染。

（2）细菌培养　可采用清洁中段尿、导尿及膀胱穿刺尿做细菌培养，其中膀胱穿刺尿培养结果最可靠。中段尿细菌定量培养 $\geq 10^5/ml$，称为真性菌尿，可确诊尿路感染；尿细菌定量培养 $10^4 \sim 10^5/ml$，为可疑阳性，需复查；如 $< 10^4/ml$，可能为污染。耻骨上膀胱穿刺尿细菌定性培养有细菌生长，即为真性菌尿。

> 📖 **知识链接**
>
> ### 尿细菌定量培养出现假阴性或假阳性的原因
>
> 　　假阴性主要原因为：①近 7 天内使用过抗生素；②尿液在膀胱内停留时间不足 6 小时；③收集中段尿时，消毒药混入尿标本内；④饮水过多，尿液被稀释；⑤感染灶排菌呈间歇性等。
>
> 　　假阳性主要原因为：①中段尿收集不规范，标本被污染；②尿标本在室温下存放超过 1 小时才进行接种；③检验技术错误等。

（3）化学性检查　现在常用亚硝酸盐还原试验，依据大肠埃希菌等革兰阴性细菌可使尿内硝酸盐还原为亚硝酸盐，此法诊断尿路感染的敏感性 70% 以上，特异性 90% 以上。一般无假阳性，但球菌感染可出现假阴性。该方法可作为尿感的过筛试验。

3. 血液检查

（1）血常规　急性肾盂肾炎时血白细胞常升高，中性粒细胞多，核左移。血沉可增快。

（2）肾功能检查　慢性肾盂肾炎肾功能受损时可出现肾小球滤过率下降，血肌酐升高。

4. 影像学检查　影像学检查如 B 超、X 线腹平片、静脉肾盂造影（intravenous pyelography，IVP）、排尿期膀胱输尿管反流造影、逆行性肾盂造影等，目的是为了解尿路情况，及时发现有无尿路结石、梗阻、反流、畸形等导致尿路感染反复发作的因素。尿路感染急性期不宜做静脉肾盂造影，可做 B 超检查。对于反复发作的尿路感染或急性尿路感染治疗 7～10 天无效的女性应行 IVP。男性患者无论首发还是复发，在排除前列腺炎和前列腺肥大之后均应行尿路 X 线检查以排除尿路解剖和功能上的异常。

凡是有真性细菌尿者，均可诊断为尿路感染。无症状性细菌尿的诊断主要依靠尿细菌学检查，要求两次细菌培养均为同一菌种的真性菌尿。当女性有明显尿频、尿急、尿痛，尿白细胞增多，尿细菌定量培养 $\geq 10^5/ml$，并为常见致病菌时，可拟诊为尿路感染。

（二）鉴别诊断

不典型尿路感染要与下列疾病鉴别。

1. 发热性疾病（如流感、疟疾、伤寒等）　当尿路感染急性发热等全身感染症状突出，而尿路症状不明显时，易于这些发热性疾病混淆。但详细询问病史，作尿沉渣及细菌学检查，鉴别不难。

2. 尿道综合征　患者有尿路刺激症状，但多次检查均无真性细菌尿。部分可能由于膀胱括约肌与逼尿肌功能不协调、妇科或肛周疾病、神经焦虑等引起，也可能是衣原体等非细菌感染造成。

3. 肾结核　本病膀胱刺激症状更明显，一般抗生素治疗无效，尿沉渣可找到抗酸杆菌，尿培养结核分枝杆菌阳性，而普通细菌培养为阴性。静脉肾盂造影可发现肾实质虫蚀样缺损等表现，抗结核治疗有效。

4. 慢性肾小球肾炎　多为双侧肾脏受累，且肾小球功能受损较肾小管功能受损突出，并常有较明确蛋白尿、血尿和水肿病史。

三、病因与病理

（一）病原微生物

尿路感染最常见致病菌为革兰阴性杆菌，其中以大肠埃希菌最多见，其次为变形杆菌、克雷伯杆菌等。仅少数为革兰阳性细菌如葡萄球菌引起。大肠埃希菌最常见于无症状性细菌尿、非复杂性尿路感染，或首次发生的尿路感染。医院内感染、复杂性或复发性尿感、尿路器械检查后发生的尿感，则多为克雷伯杆菌、变形杆菌、粪链球菌和铜绿假单胞菌所致。此外，结核分枝杆菌、腺病毒、衣原体、真菌等也可导致尿路感染。

（二）发病机制

1. 病原体的致病力　病原体进入尿路后，能否引起尿感，与其致病力有很大关系。以大肠埃希菌为例，仅有少数菌株能引起症状性尿感，如 O、K 和 H 血清型菌株，通过菌毛将菌体附着于上皮细胞而致病。

2. 感染途径　上行感染是最常见感染途径约占尿路感染的 95%。少数患者通过血行感染、直接感染和淋巴道感染发病。

3. 机体防御功能　正常情况下，进入膀胱的细菌很快被清除，是否发生尿路感染除与细菌的数量、毒力有关外，还取决于机体的防御功能。包括排尿的冲刷作用，尿液中高浓度尿素、酸性环境，尿道和膀胱黏膜的抗菌能力，前列腺分泌物中的抗菌成分等。

4. 易感因素　尿路梗阻，膀胱输尿管反流，机体免疫力低下，妊娠，泌尿系统结构异常，医源性因素及遗传因素等均可使尿路感染发生的危险性增加。

（三）病理

急性膀胱炎的病理变化主要是膀胱黏膜充血、水肿及炎症细胞浸润，重者可有点状或片状出血。慢性膀胱炎主要表现为膀胱黏膜增生或萎缩，并有纤维增生，引起膀胱容量减少。

考点提示

　　单纯性尿路感染好发于女性，尤其是性生活活跃期绝经后女性。

急性肾盂肾炎可单侧或双侧肾脏受累。肉眼观，体积增大，表面有大小不等的黄白色脓肿，其周围有充血带，病灶可相互融合形成较大脓肿。镜下观，肾盂黏膜充血、水肿，大量中性粒细胞浸润，肾间质可见大小不等脓肿，可破入肾小管，肾小管腔内可见中性粒细胞和脓细胞，肾小球病变不明显。慢性肾盂肾炎双侧肾脏病变常不一致。肉眼观，肾脏体积缩小，形状不规则，出现瘢痕，肾皮、髓质界限不清，肾乳头萎缩，肾盂黏膜粗糙，肾盂和肾盏因瘢痕收缩而变形。镜下观，为肾小管和间质的慢性非特异性炎症，肾盂和肾盏黏膜可见慢性炎细胞浸润和纤维组织增生，肾内细动脉和小动脉发生玻璃样变和硬化。

四、处理措施

（一）一般治疗

急性期注意休息，多饮水，勤排尿。发热者给予易消化、高热量、富含维生素饮食。膀胱刺激征和血尿明显者，可口服碳酸氢钠片 1g，每日 3 次，以碱化尿液、缓解症状、抑制细菌生长。尿路感染反复发作者应积极寻找病因，及时祛除诱发因素。

（二）病因治疗

抗感染药物应用原则：①选用致病菌敏感的抗生素。无病原学结果前，一般首选对革兰阴性杆菌有效的抗生素，尤其是首发尿感。治疗 3 天症状无缓解者，应按药敏结果调整用药。②抗生素在尿和肾内的浓度要高。③选用肾毒性小、不良反应少的抗生素。④单一药物治疗失败、严重感染、混合感染或耐药菌株出现时应联合用药。⑤对不同类型的尿路感染给予不同治疗时间。

1. 急性膀胱炎 包括单剂量疗法和短疗程疗法。

（1）单剂量疗法 常用磺胺甲基异噁唑 2.0 g、甲氧苄啶 0.4 g，碳酸氢钠 1.0 g，1 次顿服（简称 STS 单剂）；氧氟沙星 0.4 g，一次顿服；阿莫西林，3.0 g，一次顿服。

（2）短疗程疗法 目前更推荐此法，与单剂量疗法相比，短疗程疗法更有效；耐药性并无增高；可减少复发，增加治愈率。可选用磺胺类、喹诺酮类、半合成青霉素或头孢类等抗生素，任选一种药物，连用 3 天，约 90% 的患者可治愈。

停服抗生素 7 天后，需进行尿细菌定量培养。如结果阴性表示急性细菌性膀胱炎已治愈；如仍有真性细菌尿，应继续给予 2 周抗生素治疗。对于妊娠妇女、老年患者、糖尿病患者、机体免疫力低下及男性患者不宜使用单剂量及短程疗法，应采用较长疗程。

2. 肾盂肾炎 首次发生的急性肾盂肾炎的致病菌 80% 为大肠埃希菌，在留取尿细菌检查标本后应立即开始治疗，首选对革兰阴性杆菌有效的药物。72 小时显效者无须换药；否则应按药敏结果更改抗生素。病情较轻者可在门诊口服药物治疗，疗程 10～14 天。常用药物有喹诺酮类（如氧氟沙星 0.2 g，每日 2 次；环丙沙星 0.25 g，每日 2 次）、半合成青霉素类（如阿莫西林 0.5 g，每日 3 次）、头孢菌素类（如头孢呋辛 0.25 g，每日 2 次）等。治疗 14 天后，通常 90% 可治愈。如尿菌仍阳性，应参考药敏试验选用有效抗生素继续治疗 4～6 周。严重感染全身中毒症状明显者需住院治疗，应静脉给药。常用药物，如氨苄西林 1.0～2.0 g，Q 4h；头孢噻肟钠 2.0 g，Q 8 h；头孢曲松钠 1.0～2.0 g，Q12 h；左氧氟沙星 0.2 g，Q12 h。必要时联合用药。氨基糖苷类抗生素肾毒性大，应慎用。经过上述治疗若好转，可于热退后继续用药 3 天再改为口服抗生素，完成 2 周疗程。治疗 72 小时无好转，应按药敏结果更换抗生素，疗程不少于 2 周。经此治疗，仍有持续发热者，应注意肾盂肾炎并发症，如肾盂积脓、肾周脓肿、感染中毒症等。慢性肾盂肾炎治疗的关键是积极寻找并祛除易感因素。

3. 再发性尿路感染 再发性尿路感染包括重新感染和复发。

（1）重新感染 治疗后症状消失，尿菌阴性，但在停药 6 周后再次出现真性细菌尿，菌株与上次不同。多数患者有尿路感染症状，治疗方法与首次发作相同。对半年内发生 2 次以上者，可用长程低剂量抑菌治疗，即每晚临睡前排尿后服用小剂量抗生素 1 次，如复方磺胺甲噁唑 1～2 片或呋喃妥因 50 mg～100 mg 或氧氟沙星 200 mg，每 7～10 天更换药物一次，连用半年。

（2）复发 治疗后症状消失，尿菌阴转后在 6 周内再出现菌尿，菌种与上次相同（菌种相同且为同一血清型）。复发且为肾盂肾炎者，特别是复杂性肾盂肾炎，在祛除诱发因素（如结石、梗阻、尿路异常等）的基础上，应按药敏选择强有力的杀菌性抗生素，疗程不少于6周。反复发作者，给予长程低剂量抑菌疗法。

4. 无症状性菌尿　是否治疗目前有争议，一般认为有下述情况者应予治疗：①妊娠期无症状性菌尿；②学龄前儿童；③曾出现有症状感染者；④肾移植、尿路梗阻及其他尿路有复杂情况者。根据药敏结果选择有效抗生素，主张短疗程用药，如治疗后复发，可选长程低剂量抑菌疗法。

5. 疗效评定

（1）治愈　症状消失，尿菌阴性，疗程结束后2周、6周复查尿菌仍阴性。

（2）治疗失败　治疗后尿菌仍阳性，或治疗后尿菌阴性，但2周或6周复查尿菌转为阳性，且为同一种菌株。

（三）转诊

1. 妊娠期合并尿路感染可转诊上一级医院。

2. 急性肾盂肾炎抗菌药物治疗3天，疗效不佳，体温仍≥38.0℃者应及时转诊。

3. 怀疑复杂尿路感染的可转诊上一级医院明确病因。

4. 慢性肾盂肾炎合并急性或慢性肾衰竭、肾乳头坏死、肾盂积水或积脓、肾周围脓肿和败血症等并发症的可转诊上一级医院。

五、健康教育

1. 多饮水，每3~4小时排尿一次，勿憋尿。

2. 饮食清淡，少食辛辣刺激的食物；适当参加体育锻炼，增强机体抵抗力。

3. 要勤洗澡，禁坐浴，且不要用池浴或盆浴，要勤换内裤，女性在新婚、月经、妊娠和产褥期，尤应注意。

4. 性生活前，应清洗外生殖器；如果使用避孕工具，应将避孕工具清洗或消毒。

第二节　前列腺炎

扫码"学一学"

案例导入

　　男性，32岁，办公室文员。因会阴部不适4年，性欲减退半年入院。患者4年前感会阴部不适，时有疼痛可放射至腰骶部、耻骨上区、阴茎及睾丸，症状时好时坏，常在劳累、饮酒后加重。半年前患者性欲明显减退，出现阳痿、早泄等症状。

　　查体：生命体征平稳，心、肺、腹检查未见异常。外生殖器发育正常，双侧输精管、睾丸、附睾均未见异常。经直肠前列腺指诊：前列腺稍饱满，质地不均匀，两侧叶不对称，有轻压痛。实验室检查：前列腺液卵磷脂小体减少，白细胞增多为25个/HP。两次细菌培养均找不到细菌、支原体、衣原体。

　　问题：

　　1. 诊断及诊断依据是什么？

　　2. 治疗原则是什么？

前列腺炎是指前列腺特异性和（或）非特异感染所致的急、慢性炎症，临床表现为会阴、耻骨上区、腹股沟区、生殖器疼痛或不适，排尿异常，性功能障碍等。

1995 年美国国立卫生研究院（NIH）根据当时对前列腺炎的基础和临床研究情况，提出新的分类方法，将前列腺炎分为四型：Ⅰ型，急性细菌性前列腺炎（acute bacterialprostatitis，ABP）；Ⅱ型，慢性细菌性前列腺炎（chronicbacterial prostatitis，CBP）；Ⅲ型，慢性前列腺炎/慢性骨盆疼痛综合征（chronicprostatitis/chronic pelvic pain syndromes，CP/CPPS），根据 EPS/精液/VB3 常规显微镜检结果，该型又可分为ⅢA（炎症性）和ⅢB（非炎症性）2 种亚型；Ⅳ型，无症状性前列腺炎（asymptomatic inflammatoryprostatitis，AIP）。

一、急性细菌性前列腺炎

（一）临床表现

1. 症状　起病急，有寒战、高热，尿频、尿急、尿痛及会阴部胀痛，严重时可有急性尿潴留或排尿困难。患者还可见里急后重、肛门坠胀等直肠刺激症状及关节痛和肌肉痛等全身症状。

2. 体征　直肠指检前列腺肿胀、压痛明显、局部温度增高，若触及饱满或波动感多提示有脓肿形成。触诊前列腺时忌作前列腺按摩，以免感染蔓延引起附睾炎、精囊炎甚至菌血症。

（二）诊断与鉴别诊断

1. 诊断

（1）病史　有急性感染史。

（2）典型表现　寒战、高热，尿频、尿急、尿痛及会阴部胀痛。直肠指检前列腺肿胀、压痛明显、局部温度增高。

（3）实验室检查　血常规检查常见白细胞计数和中性粒细胞比例增高，尿沉渣检查有白细胞增多，前列腺液检查可见多数脓细胞。急性前列腺炎通常伴有不同程度的膀胱炎，为明确诊断和指导用药可做尿细菌培养和药物敏感试验。

2. 鉴别诊断　可与尿道炎相鉴别，尿道炎有尿频、尿急、尿痛，但无畏寒、发热，有尿道脓性分泌物。

（三）病因与病理

1. 病因　急性细菌性前列腺炎致病菌主要为革兰阴性肠道杆菌或假单胞菌，其次是葡萄球菌、链球菌，偶见厌氧菌感染。感染途径多为细菌经尿道逆行感染（如急性膀胱炎或急性尿潴留时感染尿液经前列腺管逆流入前列腺），也可见血行感染（如人体其他部位感染灶的细菌经血流播散至前列腺）及尿道上行感染（如经尿道器械操作，细菌直接进入前列腺）。饮酒过度、不适当的性活动、机体抵抗力低下及骑车不慎压迫或损伤会阴部等常可诱使本病发生。

2. 病理　急性前列腺炎导致部分或整个前列腺明显炎症，大致分三个阶段。

（1）充血期　后尿道、前列腺管及周围间质组织表现充血、水肿及圆细胞浸润，有成片分叶核粒细胞，腺管上皮细胞有时增生及脱屑。

（2）小泡期　炎症继续发展，前列腺管和小泡水肿及充血更明显，前列腺小管和腺泡

> **考点提示**
>
> 尿路感染主要感染途径为上行感染，细菌性前列腺炎感染途径多为逆行感染。

膨胀，形成许多小型脓肿。

（3）实质期 微小脓肿逐渐增大，侵入更多的实质和周围基质，这种情况以葡萄球菌感染多见。

（四）处理措施

1. 一般治疗 卧床休息，大量饮水，补液利尿，退热止痛。

2. 病因治疗 快速有效的应用抗生素是治疗的关键。由于急性炎症前列腺膜通透性增高，药物较易进入前列腺组织。目前首选磺胺类药物，也可选用喹诺酮类、头孢菌素等药物。如有厌氧菌感染则用甲硝唑。一般建议开始使用静脉输注抗生素，待发热等症状控制，可改口服抗生素继续治疗，疗程至少4周，症状较轻者，也可使用抗生素2~4周。

3. 对症治疗

（1）如并发前列腺脓肿，应经会阴切开引流。

（2）如发生急性尿潴留，应行耻骨上穿刺引流，也可使用细管导尿，但留置尿管时间不应超过12小时。

4. 转诊 急性细菌性前列腺炎伴尿潴留，需采用耻骨上膀胱穿刺造瘘引流尿液者；伴脓肿形成者，需采取经直肠超声引导下细针穿刺引流、经尿道切开前列腺脓肿引流或经会阴穿刺引流，可转上级医院。

（五）健康教育

1. 避免生活作息紊乱和过度疲劳，保证起居有常，性生活节制而有规律。

2. 减少辛辣食物的摄入，戒除烟酒等不良嗜好。

3. 加强体育锻炼，提高机体免疫力。

二、慢性前列腺炎

慢性前列腺炎临床上可分为细菌性和非细菌性两种类型。

（一）临床表现

1. 疼痛 会阴部、下腹隐痛不适，疼痛可牵至腰骶部、耻骨上、腹股沟区，有时也有酸、胀、坠感。

2. 排尿异常 由于前列腺管开口于后尿道，故本病常与后尿道炎并存，表现为不同程度的尿路刺激症状，如尿频、尿急、尿痛，尿道灼热感等，与下尿路感染相比症状较轻微。由于炎症致使前列腺淤血，腺液潴留，可出现前列腺溢液，表现为晨起排尿前或便后自尿道口流出乳白色液体，俗称尿道口"滴白"。合并精囊炎时，可见血精。

3. 性功能障碍 可有性欲减退、勃起功能障碍、遗精、早泄或射精痛。

4. 全身症状 由于症状久治不愈，患者生活质量下降，可出现情绪低落、焦虑、抑郁、失眠、头昏、乏力等症状。还可并发关节炎、神经炎、虹膜炎、肌炎、不育等。

（二）诊断与鉴别诊断

1. 诊断 根据病史、典型临床表现及以下辅助检查结果，诊断并不困难。

（1）直肠指检 病变早期，前列腺较饱满、质软；病程较长时，前列腺缩小，质地坚硬或不均匀，有时可触及硬结。严重时前列腺有触压痛。直肠指检同时进行前列腺按摩，收集前列腺液送检。

（2）前列腺液检查　前列腺液白细胞＞10个/HP，或虽少于10个，但有成堆脓球；卵磷脂小体减少。

📖 知识链接

分段尿及前列腺液培养检查（Meares–Stamey的"四杯法"）

检查前充分饮水充盈膀胱，首先收集初尿10 ml（VB$_1$），然后排尿200 ml后收集中段尿10 ml（VB$_2$）。再作前列腺按摩收集前列腺液（EPS），完毕后排尿10 ml（VB$_3$），均送检进行细菌培养和菌落计数。VB$_1$代表尿道标本，VB$_2$代表膀胱标本，VB$_3$代表前列腺和后尿道标本，故若四个标本中均无细菌生长，可诊断为非细菌性前列腺炎；若菌落计数VB$_3$＞VB$_1$达10倍，可诊断为细菌性前列腺炎。若VB$_1$和VB$_2$细菌培养阴性，VB$_3$和前列腺液细菌培养阳性，即可明确诊断。

（3）B超　可见前列腺内部回声不均，被膜增厚，前列腺结石或钙化。但缺乏诊断的特异性表现。

2. 鉴别诊断

（1）慢性附睾炎　患者感阴囊不适，胀痛，性生活后加重，症状类似慢性前列腺炎。但慢性附睾炎可在附睾部扪及局限性肿大的结节，较硬，与睾丸界限清楚。

（2）精囊炎　精囊炎常与前列腺炎并存，合并有前列腺炎的症状。但此外精囊炎还有血精和射精疼痛的特点，直肠指检见精囊肿大、压痛。

（3）前列腺结核　患者感会阴和直肠内不适，有尿道分泌物，如膀胱颈受累可出现尿频、尿急、尿痛症状，病变严重者常表现为脓精、血精、精液减少、性功能障碍、不育等，症状类似慢性前列腺炎。但前列腺结核多有泌尿系统结核病史，直肠指诊可触及不规则的前列腺硬结，前列腺液中有时可发现结核杆菌。

（三）病因与病理

1. 病因　慢性细菌性前列腺炎致病菌与急性细菌性前列腺炎相似，主要感染途径为尿道逆行感染。慢性非细菌性前列腺炎病因尚未完全清楚，病原体可能有沙眼衣原体、支原体、真菌、滴虫、病毒等。目前认为各种原因（如频繁且过度的性刺激、不适当的前列腺按摩、长时间坐位工作等）导致的前列腺反复充血、水肿是慢性非细菌性前列腺炎的重要发病因素，尿液反流引起的化学炎症及其形成的前列腺结石也可能是发病的重要原因。此外，精神心理因素、免疫因素等也可能引起该病的发生。

2. 病理　慢性前列腺炎的病理改变与一般慢性炎症相同，可见炎症细胞浸润，前列腺腺叶纤维增生、被膜增厚，腺管阻塞、分泌物淤积等。

（四）处理措施

因前列腺腺上皮的类脂质膜使多种抗生素难以进入前列腺，且腺体感染后其分泌物引流不畅，故慢性前列腺炎治疗不理想、难以根治。

1. 病因治疗　首选具有较强穿透力的抗菌药物，如喹诺酮类、复方磺胺甲噁唑、罗红霉素、强力霉素等，先使用抗生素 2~4 周，根据疗效反馈再觉得是否继续抗生素治疗，推荐总的疗程 4~6 周。为防止耐药性，可联合用药或交替用药。

2. 对症治疗

（1）解痉止痛　松弛前列腺和膀胱等部位的平滑肌可改善下尿路症状和疼痛，常选择 α-受体阻滞剂，如多沙唑嗪、坦索罗辛等，还可使用植物制剂。

（2）改善局部血液循环　中药水坐浴或温水坐浴，每日 2 次，每次 20 分钟，可促进盆腔血液循环，促使炎症吸收。每周按摩前列腺 1 次，可改善局部血液循环，促使腺体内潴留分泌物的排出。此外，还可使用微波、射频、超激光等治疗。

（五）健康教育

1. 多饮水，勤排尿；戒烟酒；少食辛辣刺激食物。

2. 节制性生活，避免前列腺反复充血。

3. 尽量避免穿着过于紧绷的内裤，减少久坐时间，避免过度压迫前列腺；减少骑车时间，防止局部有害的摩擦。

4. 保持会阴部清洁，性生活前注意清洗外生殖器。

第三节　泌尿系统结核

扫码"学一学"

案例导入

男性，27 岁。因尿频、尿急，排尿时伴尿道灼热感 1 年，加重 1 个月入院。患者 1 年前无明显诱因出现尿频、尿急，每天夜间排尿次数较多，5 次左右，排尿时伴感尿道灼热。曾在诊所以"下尿路感染"进行抗感染治疗，症状有一定的缓解，但仍反复发作。近 1 个月来症状加重。患者 3 年前曾患肺结核。查体：T 37.5℃，P 80 次/分，R 20 次/分，BP 124/84 mmHg。消瘦，神清，精神尚可，巩膜无黄染，浅表淋巴结未扪及肿大，心肺（−），腹软，无压痛，双肾肋下未触及，双肾区叩痛阴性，输尿管无压痛，膀胱区叩诊鼓音，无压痛。尿常规：WBC 16~20 个/HP，RBC 3~6 个/HP，pH 5.0。尿路造影见右肾盏模糊，虫蚀样改变。

问题：

1. 该患者有可能的诊断是什么？

2. 治疗原则有哪些？

泌尿系统结核（urologic tuberculosis）好发于 20~40 岁的青壮年，男性多于女性，二者约为 2：1。由于该病往往在肺结核发生或愈合后 3~10 年或更长时间才出现症状，因此 10 岁以下小儿很少发生。

一、临床表现

肾结核一般病程较长，其症状取决于肾脏病变范围及输尿管、膀胱继发结核病变的严重程度。早期多无明显症状，随着病情的进展可出现典型临床表现。

1. 尿频、尿急、尿痛　是肾结核最突出的症状，出现最早，持续时间最长。尿频最初是由于含有脓液和结核分枝杆菌的酸性尿刺激膀胱黏膜引起，以后则由于结核病变侵及膀胱壁，发生结核性膀胱炎及溃疡，使尿频加剧，并伴有尿急、尿痛、尿道灼热感。晚期出现膀胱挛缩时，因膀胱容量仅为数十毫升，患者尿频尤为严重，每日排尿可达数十次至百余次，甚至出现尿失禁。

2. 血尿、脓尿　是肾结核常见的症状。血尿发生率为 50% ~ 60%，多在尿频、尿急、尿痛等膀胱刺激症状发生后出现，一般为终末血尿。血尿多数来源于膀胱，在排尿终末膀胱收缩时，由于结核性膀胱炎和溃疡引起出血所致。少数来源于肾，来源于肾的血尿多为全程肉眼血尿，主要是病变侵及血管所致。几乎所有肾结核患者均有脓尿，严重者尿液浑浊，呈洗米水样，为肾和膀胱病变组织排出大量干酪样坏死物质所致，显微镜下可见大量脓细胞。结核性脓尿的特点是尿中虽有脓细胞，也可含结核分枝杆菌，但普通细菌培养结果一般为阴性，即所谓"无菌性脓尿"。

3. 腰痛、肿块　肾结核一般无明显腰痛，当肾脏破坏严重，发生结核性脓肾、继发肾周感染时可出现疼痛，或输尿管被血块、干酪样物质堵塞时可出现绞痛。当出现较大的肾积脓或健侧巨大肾积水时，腰部可触及肿块。

4. 全身症状　患者全身症状一般不明显。病情严重或合并其他器官活动性结核时可出现典型结核症状，如低热、盗汗、消瘦、贫血、乏力、食欲不振、血沉加快等。双肾结核晚期或一侧肾结核伴对侧肾积水时，可出现水肿、贫血、恶心、呕吐、少尿甚至无尿等肾功能不全的症状。

二、辅助检查

1. 尿液检查

（1）常规检查　可见红细胞、白细胞、蛋白，尿液呈酸性。

（2）尿结核菌检查　对肾结核的定性诊断至关重要。24 小时尿沉渣涂片找抗酸杆菌，连续 3 次，阳性率为 50% ~ 70%。但为防止与其他抗酸杆菌，如包皮垢杆菌、枯草芽孢杆菌等相混淆，收集尿液标本时应清洗阴茎头，尽量避免污染。

（3）尿结核分枝杆菌培养　结果可靠，阳性率可达 90%，但时间较长，需 4 ~ 8 周才有结果。

（4）尿结核菌 DNA 检测　必须结合培养、影像学或活检标本的组织学检查结果方能确诊。

2. 影像学检查

（1）B 超检查　早期肾结核 B 超可无异常。随病情发展，肾结核的超声表现呈多样性。破坏性改变为低回声，纤维增生、钙化等修复性改变为高回声，破坏严重见病肾结构紊乱。病变广泛成为脓肾时，出现肾积水声像。

（2）X 线检查　泌尿系统平片（KUB）可能见到肾区云絮状、斑片状钙化影或肾区广泛钙化。静脉尿路造影（IVU）是肾结核 X 线诊断的主要依据。早期表现为肾盏边缘不光滑，呈虫蛀样改变；随着病变进展，可见肾盂肾盏出现变形、内壁粗糙，空洞形成。若肾盏颈由于纤维化而出现狭窄或闭塞，则可见空洞充盈不全或完全不显影。若肾实质广泛破坏，可见造影剂大块状充填；但当肾功能丧失时，病肾显影变淡或不显影，临床上称"无功能肾"，不能显示出典型的结核破坏性病变。逆行尿路造影因是侵入性检查，临床上较少应用，可以显示病肾空洞性破坏，输尿管僵硬、管腔狭窄、管壁不平甚至呈锯齿状或串珠状，其上方管腔扩张、积水。

（3）CT检查　早期肾结核CT检查可无明显改变。病变后期，脓肿、空洞等破坏性改变表现为不规则的"虫蚀"样低密度区，CT值小于肾实质但大于水。肾盂和输尿管管壁增厚也是肾结核的特征性改变。当肾功能严重受损IVU难以清晰显像时，CT检查还可清楚显示相关病理影像，故其诊断价值更高，目前为肾结核临床诊断的金标准。

3. 膀胱镜检查　早期可见膀胱黏膜充血、水肿、有浅黄色结核结节存在，以患侧输尿管开口周围及膀胱三角区较为明显。后期可见结核性溃疡、肉芽肿及瘢痕。部分患者患侧输尿管口还可呈"洞穴"状改变，边缘不光滑，有时可见浑浊尿液喷出。炎症急性期或出现膀胱挛缩则不宜作膀胱镜检查。

4. 结核菌素试验　也称为芒图试验、PPD试验，是一种诊断结核的手段。无硬结或硬结平均直径 <5mm 者为阴性；硬结平均直径在 5mm 或 5mm 以上者为阳性，5~9mm 为一般阳性，10~19mm 为中度阳性，20mm 以上局部有水泡，出血、坏死及淋巴管炎者均为强阳性。结素试验阳性反应仅表示结核感染，并不一定患病。

> **📖 知识链接**
>
> PPD 或 OT 即用无菌生理盐水稀释成不同浓度，取 0.1ml 注射于左前臂掌侧前 1/3 中央皮内（注意：左手），72h（48h~96h）小时检查反应情况，应注意局部有无硬节。

三、诊断和鉴别诊断

（一）诊断

肾结核一般无特异的临床表现，主要表现为慢性膀胱炎症状。因此无明显原因的慢性膀胱炎患者，症状持续存在并进行性加重，且经抗菌药物治疗无明显疗效者，尤其是青壮年男性，应考虑肾结核的可能。

（二）鉴别诊断

1. 膀胱非特异性感染　一般女性好发，主要为大肠埃希菌感染，起病较急，血尿和尿频、尿急、尿痛等膀胱刺激症状同时出现。普通尿培养有细菌生长，经抗生素治疗后症状很快缓解或消失，病程较短，但症状易反复发作。

2. 泌尿系结石　肾结石可出现腰痛、血尿，X平片亦可见肾区钙化斑，但肾结石多为活动后绞痛伴血尿，且结石多位于集尿系统。尿路造影片中，结石不引起肾盂肾盏的破坏，与结核不同。

> **考点提示**
>
> 肾结核与其他疾病最大的鉴别点是：患者尿中可以找到抗酸杆菌或尿结核分枝杆菌培养阳性。

四、病因和发病机制

泌尿系统结核是全身结核病的一部分，约占全部肺外结核的14%。多数起源于肺结核，少数继发于骨、关节结核及消化道结核。泌尿系统结核中最主要的病变是肾结核（renal tuberculosis），如未及时治疗，则可继发输尿管、膀胱、尿道的感染。

五、病理

肾结核早期病变局限于肾皮质。原发病灶的结核分枝杆菌经血行播散进入肾，首先在双侧肾皮质靠近肾小球的血管中形成多发性微小结核病灶。由于该处血运丰富，抵抗力较强，如患者免疫力良好，临床上未出现症状，也不引起影像学改变，称为病理性肾结核，此类早期微小病灶可全部自行愈合。如患者免疫力低下，或细菌量大、毒力较强，则病变组织不仅不愈合，反而逐渐扩大向髓质发展，并突破肾乳头进入肾盂，发展为结核性肾盂肾炎，引起临床症状及影像学改变，称为临床性肾结核。临床性肾结核多数为单侧发病，左右侧发病率无明显区别。

肾结核早期，主要病理改变是肾皮质内结核结节及结核肉芽肿的形成。当肾皮质处病灶逐渐浸润扩大，结核分枝杆菌到达肾髓质后大量繁殖，破坏肾周围实质。结核结节增大、融合、组织坏死，形成干酪样脓肿。脓肿向肾乳头破溃，含有结核分枝杆菌的脓液顺尿流进入肾盏、肾盂，形成空洞性溃疡，并逐渐扩大蔓延累及全肾。随着病变发展，局部可形成纤维化和钙盐沉着。结核钙化可为散在的钙化斑，也可为弥漫性全肾钙化。若纤维化发生在肾盏颈或肾盂出口处，则可导致该处增厚、狭窄造成梗阻，从而形成肾盏闭合性脓肿或结核性脓肾。

输尿管结核最常见于下段，尤其是输尿管膀胱连接处，其次是肾盂输尿管连接处，中段少见，少数情况下可累及输尿管全程。病变主要表现为黏膜、黏膜下层结核结节、溃疡、肉芽肿和纤维化。当肌层由肉芽和纤维组织替代后，可见输尿管增粗、变硬，蠕动能力减弱，管径狭窄甚至闭锁。当输尿管完全闭塞时，结核性膀胱炎可逐渐好转，尿路刺激症状也逐渐缓解甚至消失；但肾却因坏死物质积聚而被广泛破坏，功能损坏甚至全部丧失，这种情况称之为"肾自截"（autonephrectomy）。自截肾常有瘢痕形成和大量钙盐沉着，有时表现为全肾钙化，但内部仍有活动性结核菌，可作为病源复发。

膀胱结核最早出现于患侧输尿管开口周围，初起表现为黏膜充血、水肿，黏膜下散在结核结节的形成，病变进一步发展则可扩散至膀胱三角区及其他部位，最后累及整个膀胱。病变组织纤维化可造成膀胱壁肌肉失去弹性，膀胱容量减小（不足 50 ml），临床上称为膀胱挛缩（bladder contracture）。由于膀胱容量减少导致膀胱内压升高，加之多数对侧输尿管口狭窄或关闭不全，使得对侧上尿路的尿液排出受阻，从而造成对侧肾积水。膀胱挛缩和对侧肾积水都是肾结核常见的晚期并发症。

尿道结核多发生于男性患者，主要病理改变是结核性溃疡、纤维化，最终导致尿道狭窄，引起排尿困难，加重上尿路损害。尿道结核可由膀胱结核蔓延引起，也可因前列腺、精囊结核形成空洞破坏后尿道导致。

六、治疗

（一）一般治疗

适当的休息，充分的营养，改善环境，避免劳累。

（二）病因治疗

早期肾结核，病变局限于肾盂、肾盏，且无明显形态改变；或虽已发生空洞破溃但病变范围不超过 2 个肾盏，且无输尿管梗阻者，正规抗结核治疗有良好的疗效。

1. 化疗原则 早期、联合、适量、规律、全程使用敏感药物。

2. 药物选择 一线抗结核药物：异烟肼（H）、利福平（R）、吡嗪酰胺（Z）、链霉素（S）、乙胺丁醇（E），其中除乙胺丁醇为抑菌药外，其余均为杀菌药。二线抗结核药物：对氨基水杨酸、环丝氨酸、乙硫异烟胺等抑菌药。

3. 化疗方案 国际防结核和肺病联合会（IUATLD）推荐的标准短程化疗方案为三联化疗，即：2HRZ/4HR。

2HRZ/4HR 是指前 2 个月的强化阶段，每日口服异烟肼、利福平和吡嗪酰胺，后 4 个月的巩固阶段，每日口服异烟肼和利福平。如为复发性结核，则巩固阶段应延长至 6 个月。成人常用剂量为异烟肼 300 mg/d，利福平 450 mg/d，吡嗪酰胺 1.0 ~ 1.5 g/d。链霉素虽为一线抗结核药物，但因不能进入细胞内只能杀灭细胞外结核菌，且有耳、肾毒性，故现在一般不作首选，仅在结核菌对常规药物耐药时使用。因该药在尿中浓度较高、维持时间较长，故对重度膀胱结核的治疗仍有一定价值。链霉素在肾衰竭时禁用。

因一线抗结核药物多数主要在肝脏代谢，有肝毒性，故服药期间应定期检查肝功能，防止肝损害。若出现细菌耐药时，应及时换用敏感的抗结核药物。

一般泌尿系统结核化疗 2 ~ 3 周后尿中结核菌即可转阴，若病情无好转，反而进行性加重甚至出现严重并发症，则应考虑手术治疗。

疗程结束后，应在第 3、6、12 个月进行尿常规、细菌学检查、IVU、B 超的复查，若病情稳定或好转，尿结核菌持续阴性，则只随访 1 年；但若伴有钙化，则应延长随访时间直至其长期稳定。5 年不复发即可认为治愈。

（三）对症治疗

凡药物治疗 6 ~ 9 个月无效，肾结核破坏严重者，可行手术治疗。为防止手术过程中引起结核菌在体内播散，患者手术前必须行药物治疗。肾切除术前抗结核治疗 2 周以上；保留肾组织的手术前抗结核治疗 4 周。

1. 肾切除术 一侧肾结核破坏范围广泛，而对侧肾正常，则应切除病肾。双侧肾结核一侧破坏严重呈"无功能"状，另一侧病变较轻，应先积极进行抗结核治疗，再择期切除严重的一侧肾。肾结核伴对侧肾积水，如积水肾功能良好，则先切除无功能肾，再处理对侧输尿管梗阻；如积水肾功能代偿不良，则应先行肾造瘘引流肾积水，待肾功能改善后再切除无功能的病肾；肾结核合并难控制的高血压或大出血，也应行肾切除。

2. 保留肾组织的肾结核手术 若钙化病灶局限于肾一极，化疗 6 周无好转或病灶进行性增大者，可行肾部分切除术；若肾内局限性结核性脓肿，且与肾集合系统不相通者，可行结核病灶清除术。

3. 输尿管手术 术前需要抗结核治疗至少 6 周。输尿管结核致使管腔狭窄引起肾积水，若病变较轻，结核肾功能良好，狭窄段较局限者，可手术治疗。狭窄段切除后，若为中上段狭窄，行输尿管对端吻合术；若狭窄段近膀胱，行输尿管膀胱吻合术。

4. 膀胱手术 膀胱挛缩是肾结核的晚期并发症。为迅速改善症状和肾功能，在泌尿系结核已完全治愈，且对侧肾正常、无结核性尿道狭窄的情况下，应及早利用肠管行肠膀胱扩大术。

本章小结

1. 尿路感染多发生于育龄期妇女、老年人、免疫力低下及尿路畸形者，根据患者典型临床表现和尿细菌学检查结果多能做出正确判断，影像学检查多用于复杂、复发及特殊类型尿路感染的诊断。

2. 前列腺炎是成年男性的常见疾病，可影响各个年龄段的成年男性，尤以 50 岁以下者患病率较高。其发病机制、病理生理改变尚不十分清楚，可能与饮食、职业、性活动、精神心理因素、泌尿生殖系统炎症、良性前列腺增生等有关。

3. 泌尿系统结核以肾结核最为多见，好发于 20~40 岁的青壮年，尿频、尿急、尿痛是其最早的症状，血尿是其最重要症状，一旦确诊，需正规抗结核治疗。

目标检测

一、单项选择题

【A1/A2 型题】

1. 引起肾盂肾炎最常见的细菌是
   A. 克雷伯杆菌　　　　　　　　　B. 产气杆菌
   C. 葡萄球菌　　　　　　　　　　D. 大肠埃希菌
   E. 粪链球菌

扫码"练一练"

2. 肾盂肾炎病变主要累及
   A. 肾间质　　　　　　　　　　　B. 集合管
   C. 肾小球　　　　　　　　　　　D. 肾小管
   E. 肾小囊

3. 尿中出现何种管型对诊断肾盂肾炎有帮助
   A. 颗粒管型　　　　　　　　　　B. 红细胞管型
   C. 白细胞管型　　　　　　　　　D. 蜡样管型
   E. 混合管型

4. 以下关于肾盂肾炎的叙述错误的是
   A. 最常见的感染途径是上行感染　　B. 最为多见的致病菌是大肠埃希菌
   C. 多见女性患者　　　　　　　　D. 体内常有感染病灶
   E. 合并尿路畸形者为复杂性尿感

5. 以下需要转诊的是
   A. 复杂性尿感患者　　　　　　　B. 单纯性尿感患者
   C. 上尿路感染患者　　　　　　　D. 下尿路感染患者
   E. 以上均不正确

6. 尿路刺激征不包括的表现是
    A. 排尿不尽   B. 尿频
    C. 尿痛   D. 尿流变细
    E. 尿急

7. 尿频、尿急、尿痛同时出现常见于以下疾病，但除外
    A. 急性前列腺炎   B. 急性肾盂肾炎
    C. 急性膀胱炎   D. 膀胱结核
    E. 神经源性膀胱

8. 急性肾盂肾炎的临床表现应除外
    A. 脓尿、菌尿   B. 少尿、无尿
    C. 血尿、管型尿   D. 尿频、尿急、尿痛
    E. 发热、寒战

9. 急性肾盂肾炎的疗程通常是
    A. 3 天   B. 1 周
    C. 2 周   D. 4 周
    E. 8 周

10. 经过系统治疗的慢性肾盂肾炎患者，尿常规已正常，为判断治疗效果还应作的检查是
    A. 双肾 B 超   B. 尿常规
    C. 尿细菌培养   D. 肾区有无叩击痛
    E. 肾活检

11. 鉴别肾盂肾炎和膀胱炎最有意义的是
    A. 尿频、尿急   B. 尿痛、腰痛
    C. 高热、寒战   D. 尿中白细胞管型
    E. 尿细菌培养阳性

12. 慢性肾盂肾炎治疗方法恰当的是
    A. 同急性肾盂肾炎的治疗   B. 敏感抗生素治疗
    C. 仅做支持治疗   D. 对症治疗无须用药抗菌
    E. 联合应用抗生素并去除易感因素

13. 最符合急性肾盂肾炎诊断的选项是
    A. 发热、水肿、高血压、尿频、尿痛
    B. 高血压、水肿、尿频、尿急、尿痛
    C. 发热、水肿、尿频、尿急、尿痛及尿沉渣白细胞增多
    D. 高热、尿频、尿急、尿痛、肾区叩痛及尿中白细胞增多
    E. 发热、水肿、血尿、蛋白尿

14. 急性肾盂肾炎一般不出现
    A. 尿频、尿急、尿痛   B. 血尿
    C. 白细胞尿   D. 贫血
    E. 腰痛

15. 慢性肾盂肾炎合并以下哪种情况不需要转诊

    A. 肾乳头坏死　　　　　　　　　　B. 肾盂积水

    C. 慢性肾衰竭　　　　　　　　　　D. 急性肾衰竭

    E. 慢性膀胱炎

16. 下列急性肾盂肾炎的抗菌药物治疗，正确的是

    A. 立即给予抗生素治疗

    B. 先做血培养及药敏试验，根据报告选用敏感抗生素

    C. 先作尿培养及药敏试验，根据报告选用敏感抗生素

    D. 根据血常规白细胞计数结果给予抗生素治疗

    E. 留尿培养标本后，立即根据经验给予抗生素治疗

17. 以下属于慢性肾盂肾炎的易感因素的是

    A. 胰腺炎　　　　　　　　　　　　B. 肠炎

    C. 甲状腺功能亢进　　　　　　　　D. 糖尿病

    E. 药物性皮炎

18. 每个高倍视野尿白细胞超过多少即为脓尿

    A. 1 个　　　　　　　　　　　　　B. 5 个

    C. 3 个　　　　　　　　　　　　　D. 7 个

    E. 9 个

19. 诊断急性肾盂肾炎最重要的依据是

    A. 膀胱刺激征　　　　　　　　　　B. 高热、寒战

    C. 脓尿和菌尿　　　　　　　　　　D. 腰痛、肾区叩击痛

    E. 血尿

20. 慢性肾盂肾炎早期的肾功能障碍主要表现为

    A. 内生肌酐清除率下降　　　　　　B. 血肌酐升高

    C. 血尿素氮升高　　　　　　　　　D. B 超双肾缩小

    E. 肾脏浓缩功能减退

21. 诊断慢性肾盂肾炎的可靠依据是

    A. 反复发作超过半年　　　　　　　B. 敏感抗生素治疗短期效果不明显

    C. 尿细菌培养多次阳性　　　　　　D. 尿常规中反复出现白细胞

    E. 静脉肾盂造影：肾盂、肾盏变形或双肾大小不一

22. 急性细菌性前列腺是主要致病菌

    A. 经呼吸道感染所致　　　　　　　B. 经血行感染所致

    C. 经皮肤感染所致　　　　　　　　D. 经尿道逆行感染所致

    E. 经消化道感染

23. 急性细菌性前列腺炎的治疗不包括

    A. 卧床休息　　　　　　　　　　　B. 应用抗生素

    C. 应用止痛、解痉、退热药物　　　D. 大量饮水

    E. 插入导尿管引流尿

24. 急性肾盂肾炎的治疗措施，正确的是

A. 口服环丙沙星 3 天后停药

B. 口服复方磺胺甲基异噁唑 7 天后停药

C. 应用中药治疗

D. 应用糖皮质激素治疗

E. 根据细菌药物敏感试验选用有效的抗生素治疗 2 周

25. 急性肾盂肾炎的治愈标准是

A. 症状消失

B. 体征消失

C. 停药后每周作一次尿培养，连续三次阴性

D. 尿常规恢复正常

E. 血常规白细胞恢复正常

26. 一侧无功能结核肾脏，对侧轻度肾积水，膀胱容量正常，处理方法是

A. 积水侧肾造瘘

B. 暂保守治疗

C. 切除结核无功能肾，观察积水肾进展情况，再决定是否行输尿管膀胱再植

D. 仍保留无功能肾 3～6 个月后行积水侧肾造瘘

E. 切除无功能肾 3～6 个月行积水侧输尿管膀胱再植术

27. 泌尿男性生殖器结核原发灶多在

A. 肾   B. 输尿管

C. 膀胱   D. 附睾

E. 前列腺

28. 肾结核早期唯一严重的阳性发现是

A. 大量血尿   B. 肾区包块

C. 结核中毒症状   D. 尿常规有少量红细胞和脓细胞

E. 肾盂造影有破坏病灶

29. 位于肾实质表浅不与肾盏肾盂相通的结核病灶，理想的治疗是

A. 抗结核药物治疗   B. 病灶清除术

C. 患肾切除术   D. 患肾部分切除术

E. 抗结核治疗 3～6 个月，无效时病灶清除术

30. 确定肾结核，下列最可靠的是

A. 尿中查到红白细胞

B. 附睾有硬结

C. 肺结核同时伴膀胱刺激症状

D. 膀胱镜检查可见膀胱内充血水肿

E. 肾盂造影片可见肾盏虫蚀样破坏

二、思考题

患者，男性，42 岁，反复水肿、蛋白尿 1 年，最近 1 周出现发热、腰痛伴尿频、尿急，尿蛋白 2.8g/d，尿红细胞 15～20 个/HP，白细胞 10～15 个/HP。

思考：（1）若要进行尿细菌培养，尿液在膀胱停留时间不低于多久？

（2）患者尿细菌培养结果为菌落计数 $\geqslant 10^5$，最有可能的诊断是什么？

（3）该患者最恰当的治疗是什么？

（刘　彦）

第十章 泌尿生殖系统先天性畸形

📖 学习目标

1. **掌握** 隐睾的表现和治疗。
2. **熟悉** 多囊肾的表现和治疗。
3. **了解** 重复肾及输尿管的表现及治疗。
4. 能按照临床思维方法对隐睾患者进行正确的诊断及鉴别诊断，并作出正确处理。

第一节 多囊肾

👉案例导入

患者，女性，46 岁，因"右腰部疼痛伴肉眼血尿 3 天"入院，患者 3 天前突发右腰部疼痛不适伴有肉眼血尿，无血凝块，无畏寒、发热，无尿频、尿急、尿痛，无胸闷、气喘，外院 B 超提示双肾多发囊肿，右肾盂内高回声肿物形成（考虑血凝块可能）。今日前来本院就诊。查体：T 36.8℃，P 89 次/分，BP 139/91 mmHg，神清，精神可，心肺（－），腹部无压痛，右肾区叩击痛（＋），左肾区压痛及叩击痛（－），膀胱无压痛，双下肢无水肿。

问题：

1. 该患者需进一步完善哪些检查明确诊断？
2. 该患者的治疗方案是什么？

多囊肾为肾实质中有无数的大小不等的囊肿，大者可很大，小者可肉眼仅能可见，使肾体积整个增大，表面呈高低不平的囊性突起，囊内为淡黄色浆液，有时因出血而呈深褐色或红褐色。液内含有尿素、尿酸、肌酐、蛋白、磷酸盐及脱落上皮细胞等。

多囊肾并非为少见病，一般为两侧发病，单侧发病者，极为罕见。本病有家族遗传倾向，但合并有其他器官先天畸形者，并不常见。

一、临床表现

成人型多囊肾相对常见，一般在 40~60 岁出现临床症状，男女发病率相等。主要症状是腹部肿块、腰痛和血尿。最后出现高血压、肾功能减退，直至发生尿毒症死亡。常合并多囊肝等其他脏器的多囊性疾病。婴儿型多囊肾少见，亦可为双侧性，主要表现为肾功能不全。

1. 腰、腹局部不适、隐疼或肾绞疼。

2. 泌尿系症状，如尿血、夜尿多、少尿或无尿，或尿频、尿急、尿疼等。

3. 消化道症状：晚期食欲不振、恶心、呕吐等。

4. 全身症状：腹腔积液、头晕乏力、贫血、水肿或昏迷、肢体瘫痪等。

成人型多囊肾声像图：肾体积明显增大，典型者形态失常，表面极不规则，常呈分叶状。肾内出现无数个大小不等囊肿，囊腔整齐，囊肿以外肾实质回声较正常增强。肾窦区回声常被多数囊肿样回声压迫变形。

婴儿型多囊肾的囊肿体积更小，常显示不出微小囊肿，或可见个别 1 ~ 2 cm 的囊肿，以肾实质回声增强为主，皮质及肾窦区分辨不清。

二、诊断与鉴别诊断

诊断本病除上述临床表现外，主要靠肾盂肾造影检查。造影片上可见有肾盂、肾盏所特有的受多囊挤压引起的变形、畸形、缺损、盏颈的延长等情况。即在肾盂、肾盏上见有多数压迹，且此种改变，常是双侧性的。此外超声波检查两肾增大，有多数液平段、碘 131 肾图检查，示两侧肾功能亏损，血氮升高，PSP 肾功能减退，都是诊断本病的重要辅助资料。

B 超的临床价值：超声显像诊断多囊肾具有高度准确性。超声不仅适用于多囊肾的诊断和鉴别诊断，还可作为一种有效的筛选检查手段，对患者的家族成员进行普查。

成人型多囊肾的遗传规律：成人型多囊肾临床较常见，其发病率在千分之一到二，并且占终末期肾衰的 5% ~ 10%。此病遵循常染色体显性遗传规律，即：①男女发病概率相等；②父母有一方患病，子女有 50% 获得囊肿基因而发病，如父母均患此病，子女发病率增加到 75%；③不患病的子女不携带囊肿基因，其下代（孙代）也不会发病，即不会隔代遗传，真正不经父母遗传而由基因突变而发病的情况极少见。

三、病因

考点提示

多囊肾与多发性肾囊肿的鉴别。

多囊肾之原因，并不十分明确，有以下几种学说。

1. 代谢性学说 认为系胚胎期由于盐类在肾小管内沉淀阻塞肾小管腔，使液体积聚于近侧段而导致囊肿形成。

2. 感染学说 认为是胚胎期肾盂肾炎引起肾小管纤维化，造成阻塞，因而囊肿形成。

3. 赘生物学说 由于多囊肾常表现为有活力生长的肿块，有人认为它是一个赘生物。为"囊腺瘤纤维病变"。

4. 发育缺陷学说 认为系在胚胎发育期，肾曲细管与肾集合管或肾直细管与肾盏，在全部或部分连接前，肾脏发育中止，使尿液排泄受到障碍，肾小球和肾细管产生潴留性的囊肿。

四、病理

多囊肾是一种先天性发育异常疾病，分为成人型与婴儿型两类。其病理改变是在肾实质内发生无数个潴留性囊肿。囊肿大小不等，大者直径达数厘米，小者仅芝麻、绿豆大，甚或更小，密密麻麻遍布整个肾脏。多囊肾 90% 为双侧性。

五、治疗

一般囊肿直径少于 4 cm，无肾盂肾盏明显受压，无感染、恶变、高血压，或症状不明显者，只需密切随访观察，定期 B 超复查。

多囊肾治疗措施：过去对本病不用积极治疗措施，仅支持治疗包括低盐低蛋白饮食，避免过分的剧烈活动，避免任何感染及外伤，上述措施对保护肾功虽有好处，但终少积极意义。

近年来，对已经确诊之早期病例，当有梗阻、结石、感染、严重的挤压症状时，药物排石，抗感染，外科手术是必须考虑的，如解除梗阻、取出结石、引流感染、切开过大囊肿的减压手术等。

本病之预后不佳，过去在成年病例发现本病后，一般平均存活年限在 10 年在右，而出现尿毒症后生存年限，常不超过 5 年。现在对早期病例，积极采用中西药物治疗，对晚期病例采用透析治疗或肾移植，预后较过去大有改观。

> **知识链接**
>
> 穿刺放液＋硬化剂治疗：①适应证：本方法适用于囊肿直径大于 4 cm，有症状，经检查排除恶性变感染的患者。②常用药：硬化剂、四环素、磷酸锁、95% 的乙醇、50% 葡萄糖。③禁忌证：局部皮肤有感染者，有严重出血倾向的患者。④并发症：出血、感染、血气胸、肾撕裂伤，动静脉瘘、损伤性。

六、健康教育

1. 保持心情舒畅和乐观向上的心态，树立战胜疾病的信心。

2. 及时治疗，科学用药。多囊肾患者不可乱用药，往往达不到治疗效果，还有可能加重病情。

3. 饮食方面：不吃过咸（包括腌制类）、不吃辛辣刺激（包括辣椒、酒类、虾、蟹等）、不吃烧烤类，而肾功能不全或发生尿毒症者还应注意不吃豆类及其制品、限制动物类高蛋白食品、油腻类食品等。

4. 注意休息，避免剧烈的体力活动和腹部创伤。肾脏肿大比较明显时宜用吊带代替腰带，以免引起囊肿破裂。一般半年复查一次（包括血压、尿常规、肾功能和 B 超），避免一切肾毒性药物，亲属（父母、兄弟姐妹和子女）做 B 超排查。

5. 积极防治感染；控制高血压，以防肾功能不全的发生。

第二节　肾及输尿管重复畸形

肾及输尿管重复畸形是泌尿系先天畸形中比较常见的一类，临床发病率 0.65% ～ 0.8%，但由于该病若无特殊的临床症状，多为检查时偶尔发现，故实际的发病率更高。重复肾及输尿管畸形多为单侧，也可是双侧，右侧较左侧多发，女性较男性多见。重复输尿管常引流重复肾，最常见类型为双输尿管引流双肾盂，也可见双输尿管引流单肾盂、单输尿管引流双肾盂，或 3、4 根输尿管畸形等。部分患者表现为有正常排尿，又有持续漏尿的尿失禁症状。

一、临床表现

（一）不完全的重复输尿管畸形或完全型的重复输尿管畸形

输尿管均开口于膀胱内，且没有合并症。这类病例完全没有临床症状，只有在进行泌尿系统全面检查时才被发现。重复肾伴有合并症，出现肾盂肾炎、肾结石、结核、肿瘤、积水等症状而进行检查时才被发现。

（二）完全型的双重输尿管畸形

输尿管开口于外阴前庭、阴道等处。致患者自幼年就有遗尿史，夜晚尿湿床铺，白天也经常内裤不干；但患者又有正常的排尿活动。检查外阴，可见异常输尿管开口。即使找不到异常输尿管开口，静脉肾盂造影亦常能证实此种先天畸形。

二、诊断及鉴别诊断

（一）诊断

肾及输尿管重复畸形诊断多借助影像学检查。

1. 静脉尿路造影（IVU）　尿路造影是诊断本病的主要方法，表现为上下肾盂均显影，肾影狭长，一般上位肾盂小，只 1 个大肾盏，下位肾盂大，有 2~3 个大肾盏，可见重复输尿管影。

2. 电子计算机断层扫描（CT）　平扫和增强扫描可见单侧或双侧肾脏内相互分离的两个肾盂和与其相连的两条输尿管，延迟扫描，多层螺旋 CT 的最大密度投影（MIP）和多平面重建（MPR）可更好显示双肾盂双输尿管畸形全貌及相邻关系。

3. 磁共振尿路造影（MRU）　可清楚显示双肾盂双输尿管畸形全貌，转动体位可以显示其形态结构及相邻关系。

（二）鉴别诊断

1. 额外肾　在 CT、MRI、DSA 等检查，可明确诊断额外肾所具有的单独肾被膜及另外一套输尿管及血液供应。而双肾盂双输尿管畸形没有。

2. 横过异位肾　① 一侧肾影缺如；② 同侧显示两套完整肾盂肾盏系统；③ 输尿管可横过中线但膀胱开口部位正常。

三、病因

在人胚胎第六周时，中肾管（华尔芬氏管）末端通入泄殖腔处，向背侧突出一小的盲管，称为输尿管芽。输尿管芽迅速成长，其顶端为原始的生肾组织所包围，状如蚕豆。输尿管芽发育成肾盂，分支形成肾盏，再分支形成小盏、集合管。如分支过早，则形成重复的输尿管畸形。分支的高低及多少可决定形成完全或不完全、双重或多支输尿管畸形。重复输尿管常伴发重复肾脏。

四、治疗

1. 无并发症或无症状的重复肾，不需治疗。

2. 若上半肾并发结石、感染、肾积水或异位输尿管开口引起尿失禁者，可作上半病肾及输尿管切除术。若重复肾功能尚好，且无严重肾盂、输尿管积水和（感染）、结石等并发症，可采用异位开口的重复输尿管膀胱移植术。

五、健康教育

保持心情开朗，适当运动，提高免疫力，防治感染。对患者进行合理的饮食指导，避免尿石症的发生；避免一切肾毒性药物和对肾有害行为，以防肾功能受损，若有尿失禁、腰部不适等及时就医。

第三节 隐 睾

案例导入

男性患儿，4 岁，自出生时就发现右侧阴囊空虚，未触及睾丸，左侧睾丸在位，大小质地正常。未前往医院就诊，今日偶然检查发现右侧腹股沟区可触及肿块，前来本院就诊。

查体：心肺（－），腹部无压痛，阴茎发育可，右侧阴囊空虚，未触及睾丸，右侧股沟区可触及鸽子蛋大小肿块，活动良好，无压痛，左侧睾丸大小质地正常。

问题：

1. 该患儿的诊断及诊断依据是什么？

2. 该患儿的首选治疗方法是什么？

一、定义

隐睾为先天性阴囊内没有睾丸，它包括睾丸下降不全、睾丸异位和睾丸缺如。睾丸下降不全系指出生后睾丸未降至阴囊底部而停留在下降途中的某一部位，包括停留在腹腔内者。临床上常将睾丸下降不全称为隐睾。睾丸异位是睾丸离开正常下降途径、到达会阴部、股部、耻骨上、甚至对侧阴囊内。睾丸缺如是指一侧或两侧无睾丸，占隐睾患者的 3% ~ 5%。在新生儿中有 4% ~ 10% 的男婴出生时睾丸未完全降至阴囊内，生后仍在继续下降，至 1 岁时隐睾发生率仅为 1% ~ 2%，在成人约为 0.4%。单侧隐睾较双侧多，约为 5∶1。

二、诊断

隐睾患者常因阴囊空虚、内无睾丸来就诊。也有以"疝"为主诉而就诊者，或因双侧隐睾、婚后不育而来作检查的。诊断一般不困难。但对于摸不到睾丸的隐睾与睾丸缺如的鉴别应予重视，因为后者不需要手术。

如果患者染色体为 XY 型，血清卵泡刺激素（FSH）升高，血清睾丸酮（T）降低，而且睾丸酮的水平对绒毛膜促性腺激素（HCG）的刺激无反应，则为双侧睾丸缺如，不需要手术探查。对于单侧睾丸缺如术前难以确诊，激素试验是正常的。生殖腺静脉造影、腹腔镜检查、B超、CT扫描对诊断可能有帮助，必要时仍需手术探查。

三、病因和病理

睾丸下降不全的原因有两种学说。①内分泌因素：如果母体绒毛膜促性腺激素不足或睾丸本身有缺陷而对该激素不发生反应，常常引起双侧睾丸下降不全。②机械因素：如精索血管过短、睾丸引带或腹股沟管发育不良、睾丸和腹膜后组织粘连、提睾肌变异等阻碍睾丸下降。这种情况常引起单侧睾丸下降不全。

睾丸长期停留在不正常的位置可引起不良后果。

1. 睾丸萎缩 阴囊具有自行调节温度的能力，使阴囊内温度较腹腔低 $1.5 \sim 2.5℃$，以维持睾丸的发育和精子形成。睾丸未下降至阴囊内，生后2年内还只有轻度的组织改变，在 $2 \sim 5$ 岁以后就会引起睾丸发育不全或萎缩。所以两侧隐睾可使90%的患者不育。

2. 恶性变 隐睾患者恶性变的危险较正常阴囊内睾丸大 $20 \sim 48$ 倍；而腹腔内睾丸恶性变的危险较腹股沟睾丸大5倍。睾丸先天性缺陷以及睾丸处于不正常的位置、周围温度较高是隐睾发生恶性变的原因。一般认为睾丸固定术并不能预防恶性变，但有人认为10岁以前作睾丸固定可减少恶性变的机会。

3. 易外伤 睾丸位于阴囊内，活动度较大，外伤的机会较小。位于腹股沟的睾丸，当腹肌收缩时腹股沟管也收缩，其中的睾丸即受到挤压。腹腔内睾丸也经常受腹压改变的挤压。

4. 睾丸扭转 隐睾之睾丸可能有睾丸引带、提睾肌附着异常或睾丸鞘膜的附着异常，形成"钟垂样改变"，因而易于发生睾丸扭转。

5. 其他 隐睾患者大约65%合并斜疝。空虚的阴囊可引起自卑感、精神苦闷、性情孤僻。

四、治疗

（一）内分泌治疗

双侧隐睾可先试用绒毛膜促性腺激素治疗，方法如下：①每日肌注500U，共 $20 \sim 30$ 天，总量为 $10\,000 \sim 15\,000$ U；②隔日肌注1000U，总量同①；③隔日肌注3300U，共3次，总量为 $10\,000$ U。应在 $3 \sim 5$ 岁以前进行激素治疗，如果激素治疗无效，不宜继续应用或重复应用，应改为手术治疗。

（二）手术治疗

对于单侧隐睾或用激素治疗无效的双侧隐睾均应手术治疗。

1. 手术时机 建议作睾丸固定的年龄越来越早。目前多认为在2岁以前做手术较好。对于低位隐睾亦可在6岁以前做手术。

2. 手术方法 经腹股沟斜切口，找到睾丸，充分游离精索和输精管，将睾丸固定于阴囊内。双侧隐睾如果不能固定于阴囊内，应保留一个睾丸并尽可能将其放在皮下，以保留其内分泌功能。对于青春期以后的单侧隐睾，尤其是高位的、摸不到睾丸的隐睾，应作睾丸切除，以防止癌变。

五、健康教育

隐睾会引起睾丸发育不全或萎缩，还容易恶变、外伤、发生睾丸扭转或合并斜疝，因此，治疗原则为尽早手术治疗。术后 3 个月内不宜参加剧烈活动，保持愉快的心情，进食高蛋白质、高纤维素、易消化的食物，提高机体抵抗力，防止便秘，如出现伤口剧烈疼痛，应及时就诊，定期随访。

本章小结

泌尿生殖系统畸形是人体最常见的畸形，多由遗传或环境因素造成的发育缺陷。临床以隐睾较为多见，另有多囊肾，重复肾盂输尿管等，诊断较易。以手术治疗为主要治疗方式。其中隐睾症手术时机为两周岁左右为宜。

目标检测

一. 单项选择题

【A1/A2 型题】

扫码"练一练"

1. 有关隐睾的治疗，下列错误的是

    A. 内分泌治疗

    B. 隐睾手术一般 2 岁内进行

    C. 合并斜疝者同时疝修补术

    D. 如睾丸萎缩或疑有恶变，应予以切除

    E. 隐睾松解牵引固定，可以防止睾丸恶性变

2. 5 岁，男孩。右侧阴囊包块，卧位不消失，右睾丸未扪及，透光试验阳性，正确诊断是

    A. 右侧斜疝

    B. 精索鞘膜积液

    C. 交通性鞘膜积液

    D. 右睾丸鞘膜积液

    E. 右侧隐睾

3. 男性，12 岁。右阴囊肿大 3 年，晨起变小，活动后增大。查：右阴囊肿大，可触及囊性感，挤压时缩小，缩小时可触到睾丸，应诊断为

    A. 右斜疝

    B. 右睾丸鞘膜积液

    C. 精索鞘膜积液

    D. 右睾丸交通性鞘膜积液

    E. 右精索静脉曲张

4. 男性，2 岁。左侧阴囊生后空虚至今。查：患儿发育正常，左侧阴囊发育不佳，左阴囊内未触及睾丸，左腹股沟管内可触到睾丸发育不佳，如小指尖大小，应采取的手术方法是

    A. 左睾丸牵引固定术

    B. 右睾丸切除术

    C. 左睾丸牵引固定术，如有斜疝行左斜疝修补术

  D. 等待 6～7 岁仍不下降至阴囊内再行手术

  E. 药物绒毛膜促性腺激素治疗

 5. 男性，18 岁。右侧阴囊生后空虚，右腹股沟部有时挤压痛，查：右阴囊内无睾丸，腹股沟管内可触及睾丸，小如小指头大小，活动不好，腹股沟管内触之肿块，挤压消失，诊断为

  A. 斜疝　　　　　　　　　　　　　B. 睾丸鞘膜积液

  C. 精索鞘膜积液　　　　　　　　　D. 睾丸交通性鞘膜积液

  E. 隐睾症

 6. 隐睾的简便检查方法是

  A. 体查　　　　　　　　　　　　　B. CT

  C. 腹腔镜　　　　　　　　　　　　D. B 超

  E. MRU

 7. 经影像学检查未发现睾丸，最可有的诊断是

  A. 睾丸缺如　　　　　　　　　　　B. 高位隐睾

  C. 睾丸萎缩　　　　　　　　　　　D. 设备误差

  E. 睾丸坏死

 8. 隐睾对人体构成的危险是

  A. 不育　　　　　　　　　　　　　B. 睾丸萎缩

  C. 睾丸恶变　　　　　　　　　　　D. 睾丸炎

  E. 睾丸鞘膜积液

 9. 单侧隐睾对患者的生育能力有影响，其主要原因为

  A. 患侧睾丸发育不良

  B. 先天性不育

  C. 对侧睾丸发育不良

  D. 患侧睾丸产生"抗睾丸因子"影响对侧睾丸

  E. 双侧睾丸发育不良

 10. 下列检查方法中，用于确诊肾盂输尿管重复畸形的主要检查方法是

  A. X 线平片　　　　　　　　　　　B. 排泄性尿路造影

  C. 逆行性尿路造影　　　　　　　　D. US、CT 和 MRI

  E. 膀胱镜检查

 11. 关于生殖生理，下列正确的是

  A. 男性生殖系统包括睾丸、前列腺、输精管、阴茎

  B. 精子在女性生殖道内可生存 3～5 天

  C. 睾丸的主要功能为产生精子和分泌睾丸酮

  D. 精子在睾内完全发育成熟

  E. 男性生殖道中的精子全部储存于睾丸内

 12. 造成男性不育的原因不包括

  A. 隐睾　　　　　　　　　　　　　B. 精索静脉曲张

  C. 输精管梗阻　　　　　　　　　　D. 膀胱结石

    E. 前列腺炎

13. 经影像学检查未发现睾丸，最可有的诊断是

    A. 睾丸缺如　　　　　　　　　　B. 高位隐睾

    C. 睾丸萎缩　　　　　　　　　　D. 设备误差

    E. 睾丸坏死

14. 输尿管口囊肿常伴发什么疾病

    A. 肾发育不良　　　　　　　　　B. 马蹄肾

    C. 重复肾　　　　　　　　　　　D. 孤独肾

    E. 多囊肾

15. 异位输尿管口囊肿常来源于重复肾的

    A. 上位肾　　　　　　　　　　　B. 下位肾

    C. 发育不良肾　　　　　　　　　D. 对侧肾

    E. 以上都不是

16. 多囊肾为

    A. 肾小球的囊状扩张　　　　　　B. 肾淋巴结的囊状扩张

    C. 肾集合管的囊状扩张　　　　　D. 肾小盏的囊状扩张

    E. 肾实质内小静脉的囊状扩张

17. 肾盂输尿管连接部梗阻治疗的目的是

    A. 切除病肾　　　　　　　　　　B. 解除梗阻，改善肾功能

    C. 肾盂整形　　　　　　　　　　D. 恢复肾脏形态

    E. 恢复肾功能

18. 对排泄性尿路造影不显影的肾盂输尿管连接部梗阻，明确梗阻部位的有效检查是

    A. MRI　　　　　　　　　　　　B. 利尿性肾图

    C. CT　　　　　　　　　　　　　D. 患侧输尿管逆行插管检查

    E. B超

19. 较大的睾丸鞘膜积液，对睾丸发育的不良影响是

    A. 癌变　　　　　　　　　　　　B. 并发睾丸炎

    C. 导致睾丸发育不良　　　　　　D. 不育

    E. 导致精索静脉曲张

20. 单侧隐睾对患者的生育能力有影响，其主要原因为

    A. 患侧睾丸发育不良

    B. 先天性不育

    C. 对侧睾丸发育不良

    D. 患侧睾丸产生"抗睾丸因子"影响对侧睾丸

    E. 双侧睾丸发育不良

（毕满华　梅祥宝）

第十一章 泌尿生殖系统肿瘤

扫码"学一学"

> ## 学习目标
>
> 1. **掌握** 肾脏肿瘤、膀胱肿瘤的临床表现、诊治原则。
> 2. **熟悉** 前列腺癌的临床表现、诊断及治疗原则。
> 3. **了解** 肾盂肿瘤的临床表现、诊断及治疗原则。
> 4. 能按照临床思维方法对血尿患者进行正确的诊断及鉴别诊断，并作出正确处理。

第一节 肾细胞癌

案例导入

患者，男性，72岁，左腰部酸胀伴肉眼血尿6天。在当地医院给予抗炎对症处理，血尿是有好转，今日再次复发前来本院，查体：心肺（－），腹部无压痛及反跳痛，左肾区压痛（＋），双肾区叩击痛（－），膀胱未充盈，无压痛。尿常规：WBC（－），RBC（＋＋＋）；血常规：Hb 108g/L，WBC 9.6×10^9/L。CT提示：左肾上级不规则低密度占位，直径约5.0 cm。

问题：

1. 该患者的诊断及诊断依据是什么？
2. 该患者的治疗方案是什么？

肾细胞癌亦称肾癌、肾腺癌。为最常见的肾实质恶性肿瘤。占肾恶性肿瘤的85%左右。其病因至今尚未明确。

一、临床表现

1. 血尿 血尿为无痛性，间歇发作的血尿。血尿的程度与肾癌大小无关。临床上常见到邻近肾盂肾盏，很小的肾癌，即出现肉眼性血尿。而肿块很大的肾癌，未浸润到肾盂肾盏时而无血尿。仅表现为持续的镜下血尿。因此，对肉眼性血尿与镜下血尿应同等对待。

2. 疼痛 多数为钝痛，局限于腰部。系肿块增大对肾包膜的压迫所致，出血多时，形成血块，通过输尿管时，可发生肾绞痛。晚期肾癌侵犯腰大肌时，疼痛较为严重，且为持续性。

3. 肿块 1/3～1/4的肾癌就诊时，可以扪及肿大的肾脏，光滑，质硬，可随呼吸活动。癌肿浸润到周围组织时，肿块固定不活动。由于肾脏位置深在，只有达到很大的肿块时，才能发现，属于晚期症状。

4. 全身症状　肾癌除一般症状外，大约 1/3 以上的肾癌患者伴有全身症状，不仅可作为发现肾癌的线索，也可能为影响预后的重要因素。

（1）发热　个别肾癌仅表现为持续发热。因此，持续发热，又找不到确切原因的，应考虑肾癌的可能，做进一步的检查。

（2）高血压　肾癌发生高血压者占 20% ~40% 。肾癌主要见于 40 岁以上的患者，而中老年伴有高血压又不少见，应予重视。原因：肿瘤压迫血管、肿瘤内动静脉短路、肿瘤组织产生的肾素增加引起。

（3）贫血　1/3 ~1/2 有贫血，血尿是贫血的一个原因。

（4）血沉增快　约 50% 肾癌患者血沉快，为非特异性的。

（5）压迫　左侧肾癌压迫肾静脉，可出现左侧精索静脉曲张。因此，有左侧精索静脉曲张者，应进一步检查有无肾癌。

> **考点提示**
>
> 　肾癌三联征：血尿、疼痛和肿块。

5. 转移症状　约有 30% 的患者因转移症状如病理性骨折、咳嗽、咯血、神经麻痹及转移部位出现疼痛等来初次就诊。

二、诊断

肾癌临床表现多种多样，约有半数患者在体检时由超声或 CT 偶然发现。有的较早出现转移症状，诊断较为困难。肾癌术前依赖影像学检查提供最直接的依据。

1. B 超　发现肾癌的敏感性高，可发现肾内的占位性肿块，并能区分肿块为实质性的还是囊性的。

2. 尿路平片　可见肾外形增大，偶见肿瘤散在钙化灶。静脉尿路造影（IVU）：造影片可见肾外形增大，特别是肾盂、肾盏因肿瘤挤压或侵犯，造影片可见肾盂、肾盏被移位，不规则变形、拉长或不显影。

3. CT 或 MRI　对肾癌的确诊率较高，能显示肿瘤的部位、大小、有无累及邻近器官，是目前诊断肾癌最可靠的影像学检查。对未引起肾盂、肾盏改变而无症状的肾癌，可准确测定肿块的密度和临床分期。

三、病理

肾癌起源于肾小管，多为单侧单个病灶，病灶内多伴有出血、坏死，纤维化斑块或钙化。肾癌易向肾静脉扩散而形成癌栓，并可达腔静脉，甚至到达右心房。经血循环转移到肺、脑、肝、骨等处。经淋巴管转移到肾蒂及腹主动脉旁淋巴结。目前临床多采用 TNM 分期标准（表 11 - 1），T 表示原发肿瘤的局部情况，N 表示淋巴结转移情况，M 表示癌远处转移情况。

表 11 - 1　2010 年 AJCC 肾癌的 TNM 分期

分期	标准
原发肿瘤（T）	
T_X	原发肿瘤无法评估
T_0	无原发肿瘤的证据
T_1	肿瘤局限于肾脏，最大径≤7 cm
T_{1a}	肿瘤最大径≤4 cm
T_{1b}	4 cm < 肿瘤最大径≤7 cm
T_2	肿瘤局限于肾脏，最大径 > 7 cm
T_{2a}	7 cm < 肿瘤最大径≤10 cm
T_{2b}	肿瘤局限于肾脏，最大径 > 10 cm
T_3	肿瘤侵及肾静脉或除同侧肾上腺外的肾周围组织，但未超过肾周围筋膜
T_{3a}	肿瘤侵及肾静脉或侵及肾静脉分支的肾段静脉（含肌层的静脉）或侵犯周围脂肪和（或）肾窦脂肪（肾盂旁脂肪），但是未超过肾周围筋膜
T_{3b}	肿瘤侵及肾周围筋膜下的下腔静脉
T_{3c}	肿瘤侵及肾周围筋膜上的下腔静脉或侵及下腔静脉
T_4	肿瘤侵透肾周筋膜，包括侵及邻近的同侧肾上腺
区域淋巴结（N）	
N_X	区域淋巴结无法评估
N_0	没有区域淋巴结转移
N_1	有区域淋巴结转移
远处转移（M）	
M_0	无远处转移
M_1	有远处转移

四、治疗

1. 肾癌根治性切除　是肾癌最主要的治疗方法。应包括患肾、肾周脂肪、肾周筋膜内的组织、肾上腺及肾蒂、腹主动脉旁的肿大的淋巴结和髂血管分叉以上的输尿管等。

2. 化疗、放疗　肾癌具有多药物耐药基因，故对放射治疗、化学治疗均不敏感。对晚期肾癌，可作肾动脉栓塞，减少出血等。

3. 保留肾组织的肾癌手术

（1）适应证：a、双肾癌或孤立肾癌，以及对侧肾功能不良者；b、肾癌较小，直径 < 3 cm 并位于肾脏边缘的肾癌。

（2）手术方法：a、肾部分切除术；b、肿瘤剜除术。一组 63 例肾癌作保留肾组织手术，5 年生存率 T_1 期 100%，T_2 期 83%，T_{3-4} 期 34%。

腹腔镜下肾部分切除术（LPN），最新的循证医学研究表明，对于局限性的肾癌，尤其是 T_1 期肾癌，肾部分切除术可延长患者术后生存时间，并提高生活质量。同时，随着腹腔镜技术的快速发展与普及，腹腔镜下肾部分切除术逐渐受到重视，使早期肾癌的治疗实现了微创和保肾。对于局限性肾癌肾部分切除术可保留更多肾功能，降低术后远期发生慢性肾脏病的风险，明显提高患者术后生活质量，并达到与根治术相同的肿瘤学控制效果。

五．健康教育

1. 对肾癌知识进行宣教，树立患者的信心。

2. 避免摄入胆固醇过高的食物（如动物内脏等），戒烟酒，养成良好生活习惯。

3. 保证充足的水分摄入，饮水量 2~3 L/d，保证有足够的尿量，以促进毒素的排出，维持良好的肾功能。

4. 加强体育锻炼，促进胆固醇代谢，注意劳逸结合，生活有规律性，增加机体免疫力，避免病毒感染。

5. 定期复查，特别是有家族史者，应做到早发现、早诊断、早治疗。经常对尿液进行观察和复查，发现异常及时送检，有排尿异常、高血压、乏力、消瘦、疼痛、腰腹部肿块即时就医。

第二节　膀胱肿瘤

案例导入

患者，男性，53 岁，无痛性肉眼血尿 5 天，为全程血尿，无血凝块，无尿频、尿急，无畏寒、发热，休息后血尿未自行消失，前来我院就诊。查体：心肺（－），腹部无压痛及反跳痛，肾区压痛（－），双肾区叩击痛（－），膀胱无压痛。辅助检查：尿常规 WBC（－），RBC（＋＋＋），B 超检查提示膀胱右侧壁可见直径约 2 cm 的低回声占位。

问题：

1. 该患者需进一步完善哪些检查明确诊断？

2. 首选治疗方案是什么？

膀胱肿瘤是最常见的泌尿系统肿瘤，绝大多数来自上皮组织，其中 90% 以上为移行上皮肿瘤。发病年龄大多数为 50~70 岁，男女发病比例约为 4∶1，在我国，男性膀胱癌发病率位于全身恶性肿瘤的第 7 位，女性同样排在第 10 位以后。

一、临床表现

1. 血尿　是膀胱癌最常见和最早出现的症状。约 85% 的患者表现为间歇性无痛性肉眼血尿，可自行减轻或停止，易致患者"好转"的错觉而贻误治疗，晚期可出现持续性血尿。少数仅表现镜下血尿。出血量的多少与肿瘤大小、数目及恶性程度并不一致。

2. 膀胱刺激征　尿频、尿急、尿痛症状常为膀胱癌的晚期表现，常因肿瘤坏死、溃疡或并发感染所致。少数广泛原位癌或浸润癌起始即有膀胱刺激征，为预后不良征兆。凡尿中排出"腐肉"样坏死组织。

3. 排尿困难　三角区或膀胱颈部肿瘤可梗阻膀胱出口，造成排尿困难，甚至尿潴留。

4. 其他症状　浸润癌晚期，在下腹部耻骨上区可触及肿块、坚硬，排尿后不消退。广泛浸润骨盆或转移时，出现腰骶部疼痛，阻塞输尿管可发生肾积水、肾功能不全、下肢水肿、严重贫血，恶病质等表现。

二、诊断

凡40岁以上出现无痛性肉眼血尿，应首先考虑膀胱肿瘤而做进一步的检查。下列检查方法有助于确诊。

1. 尿液检查　在新鲜尿液中易发现脱落的肿瘤细胞，故尿细胞学检查可作为肿瘤的初步筛查。且注意低级别肿瘤细胞不易与正常移行上皮细胞以及因炎症或结石引起的变异细胞鉴别。

2. 膀胱镜检查　可以直接观察到瘤体部位、数目、大小、形态、有蒂或广基以及基底部浸润程度等，此是中老年出现血尿怀疑膀胱癌患者的重要检查手段。膀胱肿瘤位于侧壁和后壁最多，其次为三角区和颈部，可单发也可多中心发生。原位癌（Tis）局部黏膜呈红色点状改变；表浅的乳头状癌（Ta、T_1）浅红色，蒂细长，肿瘤有绒毛状分支，似水草在水中飘荡；浸润性乳头状癌（T_2、T_3）深红色或褐色，草莓状或团块状，基底部较宽，附近黏膜充血、水肿、增厚，肿物活动性小。浸润性癌（T_3、T_4）局部隆起呈褐色结节团块状，表面常坏死形成溃疡，附有絮状物和钙盐沉着，广基，界限不清。发现异常应及时取组织作活组织病理检查，以便确诊。

3. 影像学检查　超声简单易行，可以探及超过0.5 cm以上的肿瘤，可作为患者的最初筛查，IVU对较大的肿瘤可显示充盈缺损，并可以了解肾盂、输尿管有无肿瘤及膀胱肿瘤对上尿路影响。如有患侧肾积水或肾显影不良多提示肿瘤已侵及肌肾脏功能。膀胱肿瘤的充填缺损等。CT和MRI主要用于有浸润的膀胱癌及盆腔淋巴结转移和周围组织浸润情况，对憩室内癌及膀胱壁内癌诊断有特殊意义。

三、病理

膀胱肿瘤分为上皮性肿瘤与非上皮性肿瘤（多为肉瘤），上皮性肿瘤占95%以上，其中尿路上皮移行细胞乳头状癌超过90%，鳞癌和腺癌较少见。近1/3的膀胱癌为多发性肿瘤。非上皮性肿瘤多为肉瘤如横纹肌肉瘤，多数见于小孩。

根据肿瘤生长方式可分为：①原位癌：局限在黏膜内，无乳头无浸润基底膜现象；②乳头状瘤：分支成纤细的绒毛状，由一蒂附着于黏膜。多为良性，易恶变。切除后常可复发；③乳头状癌：分支较粗短，根部较宽，常侵犯到肌层，易出血及发生溃疡；④浸润性癌：扁平状，表面易坏死，溃烂。恶性程度高，且迅速浸润到肌层及远处转移。

根据癌浸润膀胱壁的深度（乳头状瘤除外），多采用TNM分期标准。

（1）T（原发肿瘤） Tis：原位癌（扁平癌）；Ta：非浸润性乳头状癌；T_1：肿瘤侵入上皮下结缔组织；T_2：肿瘤侵犯肌层；T_{2a}：肿瘤侵犯浅肌层；T_{2b}：肿瘤侵犯深肌层；T_3：肿瘤侵犯膀胱周围组织；T_{3a}：显微镜下发现肿瘤侵犯膀胱周围组织；T_{3b}：肉眼可见肿瘤侵犯膀胱周围组织（膀胱外肿块）；T_4：肿瘤侵犯以下任一器官或组织，如前列腺、子宫、阴道、盆壁和腹壁；T_{4a}：肿瘤侵犯前列腺、子宫或阴道；T_{4b}：肿瘤侵犯盆壁或腹壁。

（2）N（淋巴结） N_0：无区域淋巴结转移；N_1：单个淋巴结转移，最大径≤2 cm；N_2：单个淋巴结转移，2 cm＜最大径＜5 cm，或多个淋巴结转移，最大径＜5 cm；N_3：淋巴结转移，最大径＞5 cm。

（3）M（远处转移） M_0：无远处转移；M_1：远处转移。

临床上将 Tis、Ta 和 T_1 期肿瘤称为表浅性膀胱癌，即非肌层浸润性膀胱癌；而 T_2 以上则称为肌层浸润性膀胱癌。膀胱肿瘤扩散主要向膀胱壁内浸润，直至累及膀胱旁脂肪组织及邻近器官；其转移的主要途径是淋巴转移，主要转移到盆腔淋巴结如闭孔、髂内、髂外和髂总淋巴结群。浸润浅肌层者约 50% 淋巴管内有癌细胞，浸润深肌层者几乎全部淋巴管内有癌细胞，浸润至膀胱周围者多数已有远处淋巴结转移。血行转移多发生在晚期。

四、治疗

以手术治疗为主，依据肿瘤临床分期（同病理分期）并结合患者自身状况选择合适的手术方式。非肌层浸润性膀胱癌患者多采用经尿道膀胱肿瘤电切术（TURBt），因绝大多数的膀胱肿瘤易复发，对保留膀胱的患者，术后 24 小时内应经导尿管给予膀胱化疗药物灌注，以消灭残余的肿瘤细胞和降低术后复发的可能性。肌层浸润性膀胱癌和膀胱鳞癌、腺癌患者多采用全膀胱切除术治疗；少数患者采用膀胱部分切除术治疗，适于颈部及三角区以外的 T_2、T_{3a}，切除范围应超过瘤体 2 cm 的膀胱壁。肌层浸润性尿路上皮癌患者也可先进行新辅助化疗＋手术治疗的方法。转移性膀胱癌以化疗为主，常用的化疗方案有 M－VAP（甲氨蝶呤＋长春碱＋阿霉素＋顺铂）和 GC（吉西他滨＋顺铂）及 MVP（甲氨蝶呤＋长春碱＋顺铂）方案，化疗的有效率为 40%～65%，可作为术前新辅助治疗和术后辅助治疗。

📖知识链接

膀胱癌灌注治疗，就是在可见的肿瘤切除后，用化疗药物直接通过尿管灌入膀胱，期待杀灭未切除的微型病灶，不良反应较小。常用的灌注药物有卡介苗，表柔比星，吡柔比星，丝裂霉素，吉西他滨等。应用药物灌注后，需定期复查膀胱镜及尿常规。

五、健康教育

1. 做好心理护理。患者常因肉眼血尿，会产生紧张、恐惧心理。积极主动向患者介绍成功病例，说明手术重要性和必要性，取得患者信赖，以消除患者的紧张情绪和思想顾虑，增强患者对手术治疗的信心，以保证手术的顺利进行。出院后应遵医嘱按时服用药物，并注意服药后有无不良反应。

2. 加强营养，嘱患者食用高蛋白、高能量、易消化、营养丰富的食品，参加适宜的锻炼。

3. 每隔 3 个月复查膀胱镜，定期行膀胱灌注化疗。

4. 注意多饮水，每日在 2000 ml 以上，防止尿路感染和结石的形成。观察有无血尿，排尿是否通畅。

第三节　前列腺癌

案例导入

患者，男性，72 岁，进行性排尿困难 3 年，既往有前列腺增生病史，口服非那雄胺治疗中，近 1 周排尿困难明显加重，前来本院。查体：心肺（－），腹部无压痛及反跳痛，肾区压痛（－），双肾区叩击痛（－），膀胱无压痛，肛门指检：前列腺重度增生，右侧叶可触及多发结节，质地较硬，无压痛，中央沟凹陷。尿常规 WBC（－），RBC（＋）；前列腺特异性抗原 25.62 ng/ml。

问题：

1. 该患者需进一步完善哪些检查明确诊断？

2. 该患者的治疗方案有哪些？

2012 年全球估计有 110 万新发前列腺癌病例，在男性恶性肿瘤中位居第二，仅次于肺癌。我国前列腺癌发病率和死亡率逐年上升，2013 年我国前列腺癌发病例数达 8.14 万，较 1990 年的 1.38 万增长 489.85%。

一、临床表现

前列腺癌高发年龄在 70～74 岁，而 50 岁以上的男性很少见。前列腺癌多数没有明显症状，通常在体检时直肠指检或监测血清前列腺特异性抗原（PSA）值升高被发现，也可在前列腺增生手术标本中发现。当肿瘤侵犯或阻塞尿道、膀胱颈时，则会发生类似下尿路梗阻症状如尿频、尿急、尿流缓慢、尿流中断、排尿不尽，严重者可出现尿潴留、尿失禁。血尿少见。若前列腺癌远处转移时，如骨转移时会引起骨痛、病理性骨折以及脊髓压迫神经症状等。晚期可出现贫血、衰弱、下肢水肿、排尿困难、少尿或无尿等。

二、诊断

可疑前列腺癌通常由前列腺直肠指检或 PSA 检查或经直肠前列腺超声波（TRUS）检查后再确定是否需进行前列腺穿刺活检。直肠指检、PSA 检查和 TRUS 是目前公认的早期发现前列腺癌的最佳方法。直肠指检可以触及前列腺结节，质地坚硬。PSA 检测应在直肠指检、膀

考点提示

前列腺癌好发于前列腺外周带，前列腺增生发生于前列腺移行带。

胱镜检查、导尿等操作 48 小时后或前列腺穿刺一个月后进行。血清总 PSA >4.0 ng/ml 称为异常；TRU 可寻找前列腺内可疑病灶（低回声病灶），并初步判断肿瘤的体积大小及侵及范围。但 TRUS 在前列腺癌诊断特异性方面较低，需与正常前列腺、BPH、PIN、急性或慢性前列腺炎、前列腺梗死和前列腺萎缩等鉴别。在直肠超声引导下行前列腺系统性穿刺活

检是确诊前列腺癌最可靠的检查，其穿刺指征：① 直肠指检发现结节；② PSA >4 ng/ml；③B 超发现前列腺低回声结节或/和 MRI 发现异常信号。若第一次前列腺穿刺阴性结果，在以下情况需重复穿刺：① PSA >4 ng/ml，无法排除非癌因素引起；②直肠指检和超声检查异常；③穿刺结果为高级前列腺上皮内瘤；重复穿刺间隔时间目前多为 1 ~ 3 个月。磁共振（MRI）扫描可以显示前列腺包膜的完整性、是否侵犯前列腺周围组织及器官，MRI 还可以显示盆腔淋巴结受侵犯的情况及骨转移的病灶，对临床分期上有较重要的作用。

三、病理

在前列腺癌病理类型中，98% 为腺癌，起源于腺细胞，其他少见的有小细胞癌、鳞癌、移行细胞癌等。前列腺外周带是癌最常发生的部位，大多数为多病灶，易侵及前列腺尖部。前列腺癌的分化程度差异极大，故组织结构异型性明显，表现为癌腺泡结构紊乱、核间变及浸润现象。其中核间变现象是大多数前列腺癌诊断出来的主要依据。前列腺癌的组织学分级，是根据腺体分化程度和肿瘤生长形式来评估其恶性程度，目前以 Gleason 评分系统最常用，运用 5 级 10 分制的分法，Gleason 2 ~4 分属于分化良好癌；Gleason 5 ~7 分属于中等分化癌，Gleason 8 ~10 分属于分化差或未分化癌。前列腺癌最常见转移部位是淋巴结和骨骼，若临床分期低于 T2、PSA <20 ng/ml 和 Gleason 评分 <6 分的患者淋巴结转移的机会小于 10%，可保留淋巴结切除手术。但对病理分化较差（Gleason 评分 >7）或 PSA >20 ng/ml 的患者，应常规行骨扫描检查明确有无骨转移。其次是肺、肝、膀胱和肾上腺等转移。

📖 知识链接

Gleason 分级

Gleason 1 级：癌肿极为罕见。其边界很清楚，膨胀型生长，几乎不侵犯基质，癌腺泡很简单，多为圆形，中度大小，紧密排列在一起，其胞质和良性上皮细胞胞质极为相近。

Gleason 2 级：癌肿很少见，多发生在前列腺移行区，癌肿边界不很清楚，癌腺泡被基质分开，呈简单圆形，大小可不同，可不规则，疏松排列在一起。

Gleason 3 级：癌肿最常见，多发生在前列腺外周区，最重要的特征是侵润性生长，癌腺泡大小不一，形状各异，核仁大而红，胞质多呈碱性染色。

Gleason 4 级：癌肿分化差，浸润性生长，癌腺泡不规则融合在一起，形成微小乳头状或筛状，核仁大而红，胞质可为碱性或灰色反应。

Gleason 5 级：癌肿分化极差，边界可为规则圆形或不规则状，伴有浸润性生长，生长型式为片状单一细胞型或者是粉刺状癌型，伴有坏死，癌细胞核大，核仁大而红，胞质染色可有变化。

前列腺癌多采用 TNM 临床分期系统来反映疾病的真实情况，提供有价值的信息来指导治疗方案的选择和评价预后（表 11 -2）。

表 11 − 2 前列腺癌 TNM 分期（AJCC，2002 年）

原发肿瘤（T）	
临床分期	**病理分期（pT）**
T_x 原发肿瘤不能评价	pT_2 局限于前列腺
T_0 无原发肿瘤证据	pT_{2a} 肿瘤限于单叶的 1/2
T_1 不能被扪及和影像发现的临床隐匿肿瘤	pT_{2b} 肿瘤超过单叶的 1/2 但限于该单叶
T_{1a} 偶发肿瘤体积 < 所切除组织体积的 5%	pT2c 肿瘤侵犯两叶
T_{1b} 偶发肿瘤体积 > 所切除组织体积的 5%	pT_3 突破前列腺
T_{1c} 穿刺活检发现的肿瘤（如由于 PSA 升高）	pT_{3a} 突破前列腺
T_2 局限于前列腺内的肿瘤	pT_{3b} 侵犯精囊
T_{2a} 肿瘤限于单叶的 1/2（≤1/2）	pT_4 侵犯膀胱和直肠
T_{2b} 肿瘤超过单叶的 1/2 但限于该单叶（1/2 − 1）	
T_{2c} 肿瘤侵犯两叶	
T_3 肿瘤突破前列腺包膜	
T_{3a} 肿瘤侵犯包膜（单侧或双侧）	
T_{3b} 肿瘤侵犯精囊	
T_4 肿瘤固定或侵犯除精囊外的其他邻近组织结构，如膀胱颈、尿道外括约肌、直肠、肛提肌和/或盆壁	
区域淋巴结（N）	
N_x 区域淋巴结不能评价	PN_x 无区域淋巴结取材标本
N_0 无区域淋巴结转移	pN_0 无区域淋巴结转移
N_1 区域淋巴结转移	pN_1 区域淋巴结转移
远处转移（M）	
M_x 远处转移不能评价	
M_0 无远处转移	
M_1 有远处转移	
M_{1a} 有区域淋巴结以外的淋巴结转移	
M_{1b} 骨转移	
M_{1c} 其他器官组织转移	

四、前列腺癌的治疗

（一）等待观察治疗

等待观察指主动监测前列腺癌的进程，在出现肿瘤进展或临床症状明显时给予其他治疗。

1. 等待观察治疗的适应证 适合于低危前列腺癌和预期寿命短的患者。晚期前列腺癌患者选择等待观察仅限于治疗伴随的危险和并发症大于延长生命和改善生活质量的情况。

2. 等待观察治疗的禁忌证 ①预期寿命较长的高危肿瘤患者；②在等待观察时有进展或转移的证据。

对于临床局灶性前列腺癌（T_{1-3}，Nx 或 N_0，Mx 或 M_0）适合根治性治疗的患者，如选择等待观察治疗，患者必须了解并接受局部进展和转移的危险。另外，等待观察的患者应密切随访，每 3 ~ 6 个月复诊，必要时缩短复诊间隔时间。对于 PSA 检查（每 3 ~ 6 个月）

和影像学检查进展的患者可考虑转为其他治疗。

（二）根治性手术治疗

根治性前列腺切除术（简称根治术）是治疗局限性前列腺癌最有效的方法，有三种主要术式，即传统的经会阴、经耻骨后及近年发展的腹腔镜前列腺癌根治术（RALP）。其适应证需根据患者年龄、全身状况、肿瘤的临床分期、患者的预期寿命等综合考虑。根治性前列腺切除术一般用于局限在前列腺包膜以内（T_{1b}，T_2）的可能治愈的前列腺癌，并且仅适于年龄较轻，能耐受手术的患者；不主张对 75 岁以上，预期寿命低于 10 年的患者进行根治术，因高龄男性增加手术合并症及死亡率。此外，对于 PSA > 20 或 Gleason 评分 > 8 分的局限前列腺癌患者符合上述分期和预期寿命条件的，根治术可给予辅助治疗。

（三）内分泌治疗

内分泌治疗的目的是降低体内雄激素浓度、抑制肾上腺来源雄激素的合成、抑制睾酮转化为双氢睾酮或阻断雄激素与其受体的结合，以抑制或控制前列腺癌细胞的生长。可行睾丸切除术，配合非类固醇类抗雄激素制剂如比卡鲁胺、氟他胺等间歇治疗以提高生存率。适用于 T_3、T_4 期前列腺癌。内分泌治疗失败患者可采用放射治疗或化学药物治疗。

📖 知识链接

前列腺癌内分泌治疗

早在 1941 年，Huggins 和 Hodges 发现了手术去势和雌激素可延缓转移性前列腺癌的进展，并首次证实了前列腺癌对雄激素去除的反应性。前列腺细胞在无雄激素刺激的状况下将会发生凋亡。任何抑制雄激素活性的治疗均可被称为雄激素去除治疗。雄激素去除主要通过以下方法：①抑制睾酮分泌：手术去势或药物去势（黄体生成素释放激素类似物，LHRH - A）；②阻断雄激素与受体结合：应用抗雄激素药物竞争性封闭雄激素与前列腺细胞雄激素受体的结合。两者联合应用可达到最大限度雄激素阻断的目的。此外还包括抑制肾上腺来源雄激素的合成，以及抑制睾酮转化为双氢睾酮等。

五、健康教育

1. 前列腺癌的病因至今尚未明确，应普及防癌知识，宣传前列腺癌可能的致病因素及早期症状。

2. 男性需要定期复查，早期发现、早期诊断、早期治疗。

3. 告知患者有排尿不适感时，应及时到医院就医。

本章小结

泌尿男生殖系统肿瘤以膀胱肿瘤为最常见，其次为肾肿瘤，目前前列腺肿瘤的发病率也在逐年上升，引起临床医生的重视。前者以血尿为主要表现，后者早期无症状，临床发现者大多为晚期。膀胱癌主要以手术治疗加术后的膀胱灌注化疗，肾癌以手术切除及术后的生物免疫治疗，前列腺癌因发现较晚大多失去手术根治的时机，以双睾切除加内分泌治疗。总之，对于肿瘤，做到早发现早诊断早治疗，是提高生存率的关键。

目标检测

一、单项选择题

【A1/A2 型题】

扫码"练一练"

1. 肾盂肿瘤的主要诊断依据是
   A. 镜下血尿
   B. 终末血尿
   C. 全程肉眼血尿
   D. 全血尿伴有血块
   E. 无痛性间歇性肉眼血尿

2. 决定膀胱肿瘤预后的是
   A. 浸润深度
   B. 治疗方法
   C. 细胞分化程度
   D. 血尿的轻重程度
   E. 肿瘤生长部位

3. 膀胱癌的恶性程度取决于
   A. 浸润膀胱壁的深度
   B. 肿瘤的大小和数目
   C. 组织学等级
   D. 血尿的程度
   E. 患者的年龄

4. 多发的 T_1 期膀胱癌，治疗后多次复发并且恶性程度增高，应选择
   A. 经尿道肿瘤切除
   B. 经膀胱肿瘤切除
   C. 膀胱部分切除
   D. 膀胱全切除术
   E. 膀胱灌注抗癌药

5. 单发的直径 1 cm 的 T_2 期膀胱癌，肿块边缘距右输尿管口 1 cm，应选择
   A. 经尿道电切肿瘤
   B. 膀胱切开，肿瘤切除
   C. 膀胱部分切除
   D. 膀胱部分切除及右输尿管膀胱吻合
   E. 膀胱全切 + 尿流改道

6. 60 岁男性的前列腺上，有一个大小为 1 cm 的硬结，两次直肠内穿刺活检报告都是良性前列腺肥大，下一步应作
   A. 重复直肠内穿刺活检
   B. 单纯前列腺切除术
   C. 根治性前列腺切除术
   D. 经尿道切除镜作活检
   E. 经直肠 B 超穿刺活检

7. 肾癌常需用手术与下列疾病鉴别
   A. 肾积水
   B. 肾结核
   C. 肾孤立性囊肿
   D. 多囊肾
   E. 输尿管肿瘤

8. 男性，58 岁，无痛性肉眼血尿 8 个月，膀胱镜检查提示膀胱三角区右 3 cm 团块，双合诊检查：肿物坚硬，诊断为膀胱浸润性癌。患者一般情况良好，最佳的治疗方案是

A. 回肠膀胱术   B. 膀胱全部切除及回肠膀胱术

C. 膀胱部分切除术   D. 膀胱全部切除及输尿管皮肤造口术

E. 放射治疗后行膀胱全部切除及回肠膀胱术

9. 膀胱肿瘤中最常见的为

A. 移行细胞癌   B. 腺癌

C. 鳞状细胞癌   D. 横纹肌肉瘤

E. 嗜铬细胞瘤

10. 膀胱肿瘤的 T_2 期是指

A. 乳头状无浸润   B. 局限于固有层内

C. 肿瘤浸润肌层深度小于 1/2   D. 肿瘤浸润肌层深度大于 1/2

E. 已有局部淋巴结转移

11. 阴茎癌的主要淋巴转移部位是

A. 腹股沟淋巴结   B. 盆腔淋巴结

C. 腹主动脉旁淋巴结   D. 会阴部淋巴结

E. 髂血管旁淋巴结

12. 肾癌的典型三大症状指

A. 血尿、疼痛和肿块   B. 血尿、疼痛和高血压

C. 高血钙、疼痛和高血压   D. 高血钙、疼痛和肿块

E. 消瘦、贫血和虚弱

13. 前列腺癌与前列腺增生症的鉴别依据是

A. 发病年龄   B. 排尿困难程度

C. 残余尿量测定   D. PSA（前列腺特异抗原）

E. 膀胱造影

14. 一般情况下，膀胱移行细胞癌的最大特点

A. 易复发   B. 预后差

C. 转移快   D. 肾衰竭发生早

E. 早期即处理困难

15. 泌尿系统最常见的肿瘤是

A. 肾癌   B. 输尿管癌

C. 膀胱癌   D. 肾母细胞瘤

E. 肾盂肿瘤

16. 关于前列腺癌的诊断，下列最准确的是

A. 经直肠 B 超   B. MRI

C. PSA   D. 穿刺活检

E. CT

17. 诊断肾肿块最好的检查方法是

A. B 超   B. CT

C. IVU   D. 腹平片

E. 肾图

18. 关于膀胱肿瘤所致的血尿，下列不正确的是

    A. 大多数为无痛性　　　　　　　　　B. 一般为间歇性出现

    C. 多数为全程肉眼血尿　　　　　　　D. 血尿程度与肿瘤大小不一致

    E. 血尿轻重与肿瘤恶性程度相平行

19. 前列腺癌的内分泌治疗分为部分阻断和完全阻断，完全阻断是

    A. 双侧睾丸切除　　　　　　　　　　B. 双侧睾丸切除 + 己烯雌酚

    C. 手术或药物去势 + 雄激素受体阻滞药　D. 双侧睾丸切除 + 双肾上腺切除

    E. 手术去势 + 药物去势

20. 决定膀胱癌预后的是

    A. 肿瘤大小　　　　　　　　　　　　B. 肿瘤部位

    C. 肿瘤的单发多发　　　　　　　　　D. 治疗方法

    E. 癌细胞分化程度和浸润深度以及机体的免疫能力

二、思考题

1. 男性，75 岁，排尿困难 10 年，一直按前列腺增生治疗。近 2 周来出现终末血尿。直肠指诊：前列腺有不规则质硬结节，高度怀疑为前列腺癌。确诊需做哪项检查？

2. 男性，55 岁，半年前出现全程无痛性肉眼血尿 4 次，未经诊治而自行消失，1 周来肉眼血尿重新出现，并有小血块。该患者明确诊断需完善哪些检查？治疗方案有哪些？

（毕满华　梅祥宝）

第十二章　泌尿生殖系统损伤

第一节　肾损伤

案例导入

男性，46岁，工人。因"高处坠落致左腰部疼痛不适2小时"急诊入院。患者2小时前于约5米高处工作时不慎坠落，左臀腰部先着地，有头晕头痛，伴有恶心感，有肉眼血尿，左下肢开放性骨折，前来本院就诊。查体：T 37.6℃，P 96次/分，R 24次/分，BP 113/91 mmHg。急性痛苦病容，平车卧床中。神志清，皮肤巩膜无黄染，浅表淋巴结不大。心肺未见异常。左下腹有压痛、反跳痛及肌紧张，肝、脾未扪及；肝浊音界正常；左腰部皮下瘀血。

急诊B超示：左肾下极包膜欠光整，可见一低回声团，大小约40 mm×23 mm，边界尚清，周边可见线状液性暗区，膀胱充盈欠佳，内透声差，可见一较强回声团，大小约57 mm×35 mm，回声不均。实验室检查：WBC 13.2×10^9/L，N 90%，Hb 112 g/L。

问题：

1. 诊断及诊断依据是什么？
2. 最佳治疗方案是什么？

肾脏虽深藏于肾窝，也有一定的活动度，但肾质地脆，包膜薄，易损伤。肾损伤（renal injuries）常是严重多发性损伤的一部分。肾损伤的发生率在逐年上升，其原因有交通事故、剧烈的竞技运动、暴力性犯罪增加。肾损伤多见于成年男性。

一、临床表现

与损伤类型和程度有关，常不相同，有时同一肾脏可同时存在多种病理类型损伤。其主要症状如下。

1. 休克 严重肾裂伤、肾蒂血管损伤或合并其他脏器损伤时，因损伤和失血常发生休克，可危及生命。

2. 血尿 大多患者均有血尿，肾挫伤涉及肾集合系统时可出现镜下血尿或轻度肉眼血尿；若同时伴有肾盏肾盂黏膜破裂，则可有明显血尿；肾全层裂伤则呈大量全程肉眼血尿。有时血尿与损伤程度不成比例，如：①肾挫伤或轻微肾裂伤会导致肉眼血尿；②严重的肾裂伤可能只有轻微血尿或无血尿，如肾蒂血管断裂、肾动脉血栓形成、肾盂、输尿管断裂或血块阻塞尿路等；③部分病例血尿可延续很长时间，常与继发感染有关。

3. 疼痛 肾包膜下血肿、肾周围软组织损伤、出血或尿外渗引起患侧腰、腹部疼痛。血液、尿液渗入腹腔或合并腹内脏器损伤时，出现全腹疼痛和腹膜刺激症状。血块通过输尿管时可发生肾绞痛。

4. 腰腹部肿块 血液、尿液渗入肾周围组织可使局部肿胀，形成肿块，有明显触痛和肌强直。

5. 发热 血肿、尿外渗易继发感染，甚至导致肾周脓肿或化脓性腹膜炎，伴有全身中毒症状。

二、诊断

1. 病史与体检 任何腹部、背部、下胸部外伤或受对冲力损伤的患者，无论是否有典型的腰腹部疼痛、肿块、血尿等，均要注意有无肾损伤。有时症状与肾损伤的严重程度并不平行。

2. 实验室检查 尿中可见多量红细胞。血红蛋白与血细胞比容持续降低提示有活动性出血。严重的胸腹部损伤时，往往容易忽视肾损伤的临床表现，应当尽早作尿常现检查，以免贻误诊断。

3. 特殊检查 早期积极行影像学检查可以发现肾损伤部位、程度、有无尿外渗以及对侧肾情况。根据病情轻重，有选择性进行以下检查。

（1）超声 能提示肾损害的部位和程度，有无包膜下和肾周血肿及尿外渗情况。有助于了解对侧肾情况。

（2）CT 可清晰显示肾实质裂伤程度、尿外渗和血肿范围，显示肾组织有无活力，并可了解与周围组织和腹腔内其他脏器的关系，为首选检查。CT 尿路成像（CTU）可发现患肾造影剂排泄减少，造影剂外渗等，可评价肾损伤的范围和程度。CT 血管成像（CTA）可显示肾动脉和肾实质损伤情况。有持久性血尿者，行 CTA 可了解有无肾动静脉瘘或创伤性肾动脉瘤，若伤侧肾动脉完全梗阻，表示为外伤性血栓宜紧急施行手术。

三、病因

1. 开放性损伤 因弹片、刀刃等锐器致伤，常伴有胸腹部等其他组织器官损伤，损伤复杂而严重。

2. 闭合性损伤 直接暴力（如撞击、跌打、挤压、肋骨或横突骨折等）或间接暴力（如对冲伤、突然暴力扭转等）所致。

3. 医源性损伤 如肾穿刺、肾造瘘或经皮肾镜碎石术等医疗操作可致肾不同程度损伤。

4. 肾本身病变 如肾积水、肾肿瘤、肾结核或肾囊性疾病等也可造成严重的"自发性"肾破裂。

四、病理

由于损伤的病因和程度不同，有时多种类型的肾损伤同时存在。临床上最多见为闭合性肾损伤，现根据闭合性肾损伤的程度可分为以下病理类型。

1. 肾挫伤 损伤局限于部分肾实质，形成肾淤斑和（或）包膜下血肿，肾包膜及肾盂黏膜完整。一般症状轻微，可自愈。大多数患者属此类损伤。

2. 肾部分裂伤 肾近包膜部位裂伤伴有肾包膜破裂，可致肾周血肿。若肾近集合系统部位裂伤伴肾盂肾盏黏膜破裂，可有明显的血尿。通常不需手术治疗即可自行愈合。

3. 肾全层裂伤 肾实质深度裂伤，外及肾包膜，内达肾盂肾盏黏膜，此时常引起广泛的肾周血肿、血尿和尿外渗。肾横断或碎裂时，可导致部分肾组织缺血。这类肾损伤症状明显，后果严重，均需手术治疗。

4. 肾蒂损伤 此损伤比较少见。肾蒂或肾段血管的部分或全部撕裂时可引起大出血、休克，常来不及诊治就死亡。多见于右肾。

晚期病理改变包括：尿囊肿，肾积水，动静脉瘘、假性肾动脉瘤以及肾血管性高血压等。

五、治疗

肾损伤治疗与损伤程度密切相关。大多数患者属于肾轻微挫伤经短期休息就可康复。多数肾部分裂伤可保守治疗，仅少数需手术治疗。

1. 紧急治疗 有大出血、休克的患者需迅速给予抢救措施，观察生命体征，进行输血、输液、复苏等抗休克治疗，同时明确有无合并其他器官损伤，作好手术探查的准备。

2. 非手术治疗

（1）绝对卧床休息2~4周，待病情稳定、血尿消失后才可以允许离床活动，因肾部分裂伤4~6周才趋于愈合。恢复后2~3个月内不宜参加体力劳动或竞技运动。

（2）密切观察，定时测量，血压、脉搏、呼吸、体温；注意腰、腹部肿块范围有无增大；观察每次排出的尿液颜色深浅的变化；定期检测血红蛋白和血细胞比容。

（3）及时补充血容量和热量，维持水、电解质平衡，保持足够尿量，必要时输血。

（4）应用广谱抗生素以预防感染。

（5）使用止痛、镇静剂和止血药物。

3. 手术治疗

（1）开放性肾损伤 几乎所有这类损伤的患者都要施行手术探查，需经腹部切口进行手术，包括清创、缝合及引流并探查腹部脏器有无损伤。

（2）闭合性肾损伤 一旦确定为严重肾部分裂伤、肾全层裂伤及肾蒂血管损伤需尽早经腹进行手术。若患者在保守治疗期间发生以下情况，则需施行手术治疗：①经积极抗休克后生命体征仍未见改善，提示有内出血。②血尿逐渐加重，血红蛋白和血细胞比容继续降低。③腰、腹部肿块明显增大。④怀疑有腹腔脏器损伤。

选择性肾动脉介入栓塞术（selective renal artery embolization）：选择性肾动脉栓塞法同传统疗法相比，效果更佳，同外科手术相比，治疗过程更加简便，安全系数更高，并且可以最大程度保留没有受到损伤肾组织的功能。选择性肾动脉栓塞是以选择性肾动脉造影为基础，目的为将导管尽可能插进受伤区血管末端，与出血位置距离越近越好，这样便可最大程度地降低肾梗死的范围，从而达到止血的目的，治疗效果十分显著。

（3）医源性肾损伤　可根据损伤程度应及时在原有手术基础上改变手术方式，如经皮肾镜穿刺损伤，出血较多时，可改变穿刺部位。

六、健康教育

1. 保持良好的心态，注意休息。

2. 宜进食高蛋白、高维生素、富含纤维素的饮食，保持大便通畅，防止腹内压增高。

3. 肾损伤非手术治疗患者出院后应保证伤后绝对卧床休息 2～4 周，防止损伤部位再次出血。

4. 患者长期卧床，应定时翻身，预防压疮的发生。

5. 出院后 3 个月不宜从事体力劳动和剧烈运动，肾切除患者一个月后适当从事轻体力活动康复锻炼，防止体力过多消耗。

6. 损伤肾切除后的患者须注意保护健肾，防止外伤，不使用对肾功能有损害的药物，如氨基糖苷类抗菌药等。

第二节　输尿管损伤

输尿管位于腹膜后间隙，多为医源性损伤，而外界暴力所致损伤很少见。输尿管损伤后易被忽视，多在出现症状时才被发现，往往延误诊治。

一、临床表现

根据损伤的性质和类型，其临床表现不尽相同。

1. 血尿　常见于器械损伤输尿管黏膜，一般血尿会自行缓解和消失。血尿有无或轻重并不与输尿管损伤程度一致，如输尿管完全断离不一定有血尿出现。

2. 尿外渗　发生于损伤时或数日后，尿液由输尿管损伤处渗入腹膜后间隙，引起腰痛、腹痛、腹胀、局部肿胀、包块及触痛。若腹膜破裂，尿液漏入腹腔，则会产生腹膜刺激症状。一旦继发感染，可出现脓毒症如寒战、高热。

3. 尿瘘　如尿液与腹壁创口或与阴道、肠道创口相通，形成尿瘘，经久不愈。

4. 梗阻症状　输尿管被缝扎、结扎后可引起完全性梗阻，因肾盂压力增高，患侧腰部胀痛、腰肌紧张、肾区叩痛及发热等。如孤立肾或双侧输尿管被结扎，则可发生无尿。输尿管狭窄者可有不完全性梗阻症状。

二、诊断

输尿管损伤的早期诊断十分重要，在处理外伤或施行腹部、盆腔手术时，注意检查输尿管行径、手术野有无渗尿或有无输尿管损伤情况。及时明确诊断并作正确处理，预后多良好。

常用的诊断方法有：①静脉注射靛胭脂：手术中怀疑输尿管损伤时，由静脉注射靛胭脂，可见蓝色尿液从输尿管裂口流出。术中或术后作膀胱镜检查时如输尿管被结扎或裂口较大甚至断裂，则伤侧输尿管口有蓝色尿液喷出。②静脉尿路造影：可显示输尿管损伤处的尿外渗、尿漏或梗阻。③逆行肾盂造影：输尿管插管至损伤部位有受阻感，注射造影剂可显示梗阻或造影剂外溢。④超声：发现尿外渗和梗阻所致的肾积水。⑤CT：可显示损伤区域的变化，如尿液囊肿、输尿管周围脓肿、肾积水等。

三、病因

1. 医源性损伤

（1）输尿管腔内器械损伤　经膀胱镜逆行输尿管插管、扩张、套石、活检，输尿管镜检查，取（碎）石等操作均可能发生输尿管穿孔、撕裂、断裂、剥脱等损伤。

（2）输尿管腔外手术损伤　常发生在骨盆、后腹膜的开放及腹腔镜手术如结肠、直肠、子宫切除术以及大血管手术，钳夹、结扎致误伤输尿管；肿瘤将输尿管推移或粘连，后腹膜纤维化等较容易误伤。术时不一定发现损伤，术后发生漏尿或无尿才察觉。

（3）放射性损伤　见于宫颈癌、前列腺癌等放疗后，使输尿管管壁水肿、出血、坏死，形成尿瘘或纤维瘢痕组织，造成输尿管梗阻。

2. 外伤性损伤　多见于枪击伤所致，偶见于锐器刺伤，以及交通事故、从高处坠落引起输尿管撕裂。

四、治疗

1. 早期治疗　外伤性输尿管损伤的处理原则：应先抗休克，处理其他严重的合并损伤，而后处理输尿管损伤。只要病情允许，输尿管损伤应尽早修复，以利尿液通畅，保护肾功能。尿外渗应彻底引流，以免继发感染。术中和术后早期发现输尿管损伤，在清除外渗尿后，按具体情况进行处理。

（1）输尿管挫伤或逆行性插管所致黏膜出血　常不作特殊处理。但若引起输尿管黏膜损伤面积较广或合并黏膜下损伤较深，则宜从输尿管切口插入双J形输尿管支架引流管，留置7~10天再拔除。

（2）钳夹伤或轻度裂伤或小穿孔　则宜从输尿管切口插入双J形输尿管支架引流管，留置2周再拔除。

（3）输尿管被误扎　立即去除结扎线，如该处缺血坏死，则需切除该处输尿管缺血段，作端端吻合，并留置双J形输尿管支架引流管3~4周。

（4）输尿管断离、部分缺损　若断离部位较高，两断端对合后无张力者可行端端吻合术；下1/3段损伤，部分缺损宜行输尿管膀胱吻合术或膀胱壁瓣输尿管下段成形术。若输尿管缺损较多，视具体情况可选做断离的输尿管与对侧作端侧吻合，游离并下移患侧肾，缩短肾和膀胱距离，或输尿管皮肤造口术或自体肾移植术等。

2. 晚期并发症治疗

（1）输尿管狭窄 试行输尿管插管、扩张或留置双 J 形输尿管支架引流管，留置时间视情况而定。狭窄严重或置管不成功，可行输尿管周围粘连松解术或狭窄段切除端端吻合术。

（2）尿瘘 输尿管皮肤瘘或输尿管阴道瘘多发生伤后 3 个月左右，待伤口水肿、尿外渗及感染所致炎性反应消退后行输尿管修复，或与膀胱、膀胱壁瓣吻合。

（3）完全性梗阻 对输尿管损伤所致完全性梗阻暂不能解除时，可先行病侧肾造术，3个月后再行输尿管修复。

（4）肾功能重度损伤或丧失 对损伤性输尿管狭窄所致严重肾积水或感染，肾功能重度损伤或丧失者，若对侧肾正常，可可施行患侧肾切除术。

五、健康教育

输尿管损伤严重易引起输尿管狭窄，因此告知患者双 J 管要定期更换直至狭窄改善为止；定期复查了解伤口愈合情况和双 J 管位置，出现尿路刺激征、发热、腹痛、无尿等症状时应及时就诊。拔除留置导尿管后，指导患者增加饮水量，增加排尿次数，不宜憋尿。不宜做剧烈运动。

第三节 膀胱损伤

案例导入

老年男性，肥胖，右腹股沟可复性包块 5 年，行右侧腹股沟疝无张力修补术。手术见疝囊周围明显脂肪堆积，在切开疝囊分离疝囊壁时发现膀胱约 3 cm × 2 cm 包块与疝囊壁紧密粘连，致膀胱损伤裂口长约 4 cm，行修补并行保留导尿。目前患者尿管呈淡红色，查体：T 36.6℃，P 76 次/分，R 20 次/分，BP 123/81 mmHg。平卧中。神志清，皮肤巩膜无黄染，浅表淋巴结不大。心肺未见异常。腹压痛（−）、反跳痛及肌紧张，肝、脾未扪及。

问题：

1. 请问该患者拔除导尿管的时机？

2. 术后容易出现的并发症有哪些？

膀胱空虚时位于骨盆深处，受到周围筋膜、肌肉、骨盆及其他软组织的保护，除贯通伤或骨盆骨折外，很少为外界暴力所损伤。膀胱充盈时其壁紧张而薄，高出耻骨联合伸展至下腹部，易遭受损伤。

一、临床表现

膀胱壁轻度挫伤仅有下腹部疼痛和少量终末血尿，短期内可自行消失。膀胱全层破裂时症状明显，依腹膜外型或腹膜内型的破裂而有其特殊的表现。

1. 休克 骨盆骨折所致剧痛、大出血，膀胱破裂引起尿外渗及腹膜炎，伤势严重，常发生休克。

2. 腹痛 腹膜外破裂时，尿外渗及血肿引起下腹部疼痛，压痛及肌紧张，直肠指检可触及肿物和触痛。腹膜内破裂时，尿液流入腹腔而引起急性腹膜炎症状，可有移动性浊音。

3. 血尿和排尿困难 膀胱破裂后，尿液流入腹腔和膀胱周围组织间隙时，患者有尿意，但不能排出尿液或仅排出少量血尿。当有血块堵塞时，则无尿液自尿道排出。

4. 尿瘘 开放性损伤可有体表伤口及漏尿；如与直肠、阴道相通，则经肛门、阴道漏尿。闭合性损伤在尿外渗感染后破溃，可形成尿瘘。

二、诊断

1. 病史和体检 患者下腹部或骨盆受外来暴力后，腹膜外膀胱破裂，出现腹痛、血尿及排尿困难，体检发现耻骨上区压痛，直肠指检触及直肠前壁有饱满感。腹膜内膀胱破裂，全腹剧痛，腹肌紧张，压痛及反跳痛，并有移动性浊音。骨盆骨折引起膀胱及尿道损伤，则兼有后尿道损伤的症状和体征。

2. 导尿试验 导尿管插入膀胱（尿道同时损伤常不易插入），如引流出 300 ml 以上的清亮尿液，基本上可排除膀胱破裂；若无尿液导出或仅流出少量血尿，则膀胱破裂的可能性大。此时可经导尿管注入灭菌生理盐水 200～300 ml，片刻后再吸出，液体外漏时吸出量会减少，腹腔液体回流时吸出量会增多。若液体进出量差异很大，提示膀胱破裂。

3. X 线检查 如有骨盆骨折，腹部平片可以发现骨折情况。膀胱造影自导尿管注入 15% 泛影葡胺 300 ml，拍摄前后位片，抽出造影剂后再摄片，若膀胱破裂可发现造影剂漏至膀胱外，排液后的照片更能显示遗留于膀胱外的造影剂。腹膜内膀胱破裂时，则显示造影剂衬托的肠袢。也可注入空气造影，若空气进入腹腔，膈下见到游离气体，则为腹膜内破裂。

三、病因

1. 开放性损伤 由弹片、子弹或锐器贯通所致，合并直肠、阴道损伤，形成腹壁尿瘘、膀胱直肠瘘或膀胱阴道瘘。

2. 闭合性损伤 当膀胱充盈时，下腹部遭撞击、挤压极易发生膀胱损伤，有时骨盆骨折骨片可直接刺破膀胱壁。产程过长，致膀胱阴道瘘。

3. 医源性损伤 见于膀胱镜检查或治疗，如 TUR – BT、TURP，盆腔手术、腹股沟疝修补术、阴道手术等可伤及膀胱。

4. 自发性破裂 有病变的膀胱如膀胱结核、长期接受放射治疗的膀胱过度膨胀时，也可发生破裂。

四、病理

1. 挫伤 仅伤及膀胱黏膜或肌层，膀胱壁未穿破，局部出血或形成血肿，无尿外渗，可发生血尿。

2. 膀胱破裂 严重损伤可发生膀胱破裂，可分为腹膜外型与腹膜内型两类。

（1）腹膜外型 单纯膀胱壁破裂，但腹膜完整。尿液极易外渗到膀胱周围组织及耻骨后间隙，蔓延到肾区。多由膀胱前壁的损伤引起，伴有骨盆骨折。

（2）腹膜内型　膀胱壁破裂伴腹膜破裂，裂口与腹腔相通，尿液流入腹腔，可引起腹膜炎。多见于膀胱后壁和顶部损伤。

五、治疗

膀胱破裂的处理原则：①闭合膀胱壁缺损；②保持通畅的尿液引流，或完全的尿液改道；③充分引流膀胱周围及其他部位的尿外渗。

1. 紧急处理　抗休克治疗如输液、输血、止痛及镇静。尽早合理使用广谱抗生素预防感染。

2. 保守治疗　膀胱挫伤或膀胱造影时仅有少量尿外渗且症状较轻者，可从尿道插入导尿管持续引流尿液 7～10 天，并保持通畅。同时使用抗生素，预防感染，破裂多可自愈。

3. 手术治疗　膀胱破裂伴有出血和尿外渗，病情严重，须尽早施行手术。如为腹膜外破裂，作下腹部正中切口，腹膜外显露并切开膀胱，清除外渗尿液，修补膀胱裂口，作耻骨上膀胱造瘘。如为腹膜内破裂，应行剖腹探查，同时处理其他脏器损伤，吸尽腹腔内液体，分层修补腹膜与膀胱壁，并作腹膜外耻骨上膀胱造瘘，且充分引流膀胱周围尿液，使用足量抗生素。若发生膀胱颈撕裂，须用可吸收缝线准确修复，以免术后发生尿失禁。术后持续引流尿液 2 周。

4. 并发症处理　如盆腔血肿，宜尽量避免切开，以免发生大出血并招致感染。若出血不止，用纱布填塞止血，24 小时后再取出。出血难以控制时可行选择性盆腔血管栓塞术。

六、健康教育

耐心地向患者介绍与本病相关的知识，减轻患者的恐惧和紧张情绪，便于积极配合治疗。监测患者生命体征，同时注意观察留置导尿管的颜色、性质以及导出的量等情况，并且保持尿管通畅，防止脱落。鼓励患者多饮水，拔除尿管前要闭管训练排尿。

第四节　尿道损伤

案例导入

男性，43 岁，2 小时前翻墙时滑倒，会阴部骑跨石头上，阴囊处疼痛伴有肉眼血尿。急诊前来我院，查体：T 36.8℃，P 89 次/分，R 22 次/分，BP 133/91 mmHg，腹部无压痛，无腹胀，膀胱充盈，压痛（＋），尿道口可见血迹，阴囊皮肤完整，会阴部可见皮下瘀血。B 超提示：膀胱内血凝块形成，残余尿大于 300 ml；急诊给予导尿术，导尿管插致后尿道时遇到明显阻力，无法置入。

问题：

1. 该患者的诊断及诊断依据是什么？

2. 首选治疗方案是什么？

尿道损伤（urethral injuries）是泌尿系统最常见的损伤，分为开放性、闭合性和医源性损伤三类。开放性损伤多因弹片、锐器伤所致，常伴有阴囊、阴茎或会阴部贯通伤。闭合性损伤为挫伤、撕裂伤。医源性损伤为尿道腔内器械直接损伤。

尿道损伤多见于男性。在解剖上男性尿道以尿生殖膈为界，分为前、后两段。前尿道包括球部和阴茎部，后尿道包括前列腺部和膜部。球部和膜部的损伤为多见。

一、前尿道损伤

（一）临床表现

1. 尿道出血 损伤后，即使不排尿时也可见尿道外口滴出或溢出鲜血。尿液可为血尿。此为前尿道损伤最常见症状。

2. 疼痛 受损伤处常有疼痛或压痛，尤以排尿时为剧烈。有时可放射到阴茎头部和会阴部。

3. 排尿困难 尿道挫裂伤时因疼痛而致括约肌痉挛，发生排尿困难。尿道完全断裂时，则可发生尿潴留。

4. 局部血肿 尿道骑跨伤常发生会阴部、阴囊处肿胀、瘀斑及蝶形血肿。

5. 尿外渗 尿道裂伤或断裂后，用力排尿时，尿液可从裂口处渗入周围组织间隙，形成尿外渗，若不及时处理，可发生广泛皮肤及皮下组织坏死、感染及脓毒症。若开放性损伤，则尿液可从皮肤、肠道或阴道创口流出，最终形成尿瘘。

（二）诊断

1. 病史和体检 球部尿道损伤常有会阴部骑跨伤史，医源性损伤多有尿道器械检查史。根据典型症状及血肿、尿外渗分布区域，可确定诊断。

2. 诊断性导尿 在严格无菌操作下，一旦插入导尿管，应留置导尿1周以引流尿液并支撑尿道。可了解尿道的完整性和连续性。若导尿管插入困难，说明可能有尿道裂伤或断裂伤。不应勉强反复试插，以免加重创伤和导致感染。

3. X线检查 逆行尿道造影可显示尿道损伤部位和程度。如尿道断裂可有造影剂外渗。

（三）病因

男性前尿道损伤多发生于球部。会阴部骑跨伤时，将尿道挤向耻骨联合下方，可引起尿道球部损伤。反复插导尿管、行膀胱镜尿道检查也可引起前尿道损伤。

（四）病理

根据尿道损伤程度可分为挫伤、裂伤和断裂。尿道挫伤时仅有水肿和出血，可以自愈，愈合后一般不发生狭窄。尿道裂伤愈合后可引起瘢痕性尿道狭窄。尿道完全断裂时，断端退缩、分离，血肿较大可发生尿潴留，用力排尿时可出现尿外渗。尿道球部裂伤或断裂时渗入的血液和尿液会使会阴、阴囊、阴茎肿胀，有时向上扩展至腹壁。因为会阴浅筋膜的远侧附着于腹股沟部，近侧与腹壁浅筋膜深层相连续，后方附着于尿生殖膈，尿液不会外渗到两侧股部。尿道阴茎部损伤时，如阴茎筋膜完整，血液及尿液渗入局限于阴茎筋膜内，表现为阴茎肿胀；如阴茎筋膜亦破裂，尿外渗范围扩大，与尿道球部损伤相同。

（五）治疗

1. 紧急处理 尿道球海绵体严重出血可致休克，应立即压迫会阴部止血，采取抗休克措施，尽早施行手术治疗。

2. 尿道挫伤及轻度裂伤 一般不需特殊治疗，可止血、止痛，同时应用抗生素预防感染，多饮水稀释尿液，减少刺激。必要时插入导尿管引流1周。

3. 尿道裂伤 插入导尿管留置引流2周。如导尿插入失败，应行经会阴尿道修补术并留置导尿管2~3周。病情严重者，应施行耻骨上膀胱造瘘术。

4. 尿道断裂 尿道断裂严重者，会阴、阴茎或阴囊形成大血肿，先经会阴切口清除血肿，然后行尿道端端吻合术，且必须慎重而仔细止血。留置导尿管3周。条件不允许可作耻骨上膀胱造瘘术。

5. 并发症处理

（1）尿外渗 应尽早在尿外渗部位作多个皮肤切口引流，切口深达浅筋膜以下，置多孔引流管引流。必要时耻骨上膀胱造瘘，3个月后再修补尿道。

（2）尿道狭窄 晚期的尿道狭窄，狭窄轻者拔除导尿管后，需定期作尿道扩张；尿道外口狭窄应行尿道外口切开术；狭窄严重者，经会阴部切除狭窄部的瘢痕组织，可行尿道吻合术。

（3）尿瘘 尿外渗或前尿道狭窄均可引起尿瘘，需切除或者搔刮瘘管。

二、后尿道损伤

（一）临床表现

1. 休克 骨盆骨折所致后尿道损伤，常合并大出血，引起创伤性、失血性休克。

2. 疼痛 下腹部痛，局部肌紧张且有压痛。病情发展可出现腹胀及肠鸣音减弱。

3. 排尿困难 尿道撕裂或断裂时，则可发生尿潴留。

4. 尿道出血 尿道口无流血或仅有少量血液流出。

5. 尿外渗及血肿 尿生殖膈撕裂时，会阴、阴囊部也会出现血肿及尿外渗。

（二）诊断

1. 病史和体检 骨盆挤压伤出现尿潴留，应考虑后尿道损伤。直肠指检可触及直肠前柔软、压痛的血肿，前列腺尖端可浮动。若指套染有血液，提示合并直肠损伤。

2. X线检查 骨盆骨折时骨盆前后位片显示骨盆骨折的表现。

（三）病因与病理

膜部尿道穿过尿生殖膈，当骨盆骨折时，附着于耻骨下支的尿生殖膈突然移位，产生剪切样暴力，甚至在前列腺尖处撕断。耻骨前列腺韧带撕裂致前列腺向上后方移位。骨折及盆腔血管丛损伤引起大量出血，在前列腺和膀胱围形成大血肿。当后尿道断裂后，尿液沿前列腺尖处而外渗到耻骨后间隙和膀胱周围。

（四）治疗

1. 紧急处理 骨盆骨折患者须平卧，勿随意搬动，以免加重损伤。损伤严重伴大出血可致休克，须抗休克治疗。

2. 手术治疗

（1）早期处理 对损伤轻，后尿道破口较小或仅有部分破裂的患者可试插导尿管，插入顺利应留置导尿管 2 周左右。尿道不完全撕裂伤一般在 3 周内愈合，恢复排尿。对损伤较重，一般不宜插入导尿管，避免加重局部损伤及血肿感染。尿潴留者可行耻骨上膀胱穿刺，吸出膀胱内尿液。通常在病情稳定后，局麻下作耻骨上高位膀胱穿刺造瘘。经膀胱尿道造影明确尿道无狭窄及尿外渗后，才可拔除膀胱造瘘管。若不能恢复排尿，造瘘后 3 个月再行尿道瘢痕切除及尿道端端吻合术。为早期恢复尿道的连续性，避免尿道断端远离形成瘢痕假道，一部分患者被采用尿道会师复位术，而休克严重者在抢救期间不宜作此手术，只作高位膀胱造瘘。

手术方法：作下腹部纵向切口，切开膀胱，先将一凹形探子置于后尿道，再从尿道外口插入另一凸形探子，一对探子相嵌合，凸形探子可引进膀胱。其尖部套上一根普通导尿管，将导尿管引出尿道外口。尿道会师复位术后留置导尿管 3~4 周。

（2）并发症处理　后尿道损伤常并发尿道狭窄。为预防尿道狭窄，去除导尿管后先每周 1 次尿道扩张。也可用尿道灌注，灌注液为 0.5% 利多卡因 10 ml、地塞米松 5 mg，庆大霉素 4 万 U，每日 1 次或隔日 1 次，或尿道扩张后加用尿道灌注。对于膀胱造瘘患者受伤 3 个月后若发生尿道狭窄或闭锁，行二期手术治疗，经尿道切开或切除狭窄部的瘢痕组织，或经会阴部切除尿道瘢痕组织，作尿道端端吻合术。尿道长度不足者，可切除耻骨联合，缩短尿道断端距离，吻合尿道。后尿道合并直肠损伤，早期立即修补，并作暂时性结肠造瘘。尿道直肠瘘等 3~6 个月后再施行修补手术。

三、健康教育

向患者耐心地介绍尿道损伤的相关知识，便于其配合治疗。告知留置导尿及膀胱造瘘的意义和必要性，注意观察导尿管的颜色、性质以及导出的量等情况，且保持尿管通畅，防止脱落。鼓励患者多饮水，进易消化饮食，告知患者后期扩张尿道的必要性，拔除尿管前也要闭管训练排尿。

本章小结

泌尿系损伤以尿道损伤最常见，其次是肾损伤。肾损伤以肾挫伤最轻，肾蒂损伤最严重，及时诊断是关键。肾损伤以保守治疗为主，手术治疗要明确适应证。尿道损伤以前尿道骑跨伤与骨盆骨折合并后尿道损伤为常见，其治疗后临床常见并发症为尿道狭窄，故手术后要定期行尿道扩张术。

目标检测

一、单项选择题

扫码"练一练"

【A1/A2 型题】

1. 泌尿系统损伤最常见的部位是
   A. 肾脏
   B. 输尿管上段
   C. 输尿管下段
   D. 膀胱

E. 尿道

2. 下列检查不适用于肾损伤的是

    A. 逆行肾盂造影　　　　　　　　　B. 大剂量静脉肾盂造影

    C. B 超检查　　　　　　　　　　　D. CT 检查

    E. 肾动脉造影

3. 下列肾损伤不需早期立即手术的是

    A. 肾碎裂　　　　　　　　　　　　B. 肾横断

    C. 肾挫裂伤　　　　　　　　　　　D. 肾蒂断裂

    E. 肾盂撕裂伤

4. 下列情况可采取非手术治疗的是

    A. 肾挫伤　　　　　　　　　　　　B. 严重肾部分裂伤

    C. 肾全层裂伤　　　　　　　　　　D. 肾蒂裂伤

    E. 肾裂伤合并输尿管损伤

5. 肾外伤最常见的病理类型是

    A. 肾挫伤　　　　　　　　　　　　B. 肾实质深裂伤

    C. 肾横断　　　　　　　　　　　　D. 肾蒂血管损伤

    E. 肾盂撕裂伤

6. 肾损伤施行排泄性尿路造影和 CT 检查不能了解的是

    A. 肾实质碎裂部位和程度　　　　　B. 患肾和健肾的功能

    C. 肾内有无血块阻塞　　　　　　　D. 肾动脉阻塞是否完全

    E. 造影剂有无外溢

7. 外伤性尿道狭窄早期的最佳治疗是

    A. 服用抗生素　　　　　　　　　　B. 定期尿道扩张

    C. 理疗　　　　　　　　　　　　　D. 经尿道冷刀切开

    E. 尿道吻合术

8. 尿道球部损伤的最常见原因是

    A. 尿道器械检查　　　　　　　　　B. 骑跨伤

    C. 骨盆骨折　　　　　　　　　　　D. 锐器伤

    E. 踢伤

9. 下列检查不适宜于肾损伤的是

    A. B 超　　　　　　　　　　　　　B. CT

    C. 排泄性尿路造影　　　　　　　　D. 逆行肾盂造影

    E. 肾动脉造影

10. 骨盆骨折最易损伤的尿道部位

    A. 阴茎部　　　　　　　　　　　　B. 球部

    C. 膜部　　　　　　　　　　　　　D. 前列腺部

    E. 膀胱颈部

11. 肾损伤密切观察过程中，以下不应手术治疗的是

    A. 抗休克治疗不好转　　　　　　　B. 观察过程中发现有合并脏器损伤

C. 血尿越来越加重　　　　　　　　　　D. 尿仍存在，但血压在上升

E. 腹部包块越来越大

12. 闭合性肾损伤必须绝对卧床休息的是

A. 到休克纠正后　　　　　　　　　　　B. 到血尿转清后

C. 腰部肿块不再增大　　　　　　　　　D. 1 周

E. 2 ~ 4 周

13. 后尿道损伤最常见的后期并发症是

A. 尿道直肠瘘　　　　　　　　　　　　B. 直肠损伤

C. 尿外渗　　　　　　　　　　　　　　D. 尿道狭窄

E. 阳痿

14. 骑跨伤常造成尿道损伤的部位是

A. 阴茎部　　　　　　　　　　　　　　B. 球部

C. 膜部　　　　　　　　　　　　　　　D. 前列腺部

E. 膀胱颈部

15. 关于肾损伤时出现血尿，下列错误的是

A. 肾损伤患者大多有血尿　　　　　　　B. 血尿与损伤程度一致

C. 肾挫伤时可出现少量血尿　　　　　　D. 严重肾裂伤一般呈大量肉眼血尿

E. 肾蒂血管断裂可以无血尿

16. 下列哪种症状，体征和检查可确诊为后尿道完全断裂

A. 会阴部血肿　　　　　　　　　　　　B. 下腹及骨盆部皮下瘀斑

C. 骨盆挤压痛　　　　　　　　　　　　D. 插导尿管不能进入膀胱

E. 尿道造影，见造影剂外溢于后尿道周围未进入膀胱

17. 男性，25 岁，半小时前由 5 米高处跌下，左腰撞于石块。血压正常，尿常规红细胞 + + 。最可能的诊断是

A. 肾挫伤　　　　　　　　　　　　　　B. 肾皮质深部裂伤

C. 肾碎裂伤　　　　　　　　　　　　　D. 肾盂裂伤

E. 肾蒂裂伤

18. 男性，42 岁。被车撞伤致骨盆骨折，不能排尿一天。查：抬入病室，BP 70/50 mmHg，P 120 次/分，该患者入院后紧急治疗最好方法

A. 尿道会师术　　　　　　　　　　　　B. 膀胱造瘘术

C. 抗休克治疗后膀胱造瘘术　　　　　　D. 止痛止血镇静消炎

E. 尿道缝合术

19. 男性，18 岁，车祸后半小时，血压 80/50 mmHg，神志模糊，下腹膨隆，不能自主排尿，尿道口有少量滴血，最先考虑的处理是

A. 立即导尿　　　　　　　　　　　　　B. 膀胱穿刺造瘘

C. 抗休克治疗　　　　　　　　　　　　D. 尿道会师术

E. 耻骨上穿刺放尿

二、思考题

1. 男性，28 岁。被车撞伤在左腰部，伤后腰部痛，全程血尿伴血块 8 小时。BP 70/

50 mmHg，P 120 次/分，左腰部包块季肋下 5 指并有触痛，经输血 800 ml 血压仅上升至 80/60 mmHg，尿色无改变，左腰部肿块增大，B 超为肾裂伤，对侧肾正常，该患者应立即采取的最佳治疗方法是什么？

2. 男性，27 岁。因墙倒被压骨盆骨折 10 小时来院，查体：BP 80/50 mmHg，P 110 次/分，全身擦皮伤，骨盆处瘀斑重，当地插入导尿管留出新鲜血性液体 400 ml，膀胱仍胀满，肛门指检：可触及浮动的前列腺，该患者最佳治疗方案是什么？

（毕满华 梅祥宝）

第十三章　泌尿系统结石

学习目标

1. **掌握**　泌尿系结石的临床表现、诊断与治疗原则。
2. **熟悉**　泌尿系结石的病因、发病机制、结石成分特点。
3. **了解**　泌尿系结石的预防、引起的病理变化。
4. 学会选择泌尿系结石常用的影像学检查方法。
5. 能按照临床思维方法对泌尿系结石患者进行诊断及鉴别诊断，并做出正确处理。

第一节　上尿路结石

案例导入

　　男性，35岁，职员。因"右侧腰部绞痛2小时"门诊入院。2小时前无明显诱因出现右侧腰部绞痛，疼痛较剧烈，不能忍受，患者自觉恶心，未呕吐，无尿频、尿急、尿痛，无肉眼血尿，无发热，经门诊以"腰痛原因待查泌尿系结石"收入院，入院后给予"解痉止痛"等治疗，症状有所缓解。患病后食纳可，大小便正常。既往无特殊病史。

　　查体：T 36.8℃，P 106次/分，R 18次/分，BP 130/80 mmHg。急性痛苦病容。神志清，皮肤巩膜无黄染，浅表淋巴结不大。心肺未见异常。腹式呼吸；右侧中输尿管点有压痛，无反跳痛及肌紧张，右肾区叩击痛（＋），肠鸣音正常。余（－）。

　　泌尿系彩超：右侧肾盂积水并右侧输尿管中段结石。

　　实验室检查：血常规 WBC 11.7×10^9/L，LYMPH% 11.3%，NEUT% 79.5%；尿液检查 PRO－，BLD－，RBC＋，GLU－，WBC＋＋。

　　问题：

1. 诊断及诊断依据是什么？
2. 治疗原则是什么？
3. 对该患者进行哪些方面的健康指导？

一、临床表现

　　上尿路结石是指肾和输尿管结石，主要症状是疼痛和血尿。患者出现的临床症状主要与结石部位、大小、感染、梗阻的程度及是否活动等有关。

（一）症状

1. 疼痛 大部分的上尿路结石患者有腰腹部疼痛史。肾结石可引起肾区疼痛伴肋脊角叩击痛。肾盂内大结石及肾盏结石可无明显临床症状，或者在活动后出现上腹或腰部钝痛。输尿管结石可引起肾绞痛，典型的表现为腰部或上腹部突然发生的剧烈疼痛，疼痛可向患侧腰部或下腹部、腹股沟区放射，还可累及同侧睾丸或阴唇。结石处于输管膀胱壁段或输尿管口，可伴有膀胱刺激征及尿道和阴茎头部放射痛，肾绞痛常见于结石活动、引起输尿管梗阻所导致。

2. 血尿 为肉眼或镜下血尿，镜下血尿更为常见，有时运动后镜下血尿是上尿路结石的唯一临床表现。血尿的程度与结石对尿路黏膜损伤程度有关，休息或者增加饮水量可以减轻血尿症状，如果结石引起尿路完全性梗阻或固定不动，则可没有血尿。

考点提示

　　肾绞痛是上尿路结石的典型临床表现。

3. 其他症状 输尿管结石引起尿路完全性梗阻时，使梗阻以上输尿管管腔内压力增高，管壁局部扩张、痉挛和缺血，由于输尿管与肠管有共同的神经支配而导致患者恶心、呕吐；双侧上尿路结石引起双侧尿路完全性梗阻或孤立肾上尿路完全性梗阻时，可导致无尿，出现肾功能不全；结石如合并感染时，可出现尿频、尿急、尿痛等症状；继发急性肾盂肾炎或肾积脓时，患者可有畏寒、发热、寒战等全身症状。

（二）体征

与结石的大小、位置、梗阻程度等有关，部分患者局部可无特殊体征，结石梗阻严重引起肾积水，可出现患侧肾区叩击痛。部分输尿管结石患者会出现输尿管走形区或者输尿管某一个点压痛。

二、解剖生理概要

泌尿系统包括肾脏、输尿管、膀胱及尿道。肾脏位于腹膜后，脊柱的两侧，前面有覆膜覆盖，肾的表面有纤维囊、脂肪囊、肾筋膜三层被膜包绕，左肾和右肾的位置并不完全对称，左肾的上端平第11胸椎下缘，下端平第2腰椎下缘，右肾的上方有肝，右肾比左肾约低半个椎体，临床上常将竖脊肌外侧缘与第12肋之间的部位称为肾区，当肾病变时，叩击或者触压该区时，常引起疼痛。肾可以随着呼吸上下移动，其移动的范围不超过一个椎体。输尿管是一对细长的肌性管道，呈扁圆柱状，左右各一，上方起于肾盂，在腹膜后方沿着腰大肌的前面下降，下方连接止于膀胱。输尿管长20～30厘米，其管径0.2～0.7厘米，有三处生理性狭窄部位，第一处生理性狭窄部位在肾盂输尿管连接处，第二处生理性狭窄部位为输尿管越过小骨盆入口处；第三处狭窄是输尿管进入膀胱壁处。

当肾脏和尿路有炎症或其他疾病时，相应部位可出现压痛点，如图13-1和图13-2所示：①季肋点：腹直肌外缘与肋弓交点处，相当于肾盂位置；②上输尿管点：脐水平线上腹直肌外缘；③中输尿管点：髂前上棘水平腹直肌外缘，相当于输尿管第二狭窄处；④肋脊点：背部第12肋骨与脊柱的夹角的顶点；⑤肋腰点：背部第12肋骨与腰肌外缘的夹角顶点。

考点提示

　　输尿管结石以下1/3多见，易滞留于此三处生理性狭窄部位。

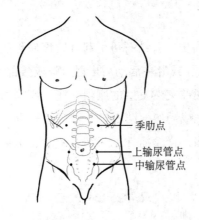

图 13 - 1　季肋点、上输尿管点及中输尿管点

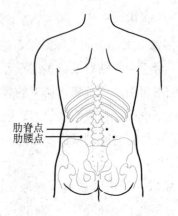

图 13 - 2　肋脊点和肋腰点

三、诊断与鉴别诊断

(一) 诊断

1. 病史　部分患者有泌尿系结石病史，询问病史中，要问清楚第一次发作的情况，确认疼痛发作及其放射的部位，以往有无结石史或家族史，既往病史包括泌尿生殖系统疾病或解剖异常以及是否有甲状旁腺疾病史，结石形成的影响因素等。

2. 典型表现　患者可出现肾绞痛；或与活动有关的血尿和腰痛；但也有些患者可能没有症状和体征，而是在体检时发现结石。

3. 辅助检查

（1）尿液分析　肉眼或镜下血尿，伴感染时有脓尿，患者尿细菌培养呈阳性。有时可发现晶体尿。当临床怀疑患者尿路结石与代谢状态有关时，应测定尿液的 pH、钙、磷、尿酸、草酸等。

（2）血液分析　血常规一般无异常，血钙、磷、尿酸、草酸、甲状旁腺功能等检测可帮助了解泌尿系结石是否与代谢是否有关，如合并较长时间的泌尿系梗阻，患者可以出现肾功能的异常。

（3）影像学检查　①超声：可发现泌尿系平片不能显示的小结石和 X 线透光结石，尿路梗阻引起的肾积水或肾萎缩等。②泌尿系平片：能发现95%以上的结石，但阴性也不能排除能透 X 光的单纯尿酸结石。③排泄性尿路造影：可以评价双侧肾脏的结构和功能改变，有无先天性尿路畸形等。④其他检查：逆行肾盂造影很少用于初始诊断阶段，往往在其他方法不能确定时被采用；平扫 CT 很少作为泌尿系结石患者首选的诊断方法，但能发现较小的输尿管中、下段结石，有助于鉴别不透光的结石、肿瘤、血凝块等；放射性核素肾显像可以评价治疗前、后肾功能恢复情况。

（4）内镜检查　包括肾镜、输尿管镜和膀胱镜检查。通常在泌尿系平片、排泄性尿路造影不能确诊时，借助于内镜可以明确诊断和进行治疗。

(二) 鉴别诊断

有些泌尿系结石临床表现不典型，需与泌尿系结石鉴别的疾病很多，其中最主要的有下列几种。

1. 急性阑尾炎　右侧输尿管结石需与急性阑尾炎鉴别，急性阑尾炎表现为转移性右下腹痛，呈持续性疼痛；输尿管下端结石呈阵发性绞痛，其程度一般比阑尾炎重；阑尾炎有反跳痛、肌紧张，而输尿管结石一般无肌紧张和反跳痛；急性阑尾炎血常规提示感染，彩超提示阑尾炎症，输尿管结石如无感染血常规多数正常，彩超提示高回声结节，后伴声影，输尿管结石梗阻以上部位可代偿性扩张，并可出现肾积水。

2. 胆囊炎、胆石症　右侧上尿路结石需与胆囊炎、胆石症鉴别，胆囊炎、胆石症主要表现为右上腹疼痛、放射至右肩背部，疼痛常较剧烈，Murphy 点压痛，右侧上尿路结石疼痛主要沿输尿管走向并可放射至右下腹、大腿内侧，常可以出现肾区叩击痛。

3. 其他　泌尿系肿瘤、胃肠道穿孔、急性胰腺炎、卵巢囊肿蒂扭转及宫外孕亦需与上尿路结石的症状相鉴别。

四、病因与病理

（一）病因

尿路结石的形成机制尚未完全清楚，许多资料显示尿路结石是多重因素所导致的，不同因素导致的结石，其结石主要成分可能也不同，重视和解决这些因素，能够有效减少结石的形成和复发。

1. 尿路结石　与性别，年龄，种族，职业，地理环境和气候，饮食和营养水分摄入及疾病等多种因素有关。

2. 尿液改变　尿液中钙、草酸、尿酸排出量增加，易形成结石；尿 pH 改变，在碱性尿中易形成磷酸镁铵及磷酸盐沉淀；在酸性尿中易形成尿酸和胱氨酸结晶；尿量减少，使尿中盐类和有机物质的浓度增高；尿中抑制晶体形成和聚集的物质减少；尿路感染、尿路梗阻等均有可能导致泌尿系结石的发生。

3. 泌尿系解剖结构异常　肾乳头的上皮下钙化、尿路任何部位的狭窄、梗阻、憩室均有利于结石形成。

4. 药物因素　如磺胺类药物由肾脏排泄，在酸性尿中溶解度较低，可析出结晶形成结石。

（二）病理

上尿路结石大部分在肾脏内形成，形成的结石可位于肾盏内或者进入肾盂或输尿管，自然排出。结石可引起泌尿道的直接损伤、梗阻、感染或恶变。病理生理改变与结石部位、大小、数目、继发感染和梗阻程度等有关。在肾盏的结石可使肾盏颈部梗阻，引起肾盏积液或积脓，进一步导致肾实质萎缩、瘢痕形成，甚至发展为肾周围感染。小的肾盏结石可进入肾盂或输尿管，或停留在泌尿道任何部位，结石堵塞肾盂输尿管连接处或输尿管，会引起梗阻以上部位管道的代偿性扩张，可引起急性完全性尿路梗阻或慢性不完全性尿路梗阻，如及时解除梗阻，可不影响肾功能；如慢性梗阻往往导致肾积水，使肾实质受损，可导致肾功能不全。泌尿系结石引起梗阻后可继发感染，感染进一步加重梗阻。

（三）泌尿系结石的成分及特点

泌尿系结石成分多为混合结石，鲜有单一成分的结石，以草酸钙结石最常见，磷酸盐、尿酸盐、碳酸盐次之，胱氨酸结石罕见。通常尿结石以多种盐类混合形成。草酸钙结石形成的原因尚不明，其质硬、不易碎、粗糙、不规则，呈桑椹样，棕褐色，平片易显影。磷酸钙、磷酸镁铵结石与尿路感染和梗阻有关，易碎，表面粗糙，不规则，常呈鹿角形，灰白色、黄色或棕色，平片可见多层现象。尿酸结石与尿酸代谢异常有关，其质硬，光滑，多呈颗粒状，黄色或红棕色，纯尿酸结石不被平片所显影。胱氨酸结石是罕见的家族性遗传性疾病所致，质硬，光滑，呈蜡样，淡黄至黄棕色，平片亦不显影。

📖知识链接

结石成分分析

结石成分分析是了解结石成因、预防结石复发的重要手段，目前常用的方法是结石红外光谱自动分析系统，结石标本可经手术、碎石或自行排出获得。其检测原理是依据结石样品在红外光区吸收峰的特征来确定化合物的结构和成分。红外光谱分析法具有准确、快捷、方便的优点；既可分析晶体成分，又可分析非晶体成分；既可分析有机化合物，又可分析无机化合物，成为目前分析结石成分的主要手段。随着临床强调结石患者的个体化治疗，红外光谱分析结石成分逐渐成为现代化结石诊疗的一个重要组成部分，它是制定结石预防方案和选用溶石疗法的重要依据。

五、处理

由于上尿路结石的大小、部位、引起梗阻程度不同，患者个体差异等因素，治疗方法选择存在很大的不同，因此，对上尿路结石患者的治疗必须实施个体化治疗，有时需要综合各种治疗方法。

（一）保守治疗

一般输尿管结石直径 <0.6 cm，表面光滑，无远端尿路梗阻和感染者，可先使用保守疗法。保守治疗的主要措施是嘱患者多饮水、多做跳跃活动、必要时给予抗感染、解痉等治疗。如果结石直径 <0.4 cm 且表面光滑，90% 的结石可自行排出。

针对患者已排出的结石或经手术取出的结石所作结石成分分析，采取药物治疗是结石治疗及预防复发的重要方法。尿酸结石因是体内嘌呤代谢紊乱的产物，碱化尿液、口服别嘌醇及饮食调节有治疗作用，效果较好。胱氨酸结石多在酸性尿液中形成，治疗需碱化尿液，卡托普利有预防胱氨酸结石形成的作用。感染性结石需控制感染，酸化尿液，有控制结石长大作用。在药物治疗过程中，还需增加液体摄入量，包括大量饮水，以增加尿量；控制感染，根据细菌培养及药物敏感试验选用抗菌药物。中药和针灸对结石排出有促进作用，常用单味中药有金钱草或车前子等；常用针刺穴位是肾腧、三阴交、阿是穴等，如果患者出现肾绞痛，需要紧急处理，以解痉止痛为主，如注射阿托品、哌替啶，同时应用钙通道阻滞剂、吲哚美辛、黄体酮等。

（二）病因治疗

少数患者能找到形成结石的病因，如甲状旁腺功能亢进（主要是甲状旁腺瘤），只要切除腺瘤，原有的尿路结石会自行溶解、消失；尿路梗阻者，需要解除梗阻，可以避免结石复发。

（三）体外冲击波碎石

通过 X 线或 B 超对结石进行定位，利用高能冲击波聚焦后作用于结石，使结石裂解，直至粉碎成细沙，随尿液排出体外。20 世纪 80 年代初应用于临床，实践证明它是一种安全而有效的非侵入性治疗，大多数的上尿路结石可采用此方法治疗。此法的主要适应证是结石直径 <2.0 cm 的上尿路结石；主要的禁忌证是结石远端尿路梗阻、妊娠期、出血性疾病、严重的心脑血管疾病等。碎石后，多数患者出现暂时性肉眼血尿，一般无须特殊处理。如肾周围血肿形成，虽属少见，但应十分重视。感染性结石患者，由于结石内细菌播散而引起尿路感染、菌血症，往往引起发热。碎石排出过程中，由于结石碎片或颗粒排出可引起肾绞痛。若碎石过多地积聚于输尿管内，可引起"石街"，患者腰痛或不适，有时可合并继发感染等，需要紧急处理。

为了减少并发症的发生，应严格把握适应证，正确定位，选用低能量和限制每次冲击次数，若患者进行一次治疗未能击碎结石需再次治疗，间隔时间必须不少于 1 周，推荐间隔时间 10 ~ 14 天以上为宜。

（四）微创手术治疗

1. 经皮肾镜取石或碎石术 穿刺细针通过腰背部直达肾盏或肾盂，扩张并建立皮肤至肾内的通道，插放肾镜，直视下取石或碎石。较小的结石通过肾镜用抓石钳取出；较大的结石无法直接取出者应将结石粉碎。碎石用机械、超声、液电、激光或气压弹道法等。可适用于输尿管上段结石，尤其是对合并肾盂及某些肾盏的结石；亦可作为体外冲击波碎石治疗后"石街"的处理手段。有出血倾向、过于肥胖、肾畸形或有肾手术史者不宜采用。

2. 输尿管镜取石术 经尿道插入输尿管镜，在膀胱内找到患侧的输尿管口，在安全导丝的引导下将输尿管镜插入输尿管，直视下找到结石，用套石篮将结石取出，如果结石较大可以采用超声碎石、激光碎石或者气压弹道碎石等方法击碎结石。

3. 腹腔镜输尿管取石 适用于输尿管结石 >2 cm，原来考虑开放手术；或经体外冲击波碎石、输尿管镜手术治疗失败者。

（五）开放手术治疗

过去大多数尿石症采用开放手术取石，但给患者造成较大的创伤，由于腔内泌尿外科及体外冲击波碎石技术的普遍开展，大多数上尿路结石已不再需用开放手术。开放手术的术式主要有以下几种。

1. 肾盂切开取石术 适用于结石较大同时患者合并肾盂输尿管连接处梗阻，可以在取石同时解除梗阻。

2. 肾实质切开取石术 适用于肾盏结石，尤其是肾盂切开不易取出或多发性肾盏结石。

3. 肾部分切除术 适用于结石在肾极或结石所在肾盏有明显扩张、实质萎缩和有明显复发因素者。

4. 肾切除术 因结石导致肾结构严重破坏，功能丧失，或合并肾积脓，而对侧肾功能良好，可将患肾切除。

5. 输尿管切开取石术 适用于嵌顿较久或其他的方法治疗无效的结石。

（六）转诊

上尿路结石的手术治疗需要术者经验丰富，基层医院手术选择要慎重，估计手术难度较大者，应转到有条件的医院进行治疗。患者结石合并感染引发败血症者或者结石复发者或者独肾患者可转诊上一级医院治疗。

六、健康教育

对患者进行必要的知识宣教，注意去除诱发结石形成危险因素和不良的生活习惯如平时少饮水，喜喝浓茶等。对患者进行合理的饮食指导，尿石症的发生与饮食的合理搭配有密切关系，动物蛋白、动物内脏及糖类摄入过多，都可增加成石危险。告知患者泌尿系结石容易复发，大量饮水有利于结石排出，应定期行尿液检查、B 超检查等，观察有无复发及结石残留情况。

第二节　下尿路结石

一、临床表现

下尿路结石是指膀胱结石和尿道结石，临床上的膀胱结石以继发性为多见，常见于良性前列腺增生、膀胱憩室、神经源性膀胱或肾、输尿管结石排入膀胱所导致。尿道结石主要见于男性，尿道结石多位于前尿道，绝大多数来自肾和膀胱结石在排尿过程中卡压于尿道所致。

（一）症状

1. 膀胱结石的典型症状为排尿突然中断，疼痛放射至远端尿道及阴茎头部，伴排尿困难和膀胱刺激症状。小儿常用手搓拉阴茎，跑跳或改变排尿姿势后，能使疼痛缓解，继续排尿。若结石位于膀胱憩室内，患者仅表现为尿路感染。

考点提示

排尿突然中断是膀胱结石的典型症状。

2. 尿道结石的典型症状为排尿困难，点滴状排尿，伴尿痛，重者可发生急性尿潴留及会阴部剧痛。

（二）体征

膀胱结石患者一般无明显的阳性体征，较大的结石常可经直肠腹壁双合诊被触及。前尿道结石可沿尿道触及，后尿道结石经直肠指检可触及。

二、解剖生理概要

肾脏产生的尿液经输尿管排入膀胱，膀胱是储存尿液的肌性囊状器官，其形状、大小、位置和壁的厚度均随尿液充盈程度而变化。一般成人膀胱的容量约为 300～500 ml，最大容量可达 800 ml，男性略大于女性。

膀胱壁由外膜、肌层和黏膜构成。外膜在膀胱顶部为浆膜，其余部位主要为疏松结缔组织。膀胱壁肌层又称逼尿肌，为外纵行、中环行、内纵行的三层平滑肌，各层肌纤维分界不清且相互交错；环行肌厚而有力，在尿道内口处增厚形成尿道内括约肌。黏膜层可分为上皮层和固有层。上皮层由移行上皮构成，与输尿管和尿道黏膜彼此相连。

膀胱既是储尿的器官，也是排尿的动力源性器官，分布到膀胱和调控排尿活动的神经包括交感神经、副交感神经、躯体运动神经和内脏感觉神经四部分。交感神经使膀胱壁平滑肌舒张、尿道内括约肌收缩而储尿；副交感神经可兴奋逼尿肌，抑制尿道括约肌，是排尿的主要神经；躯体运动神经分布至尿道外括约肌（在尿生殖膈内），控制随意排尿。内脏感觉神经传导膀胱的痛觉和充胀感，传导痛觉的纤维经交感神经、传导充胀感和膀胱颈痛觉的纤维经副交感神经传入中枢。当脊髓损伤时，膀胱的充胀感不能传导至排尿中枢，不能激发排尿反射，从而引起尿潴留。

尿道是尿液排出体外的肌性管道，起自膀胱的尿道内口，止于尿道外口。女性尿道起于膀胱的尿道内口，紧贴阴道前壁行向前下，穿过尿生殖膈，开口于阴道前庭。女性尿道长 3～5 cm，直径约 6 mm，由于女性尿道短、宽、直并且易于扩张，后方又毗邻阴道口和肛门，因此容易引起逆行性尿路感染。男性尿道兼有排尿和排精的功能，根据其行程将男性尿道分为前列腺部、膜部和海绵体部。临床上将海绵体部称为前尿道，膜部和前列腺部称后尿道。男性尿道管径全长粗细不均匀，有 3 个狭窄处，分别位于尿道内口、尿道膜部和尿道外口，以尿道外口最为狭窄，这 3 个狭窄是尿道结石易滞留的部位。

三、诊断与鉴别诊断

（一）诊断

1. 病史　部分患者有泌尿系结石病史，询问病史中，注意以往有无结石史或家族史，经过何种治疗，患者是否合并前列腺增生或尿道狭窄等疾病。

2. 典型表现　患者可出现典型症状为排尿突然中断，伴排尿困难和膀胱刺激症状。

3. 辅助检查

（1）B 超检查　能发现强光团及声影，还可同时发现膀胱憩室、良性前列腺增生等。

（2）X 线检查　膀胱区平片能显示绝大多数结石，怀疑有上尿路结石可能时，还需作泌尿系平片及排泄性尿路造影。

（3）膀胱镜检查　能直接见到结石，并可发现膀胱内合并其他病变。

（二）鉴别诊断

下尿路结石临床表现典型，B 超、X 线等可明确诊断，一般无须与其他疾病相鉴别。

四、病因与病理

膀胱结石按照发病原因分为原发性和继发性，原发性膀胱结石多见于男孩，与营养不良和低蛋白饮食有关，其发生率在我国已明显降低。继发性膀胱结石常见于良性前列腺增生、膀胱憩室、神经源性膀胱、异物或肾、输尿管结石排入膀胱。尿道结石绝大多数来自肾和膀胱。有尿道狭窄、尿道憩室及异物存在时亦可致尿道结石。

五、处理

（一）膀胱结石

治疗采用手术治疗，应同时注意解除病因。膀胱感染严重时，应用抗菌药物。膀胱结石直径小于 2～3 cm 者，多采用经尿道膀胱镜取石或碎石，并将碎石取出。较大的结石需采用液电、超声、激光或气压弹道碎石。结石过大、过硬或膀胱憩室病变时，应施行耻骨上膀胱切开取石手术。

（二）尿道结石

结石位于尿道舟状窝，可向尿道内注入无菌石蜡油，然后将结石推出尿道口。前尿道结石采用阴茎根阻滞麻醉下，压迫结石近端尿道，阻止结石后退。注入无菌石蜡油，再轻轻地向尿道远端推挤，钩取或钳出，注意处理切忌粗暴，尽量不作尿道切开取石，以免尿道狭窄。后尿道结石可用尿道探条将结石轻轻地推入膀胱，再按膀胱结石处理。

六、健康教育

对患者进行必要的知识宣教，注意去除诱发结石形成危险因素和不良的生活习惯，对患者进行合理的饮食指导，告知患者泌尿系结石容易复发，应定期行尿液检查、B 超检查等，观察有无复发及结石残留情况。

本章小结

泌尿系结石是临床常见的疾病。疼痛和血尿是上尿路结石的典型表现。小的结石可以采取保守治疗，体外冲击波碎石和微创手术治疗是上尿路结石的主要方法，要注意结石的成分，应定期行尿液检查、B 超检查等，观察有无复发及结石残留情况。

目标检测

一、单项选择题

【A1/A2 型题】

扫码"练一练"

1. 女性，30 岁，一般状态良好。尿中红细胞 8~10 个/HP，白细胞 0~1 个/HP。B 超检查：右肾区见 0.8 cm 强光团，其后伴声影。下列症状与该患者最相关的是

  A. 绞痛伴血尿   B. 尿频尿痛终末血尿

  C. 无痛性全程肉眼血尿   D. 尿线中断伴血尿

  E. 肉眼血尿

2. 肾结石最常见的症状是

  A. 血尿 + 脓尿   B. 疼痛 + 血尿

  C. 疼痛 + 脓尿   D. 血尿 + 尿频

  E. 肉眼血尿

3. 关于上尿路结石的临床表现，下列错误的是

  A. 结石可引起钝痛和绞痛   B. 结石越大疼痛越重

  C. 可引起肉眼和镜下血尿   D. 伴感染时可有尿频、尿痛等

  E. 完全梗阻时可以无尿

4. 关于尿路结石对泌尿系统的危害，下列错误的是

A. 直接损伤
B. 泌尿系梗阻

C. 泌尿系感染
D. 诱发痛风

E. 恶变

5. 体外冲击波碎石（ESWL）的禁忌证应除外

  A. 结石以下有尿路梗阻
B. 妊娠

  C. 过于肥胖，影响聚焦
D. 鹿角形结石

  E. 出血性疾病

6. 输尿管结石术前必须

  A. 多活动
B. 多饮水

  C. 尿常规检查
D. KUB 检查

  E. 抗感染

7. 膀胱结石最佳诊断方法是

  A. 典型症状和体征
B. 膀胱双合诊

  C. KUB
D. 膀胱镜检查

  E. 尿路造影

8. 后尿道结石的治疗应

  A. 推回膀胱按膀胱结石处理
B. 直血管钳夹取

  C. 尿道切开取石
D. ESWL

  E. 尿道内碎石

9. 右腰部阵发性绞痛向会阴部扩散，可能的诊断是

  A. 急性胆囊炎
B. 右输尿管结石

  C. 胃、十二指肠溃疡穿孔
D. 急性胰腺炎

  E. 急性阑尾炎

10. 与活动有关的疼痛和血尿首先应考虑

  A. 上尿路结石
B. 泌尿系肿瘤

  C. 前列腺增生
D. 泌尿系畸形

  E. 肾结核

11. 膀胱结石的典型症状是

  A. 尿流中断，改变体位又可排出
B. 脓尿

  C. 夜尿增多
D. 排尿困难

  E. 尿频

12. 腹部 X 线平片见右上腹部有一圆形阴影，用来区别为胆囊结石还是肾结石的较简单的方法是

  A. 腹部正位片
B. 腹部侧位片

  C. 排泄性尿路造影
D. 逆行性肾盂造影

  E. 输尿管镜

13. 尿流中断最主要的原因为

  A. 输尿管结石
B. 膀胱结石

  C. 前列腺增生
D. 膀胱肿瘤

E. 肾结核

14. 下列是肾绞痛的特点是

    A. 突然发生　　　　　　　　　　　　B. 剧烈难忍

    C. 恶心，呕吐　　　　　　　　　　　　D. 可有放射痛

    E. 以上都是

15. 通常引起肾绞痛的结石是

    A. 肾盂结石　　　　　　　　　　　　B. 肾盏结石

    C. 输尿管结石　　　　　　　　　　　D. 膀胱结石

    E. 胆结石

16. 前尿道结石的处理，下列正确的是

    A. 钳取和钩取结石　　　　　　　　　B. 前尿道切开取石

    C. 将结石推入膀胱，按膀胱结石处理　D. 大量饮水，等待排出

    E. 尿道内碎石

17. 输尿管结石多见的停留部位是

    A. 下 1/3 输尿管　　　　　　　　　　B. 输尿管越过髂血管处

    C. 上 1/3 输尿管　　　　　　　　　　D. 中 1/3 输尿管

    E. 以上都不对

18. 输尿管结石的主要症状为

    A. 无痛性血尿　　　　　　　　　　　B. 肾绞痛加镜下血尿

    C. 尿痛、尿频　　　　　　　　　　　D. 排尿困难

    E. 肉眼血尿

19. 腹部平片，左肾下极多发结石，右输尿管下段结石，直径 1.4 cm 而患者无临床症状，应首选考虑的手术是

    A. 左肾部分切除术　　　　　　　　　B. 右输尿管下段切开取石术

    C. 左肾实质切开取石术　　　　　　　D. 左肾造瘘术

    E. 左肾切除术

20. 一侧肾结石患者，对侧肾功能良好，在下列哪种情况下应做肾切除术

    A. 鹿角形结石伴有肾积液　　　　　　B. 肾结石，肾功能严重损害

    C. 肾盂内结石　　　　　　　　　　　D. 肾下极多发性结石

    E. 肾上级小结石

（来卫东）

第十四章　泌尿系统梗阻

学习目标

1. 掌握　前列腺增生的临床表现、诊断与治疗原则。

2. 熟悉　前列腺增生的病理生理变化、急性尿潴留的处理原则。

3. 了解　前列腺增生的病因、发病机制。

4. 能按照临床思维方法对泌尿系梗阻的患者进行诊断及病情分析，并做出正确处理。

第一节　前列腺增生

案例导入

男性，70岁，退休人员。因"排尿困难5年，加重2天"门诊入院。患者于5年前无明显原因出现排尿困难，诊断为"前列腺增生"，给予非那雄胺片、特拉唑嗪片等口服，排尿困难减轻。近5年病情尚可。于2天前因劳累后出现排尿困难加重，无发热，无排尿中断，无肉眼血尿，来门诊按"良性前列腺增生"收入院。患病后食纳可，大便正常。既往无特殊病史。

查体：T 36.5℃，P 80次/分，R 20次/分，BP 130/80 mmHg。神志清，皮肤巩膜无黄染，浅表淋巴结不大。心肺未见异常。腹式呼吸；腹平软，无反跳痛及肌紧张，移动性浊音阴性，膀胱区叩诊实音，肠鸣音正常。余（-）。

泌尿系彩超：前列腺增生伴双肾积水。

实验室检查：血常规 WBC 13.1×10^9/L，LYMPH% 11.8%，NEUT% 88.4%；尿液检查 PRO -，BLD -，RBC +，GLU -，WBC + + +。

问题：

1. 诊断及诊断依据是什么？

2. 治疗原则是什么？

一、临床表现

良性前列腺增生简称前列腺增生，病理学表现为细胞增生，是引起男性老年人排尿障碍原因中最为常见的一种良性疾病。

（一）症状

1. 尿频 是前列腺增生患者最常见的早期症状，夜间更为明显。尿频的原因，早期是因增生的前列腺充血刺激引起。随着病情发展，梗阻加重，残余尿量增多，膀胱有效容量减少，尿频逐渐加重。此外，梗阻诱发逼尿肌功能改变，膀胱顺应性降低或逼尿肌不稳定，尿频更为明显，并出现急迫性尿失禁等症状。

2. 排尿困难 是前列腺增生最重要的症状，病情发展缓慢。典型表现是排尿迟缓、断续、尿流细而无力、射程短、终末滴沥、排尿时间延长。如梗阻严重，残余尿量较多时，常需要用力并增加腹压以帮助排尿，排尿终末常有尿不尽感。当梗阻加重达一定程度时，患者逐渐发生慢性尿潴留，过多的残余尿可使膀胱逼尿肌功能受损，收缩力减弱，逐渐发生尿失禁。膀胱过度充盈致使少量尿液从尿道口溢出，称为充盈性尿失禁。前列腺增生的任何阶段中，可因气候变化、劳累、饮酒、便秘、久坐等因素，使前列腺突然充血、水肿导致急性尿潴留，患者不能排尿，膀胱胀满，下腹疼痛难忍，常需去医院急诊处理。

3. 其他症状 前列腺增生合并感染或结石时，可出现明显尿频、尿急、尿痛症状。增生腺体表面黏膜较大的血管破裂时，亦可发生不同程度的无痛性肉眼血尿，应与泌尿系肿瘤引起的血尿鉴别。梗阻引起严重肾积水、肾功能损害时，可出现慢性肾功能不全，如食欲不振、恶心、呕吐、贫血、乏力等症状。长期排尿困难导致腹压增高，还可引起腹股沟疝、内痔与脱肛等。

> **考点提示**
>
> 进行性排尿困难是前列腺增生最重要的症状。

（二）体征

1. 前列腺增生患者做直肠指检时，多数患者可触到增大的前列腺，表面光滑，质韧、有弹性，边缘清楚，中间沟变浅或消失。

2. 前列腺增生患者出现较严重的尿潴留时，膀胱区可有压痛；长期、严重梗阻导致双侧肾积水时可出现肾区叩击痛。

二、解剖生理概要

前列腺位于男性盆腔内，为一实质性器官，形似栗子，在膀胱颈的下方，位于膀胱颈和尿生殖膈之间，包绕着膀胱口与尿道结合部位。前列腺上端宽大称前列腺底，下端尖细称前列腺尖，尖和底之间为前列腺体。前列腺上端横径约 4 cm，垂直径约 3 cm，前后径约 2 cm，前列腺后面正中有一条浅沟，称前列腺沟，与直肠前壁相邻，直肠指检可触及，在前列腺增生时，该沟变浅或消失。前列腺的排泄管开口于尿道前列腺部的后壁，其分泌物是精液的主要成分。前列腺可分 5 叶：即前叶、中叶、后叶和左右两侧叶。中叶和侧叶是前列腺增生的好发部位，若中叶和侧叶增生时，可压迫尿道，引起排尿困难甚至尿潴留。

前列腺的生理功能主要为分泌功能和协助控制排尿功能。前列腺是男性最大的附属性腺，它可分泌前列腺液，是精液的重要组成成分，前列腺内含有丰富的 5α -还原酶，可将睾酮转化为更有生理活性的双氢睾酮；由于前列腺包绕尿道，与膀胱颈贴近，构成了近端尿道壁，其环状平滑肌纤维围绕尿道前列腺部，参与构成尿道内括约肌。发生排尿冲动时，伴随着逼尿肌的收缩，内括约肌则松弛，使排尿顺利进行。

三、诊断与鉴别诊断

(一) 诊断

1. 病史 50 岁以上男性出现典型的排尿不畅的临床表现，须考虑有前列腺增生的可能。

2. 典型表现 夜间尿频、进行性排尿困难、慢性尿潴留、尿失禁等。直肠指检是重要的检查方法，每例前列腺增生患者均需作此项检查。指检时多数患者可触到增大的前列腺，表面光滑，质韧、有弹性，边缘清楚，中间沟变浅或消失，即可做出初步诊断。

3. 辅助检查

（1）常规血尿检查 注意有无肾功能异常、电解质紊乱，尿路感染等情况。

（2）B 超检查 可经腹壁、直肠途径进行。经腹壁超声检查时膀胱需要充盈，扫描可清晰显示前列腺体积大小，增生腺体是否突入膀胱，嘱患者排尿后还可以测定膀胱残余尿量。经直肠超声扫描对前列腺内部结构分辨更为精确，目前已普遍被采用。B 超还可以了解膀胱有无结石以及上尿路有无继发扩张及肾积水等病变情况。

（3）尿流率检查 可以确定前列腺增生患者排尿的梗阻程度。检查时要求排尿量在 150～200 ml，如最大尿流率 <15 ml/s 表明排尿不畅；如 <10 ml/s 则表明梗阻较为严重，常是手术指征之一。如果排尿困难主要是由于逼尿肌功能失常引起，应行尿流动力学检查。

（4）前列腺特异性抗原（PSA）测定 对排除前列腺癌，尤其前列腺有结节或质地较硬时十分必要。血清 PSA 正常值为 4 ng/ml，PSA 敏感性高，但特异性有限，许多因素都可影响 PSA 的测定值，如前列腺增生也可使 PSA 增高。

(二) 鉴别诊断

1. 膀胱颈挛缩 亦称膀胱颈纤维化，多为慢性炎症所致，发病年龄较轻，多在 40 岁左右出现排尿不畅症状，但前列腺体积不增大，膀胱镜检查可以确诊。

> **考点提示**
>
> 前列腺特异性抗原是诊断前列腺癌的特异性指标。

2. 前列腺癌 前列腺指检时有结节，质地坚硬或血清 PSA 升高，前列腺 MRI 检查可协助诊断，前列腺穿刺活组织检查可确诊。

3. 尿道狭窄 多有尿道损伤及感染病史，行尿道膀胱造影与尿道镜检查，可以确诊。

4. 神经源性膀胱功能障碍 临床表现与前列腺增生相似，有排尿困难、残余尿量较多、肾积水和肾功能不全，如果患者前列腺不增大，为动力性梗阻，患者常有中枢或周围神经系统损害的病史和体征，如有下肢感觉和运动障碍、会阴皮肤感觉减退、肛门括约肌松弛或反射消失等。静脉尿路造影常显示上尿路有扩张积水，膀胱常呈"圣诞树"形。尿流动力学检查可以明确诊断。

四、病因与病理

(一) 病因

有关前列腺增生症发病机制的研究很多，但至今病因仍不完全清楚。目前一致公认老龄和有功能的睾丸是前列腺增生发病的两个重要因素，二者缺一不可。组织学上前列腺增生的发病率随年龄的增长而增加。随着年龄逐渐增大，前列腺也随之增长，男性在 35 岁以后前列腺可有不同程度的增生，多在 50 岁以后出现临床症状。前列腺的正常发育有赖于雄激素，青春期前切除睾丸，前列腺即不发育，老年后也不会发生前列腺增生。前列腺增生的患者在切除睾丸后，增生的上皮细胞会发生凋亡，腺体逐渐萎缩。随着年龄增长体内性激素平衡失调以及雌、雄激素的协同效应等，可能是前列腺增生的重要病因。

（二）病理

根据前列腺大切片染色结果，将前列腺分为 4 个区，即纤维肌肉基质区、外周区、中央区、移行区。前列腺腺体增生开始于围绕尿道精阜的腺体，这部分腺体称为移行带，未增生之前仅占前列腺组织的 5%。前列腺其余腺体由中央带（占 25%）和外周带（占 70%）组成。中央带似楔形并包绕射精管，外周带组成了前列腺的背侧及外侧部分，是前列腺癌最常发生的部位。前列腺增生主要发生于前列腺尿道周围移行带，增生组织呈多发结节，并逐渐增大。增生的腺体将外周的腺体挤压萎缩形成一层包膜，称为"前列腺外科包膜"，与增生腺体有明显界限，易于分离。增生腺体突向后尿道，使前列腺尿道伸长、弯曲、受压变窄，尿道阻力增加，引起排尿困难。

为了克服膀胱出口梗阻所导致的排尿阻力，膀胱逼尿肌增强其收缩能力，逐渐代偿性肥大，加上长期膀胱内高压，造成肌束间薄弱部分向壁外膨出，膀胱壁出现小梁小室或假性憩室。随着病情发展，出现逼尿肌不稳定收缩，患者有明显尿频、尿急和急迫性尿失禁，可造成输尿管尿液排出阻力增大，输尿管口括约功能被破坏，引起上尿路扩张积水。如梗阻长期未能解除，逼尿肌萎缩，失去代偿能力，收缩力减弱，残余尿量增加，膀胱壁变薄，膀胱无张力扩大，可出现充盈性尿失禁、慢性尿潴留，尿液反流引起双侧积水及肾功能损害。

📖 **知识链接**

肾积水

尿液从肾盂排出受阻，肾内压力增高，肾盂肾盏扩张，肾实质萎缩，功能减退，称为肾积水。肾积水容量超过 1000 ml 或小儿超过 24 小时尿液总量时，称为巨大肾积水。

其主要临床表现是泌尿系统梗阻，由于原发病因、梗阻部位、程度和时间长短不同，肾积水的临床表现也不一样或全无症状。

诊断肾积水的诊断一般不困难，除确定肾积水存在及程度，还应弄清楚引起积水的病因、梗阻部位、有无感染及肾功能损害情况。发现腹部包块就应该注意有肾积水的可能，如包块的紧张度较低且有波动感，则肾积水的可能性极大。可用下列方法对肾积水进行诊断：影像学检查对肾积水的诊断非常重要，包括 B 超、泌尿系统平片、尿路造影、MRI 及 CT 检查等、B 超可以明确判定增大的肾是实性肿块还是肾积水，并可确定肾积水的程度和肾皮质萎缩情况，简便易行无创伤，应作为首选的检查方法。

五、处理

前列腺增生未引起明显梗阻者一般无须处理，可观察等待。梗阻较轻或不能耐受手术者可采用药物治疗或非手术微创治疗。排尿梗阻症状严重、膀胱残余尿量超过 50 ml 或既往出现过急性尿潴留、药物治疗疗效不佳而全身状况能够耐受手术者，应争取早日手术治疗。

（一）观察等待

良性前列腺增生患者若长期症状较轻，不影响生活与睡眠，一般无须治疗，可观察等待。但需密切随访，如症状加重，应选择其他方法治疗。

（二）药物治疗

常用的药物有 α 肾上腺素能受体阻滞剂、5α – 还原酶抑制剂和植物类药等。阻滞 α 受体能有效地降低膀胱颈及前列腺的平滑肌张力，减少尿道阻力，改善排尿功能。常用药物有特拉唑嗪、盐酸酚苄明、坦索罗辛等，对症状较轻、前列腺增生体积较小的患者有良好的疗效。副作用多较轻微，主要因为舒张血管而引起有头晕、直立性低血压等。5α – 还原酶抑制剂是激素类药物，抑制睾酮转变为双氢睾酮，进而降低前列腺内双氢睾酮的含量，达到缩小前列腺体积、改善排尿困难的治疗目的。目前国内应用5α – 还原酶抑制剂包括非那雄胺和爱普列特，度他雄胺 3 种。

（三）手术治疗

前列腺增生梗阻严重、残余尿量较多、症状明显而药物治疗效果不好，身体状况能耐受手术者，应考虑手术治疗。如有尿路感染、残余尿量较多或有肾积水、肾功能不全时，宜先留置导尿管或膀胱造瘘引流尿液，并抗感染治疗，待上述情况明显改善或恢复后再择期手术。开放手术多采用耻骨上经膀胱或耻骨后前列腺切除术。微创手术多为经尿道前列腺切除术，适用于大多数良性前列腺增生患者，手术创伤小，术后症状改善明显。

六、健康教育

前列腺增生导致长期梗阻会严重影响生活质量，引起尿路感染、上尿路积水等，患者要重视该疾病的早期治疗与规范治疗。日常生活中要注意避免诱发急性尿潴留的因素，前列腺切除术后要注意并发症的发生，加强康复锻炼，定期做 B 超检查。

第二节　尿潴留

一、临床表现

尿潴留是指膀胱内充满尿液而不能排出，常由排尿困难发展到一定程度引起。

（一）症状

1. 急性尿潴留　发病突然，膀胱内充满尿液不能排出，膀胱区胀痛难忍，患者辗转不安，偶尔尿道溢出少量尿液，但患者症状不缓解。

2. 慢性尿潴留　多表现为排尿不畅、尿频，常有排尿不尽感，有时出现尿失禁现象。

（二）体征

体格检查时耻骨上膀胱区常可见到半球形膨胀的膀胱，常有明显压痛，叩诊为浊音。

二、诊断与鉴别诊断

（一）诊断

根据病史及典型临床表现，尿潴留诊断并不困难，必要时可以行 B 超检查以明确，诊断时要注意分析引起尿潴留的原因，以采取针对性治疗措施。

（二）鉴别诊断

尿潴留症状、体征典型，一般无须与其他疾病鉴别，但是要注意尿潴留并不是无尿，后者是指肾衰竭或上尿路完全梗阻，膀胱内空虚无尿，两者含义不同，不能混淆。

三、病因与病理

引起尿潴留的病因很多，可分为机械性和动力性梗阻两类。

（一）机械性梗阻

临床多见，如前列腺增生、前列腺肿瘤；膀胱颈挛缩、尿道狭窄、肿瘤、异物和尿道结石等均可以引起尿潴留。

（二）动力性梗阻

膀胱出口、尿道无器质性梗阻病变，尿潴留系排尿动力障碍所致。最常见的原因为中枢和周围神经系统病变，如脊髓或马尾损伤、肿瘤，糖尿病等，造成神经源性膀胱功能障碍引起。直肠或妇科盆腔根治性手术损伤副交感神经分支；痔疮或肛瘘手术以及腰椎麻醉术后可出现排尿困难，引起尿潴留。此外，各种松弛平滑肌的药物如阿托品、普鲁苯辛、654－2 等，偶尔亦可致排尿困难引起尿潴留。

四、处理

（一）原则

1. **急性尿潴留**　治疗原则是解除病因，恢复排尿。
2. **慢性尿潴留**　治疗原则应先行膀胱尿液引流，缓解肾积水、改善肾功能。

（二）治疗措施

1. **急性尿潴留**　急诊处理可行导尿术，是解除急性尿潴留最简便常用的方法。尿潴留短时间不能解除者，最好放置导尿管持续引流，1 周左右拔除。急性尿潴留患者在不能插入导尿管时，可采用粗针头耻骨上膀胱区穿刺的方法吸出尿液，可暂时缓解患者的痛苦。急性尿潴留放置导尿管或膀胱穿刺造瘘引流尿液时，应间歇缓慢地放出尿液，避免快速排空膀胱而引起膀胱内大量出血。

2. **慢性尿潴留**　检查病因明确后，针对病因择期手术或采取其他方法治疗，解除梗阻。如系动力性梗阻引起，多数患者需间歇清洁自家导尿；自家导尿困难或上尿路积水严重者，可作耻骨上膀胱造瘘或其他尿流改道术。

六、健康教育

对患者进行必要的知识宣教，注意尿潴留的临床症状及并发症，必须引起患者足够的重视，积极配合治疗。

本章小结

　　泌尿系梗阻是泌尿系统的常见疾病；良性前列腺增生是引起男性老年人排尿障碍原因中最为常见的一种良性疾病，其典型症状是进行性排尿困难，直肠指诊、B超、尿流率可以协助诊断。前列腺增生也可以引起急性尿潴留，常需紧急导尿处理。

目标检测

扫码"练一练"

【A1/A2 型题】

1. 泌尿系梗阻的基本病理改变是
    A. 梗阻以上尿路扩张　　　　　　　B. 梗阻部位狭窄
    C. 梗阻部位受压　　　　　　　　　D. 梗阻部位结石
    E. 梗阻部位以下无尿

2. 老年男性最常见的泌尿系梗阻原因是
    A. 膀胱肿瘤　　　　　　　　　　　B. 输尿管肿瘤
    C. 前列腺肿瘤　　　　　　　　　　D. 前列腺增生症
    E. 前列腺癌

3. 肾积水最理想的治疗是
    A. 输尿管支架引流　　　　　　　　B. 去除病因，保留患肾
    C. 肾造瘘　　　　　　　　　　　　D. 肾切除
    E. 药物利尿

4. 前列腺增生的起始部位是
    A. 外周带　　　　　　　　　　　　B. 中央带
    C. 移行带　　　　　　　　　　　　D. 双侧叶
    E. 基底部

5. 前列腺增生的典型表现是
    A. 尿频　　　　　　　　　　　　　B. 尿潴留
    C. 进行性排尿困难　　　　　　　　D. 尿失禁
    E. 血尿

6. 5α-还原酶抑制剂的作用是
    A. 降低睾酮　　　　　　　　　　　B. 降低双氢睾酮
    C. 阻滞受体　　　　　　　　　　　D. 增加雌激素
    E. 降低雌激素

7. 老年男性泌尿系梗阻常见原因
    A. 结石，损伤，肿瘤或结核　　　　B. 盆腔内疾病
    C. 先天性畸形　　　　　　　　　　D. 前列腺增生症

E. 泌尿系结核

8. 以下关于前列腺增生患者的临床表现，错误的是
   A. 尿频   B. 排尿困难
   C. 急性尿潴留   D. 压力性尿失禁
   E. 慢性尿潴留

9. 老年男性排尿困难最常见的原因是
   A. 前列腺癌   B. 前列腺增生
   C. 膀胱颈纤维增生   D. 膀胱结石
   E. 肾结核

10. 前列腺增生症最早出现的症状是
    A. 尿潴留   B. 排尿费力
    C. 夜间尿频   D. 尿失禁
    E. 排尿困难

11. 前列腺增生尿潴留，膀胱过胀，尿道口尿液溢出，称为
    A. 压力性尿失禁   B. 神经性尿失禁
    C. 充盈性尿失禁   D. 痉挛性尿失禁
    E. 真性尿失禁

12. 有关尿潴留，下列错误的是
    A. 尿潴留可分为急性和慢性两类   B. 可出现充溢性尿失禁
    C. 急性尿潴留即无尿   D. 导尿是治疗慢性尿潴留的常用方法
    E. 急性尿潴留常需要紧急处理

13. 诊断良性前列腺增生，简单易行的方法是
    A. 超声波探查   B. 残余尿测定
    C. 膀胱造影   D. 直肠指诊
    E. X 线

14. 有助于良性前列腺增生区别于神经源性膀胱的检查是
    A. 尿流动力学检查   B. 逆行造影
    C. B 超   D. CT
    E. 核磁共振

15. 关于良性前列腺增生的辅助检查，下列错误的是
    A. B 超检查可以测定前列腺的大小、形态和是否突入膀胱
    B. B 超检查还可以测定残余尿量
    C. 良性前列腺增生患者，血清 PSA 升高
    D. 测量最大尿流率 <10 ml/s 提示梗阻严重
    E. 膀胱镜也有助于前列腺增生的鉴别诊断

16. 良性前列腺增生需与前列腺癌鉴别时，可进行的检查是
    A. 发病年龄、排尿困难程度   B. 残余尿量
    C. 有无血尿   D. 前列腺特异抗原
    E. 尿流率

17. 下列不属于良性前列腺增生的症状是
    A. 排尿困难或尿潴留　　　　B. 肾绞痛
    C. 尿频　　　　　　　　　　D. 肾积水
    E. 尿失禁

18. 动力性梗阻引发急性尿潴留的原因是
    A. 前列腺增生　　　　　　　B. 尿道断裂
    C. 膀胱肿瘤　　　　　　　　D. 低血钾
    E. 尿道损伤

19. 男性，62 岁，进行性排尿困难，夜尿次数增多，直肠指诊发现前列腺明显肿大，目前考虑
    A. 膀胱癌　　　　　　　　　B. 膀胱结石
    C. 良性前列腺增生　　　　　D. 尿道狭窄
    E. 肾结核

20. 下列药物不能用于前列腺增生的治疗的是
    A. 特拉唑嗪　　　　　　　　B. 阿托品
    C. 盐酸酚苄明　　　　　　　D. 非那雄胺
    E. 保列治

（来卫东）

扫码"学一学"

第十五章　泌尿生殖系统其他疾病

> ## 学习目标
>
> 1. **掌握**　精索静脉曲张与睾丸鞘膜积液的表现和治疗。
> 2. **熟悉**　精索静脉曲张的分级和睾丸鞘膜积液的分类。
> 3. **了解**　精索静脉曲张和睾丸鞘膜积液的病因。
> 4. 能正确给精索静脉曲张及睾丸鞘膜积液患者做体格检查，完成透光实验检查。

第一节　精索静脉曲张

☞案例导入

患者，男性，17岁，左侧阴囊胀痛1周。无尿频、尿急、尿痛，无畏寒发热，无胸闷气喘，专科查体：站立位左侧睾丸下垂低于右侧睾丸，左侧阴囊上有扩张的静脉突出，可触及条索状包块，无压痛，双侧睾丸大小正常。辅助检查：B超提示左侧精索静脉最大内径2.8 mm。

问题：

1. 该患者的诊断及诊断依据是什么？
2. 首选治疗方案是什么？

精索蔓状静脉丛扩张、弯曲、延长称为精索静脉曲张。多见于青年人，发病率10%~15%，99%发生于左侧，双侧约占1%，是引起男性不育症的病因之一。

一、临床表现

原发性精索静脉曲张病变轻者可完全无症状，仅在查体时发现。症状严重者主要表现患侧阴囊或睾丸有坠胀感或坠痛，阴囊胀大，站立时患侧阴囊及睾丸低于健侧，阴囊表面可见扩张、迂曲的静脉，摸之有蚯蚓团状软性包块。平卧休息可使症状减轻或消失，若卧位时静脉曲张不消失，则可能为继发性。精索静脉曲张有时可影响精子产生和精液质量，可导致男性不育。约35%的不育男性患有精索静脉曲张。此外，患者可伴有有神经衰弱症状，如头痛、乏力、神经过敏等，甚至性功能障碍。

二、诊断

对于精索静脉曲张应注意检查腹部，轻者局部体征不明显者可做 Valsalva 试验，即患者站立，嘱其用力屏气增加腹压，血液回流受阻，显现静脉曲张。多普勒超声、放射性核素显影等可帮助明确诊断，对于继发性精索静脉曲张常由腹膜后肿瘤、肾脏肿瘤或其他病变压迫所致，可行静脉尿路造影、CT 或 MRI 检查加以鉴别。临床上可按精索静脉曲张程度分为三度：① 1 度（轻度）：站立时看不到阴囊皮肤有曲张静脉突出，但可摸到阴囊内曲张静脉，平卧时曲张的静脉很快消失；② 2 度（中度）：站立时可看到阴囊上有扩张的静脉突出，可摸到阴囊内有较明显的曲张静脉，平卧时包块逐渐消失；③ 3 度（重度）：阴囊表面有明显的粗大血管，阴囊内有明显的蚯蚓状扩张的静脉，静脉壁肥厚变硬；平卧时消失缓慢。

三、病因

（一）解剖因素

睾丸和附睾的血液经精索静脉回流障碍。精索静脉可分为三组，它们在外环处有侧支循环互相交通。后组：精索外静脉→腹壁下静脉→股静脉→髂外静脉；中组：输精管静脉→膀胱上静脉→髂内静脉；前组：精索内静脉。睾丸、附睾的静脉主要通过精索蔓状静脉丛回流，静脉丛在腹股沟管内合并为 2 ~ 4 条静脉，穿过内环至腹膜后合成一条静脉，称为精索内静脉。右侧精索内静脉向上斜行进入下腔静脉；左侧呈直角进入左肾静脉。精索静脉曲张多见于左侧的原因是：①左精索内静脉长，呈直角进入肾静脉，血流受到一定阻力。左肾静脉附近的左精索内静脉无瓣膜，因此血液容易倒流。②左精索内静脉位于乙状结肠之后，易受肠内粪便的压迫，影响血液回流。

（二）生理因素

青壮年性机能较旺盛，阴囊内容物血液供应旺盛。所以有些精索静脉曲张可随年龄增长而逐渐消失。另外，长久站立，增加腹压也是发病因素。

（三）其他因素

腹膜后肿瘤、肾肿瘤、肾积水等压迫精索内静脉可引起症状性或继发性精索静脉曲张。原发者平卧时很快消失，继发者常不消失或消失很慢。

四、治疗

（一）非手术治疗

无症状或较度精索静脉曲张或伴有神经衰弱者可仅用阴囊托带或穿紧身内裤等。

（二）手术治疗

较重的精索静脉曲张、精子数连续 3 次在 2 千万以下或有睾丸萎缩者；平卧时曲张的静脉可消失者，可行精索内静脉高位结扎术。手术途径如下。

1. 经腹股沟管途径　与疝切口相同，显露精索，找出精索内静脉主干及其分支，将其结扎。此手术途径简便，常用。可同时结扎扩张的精索外静脉和睾丸引带静脉，如术中用手术显微镜，效果更好，复发率低，并发症少。

2. 经髂窝途径　左下腹斜切口，推开腹膜，于腹膜后、髂外动脉前找到精索内静脉予以结扎、其优点是若于此处误伤精索内动脉亦不会引起睾丸萎缩。缺点是不能同时处理交通支。

此外，将导管经下腔静脉、左肾静脉插至左精索内静脉，然后注入5%鱼肝油酸钠或明胶海绵与钢圈，栓塞此静脉，治疗精索静脉曲张。缺点是静脉有畸形，有侧支循环则不适于栓塞，而且需要特殊设备。

五、健康教育

1. 注意保持心情舒畅，忌暴怒，注意饮食调整，忌食辛辣之物。
2. 注意劳逸结合，防止剧烈运动，重体力劳动以及久站。
3. 正确认识疾病，节制房事，经常穿紧身内裤或用阴囊托以防阴囊下坠。

第二节　睾丸鞘膜积液

案例导入

患者，男性，46岁，左侧阴囊进行性肿大2年，患者2年前出现左侧睾丸明显大于右侧睾丸，无压痛，未经治疗，2年来进行性肿大，现站立位时有下坠感，前来本院就诊。专科查体：左侧睾丸肿大，直径约8 cm，呈囊性，压痛（－），透光实验（＋），平卧时无明显缩小。B超提示：左侧睾丸鞘膜内大量液体形成。

问题：

1. 该患者的诊断及鉴别诊断是什么？
2. 该患者的治疗方案是什么？

正常睾丸鞘膜囊内有少量液体（2~3 ml），供滑润、保护睾丸用。如果液体过多即为鞘膜积液。

一、临床表现

一侧鞘膜积液多见，主要表现为阴囊或腹股沟囊性肿块，呈慢性、无痛性逐渐增大。可有坠痛、胀痛、牵扯痛。积液过多、包块过大者可引起阴茎内缩、影响排尿与性生活，使患者活动不便。

二、诊断

有典型的临床表现和病史者，诊断较为容易。睾丸鞘膜积液和精索鞘膜积液一般为球形或卵圆形。婴儿型鞘膜积液呈梨型，在腹股沟处逐渐变细。交通性鞘膜积液呈球形或梨形，平卧时可缩小或消失。有时交通孔道很小，长时间卧床才能略微缩小，所以容易误诊为婴儿型鞘膜积液或睾丸鞘膜积液。

检查时包块表面光滑、有弹性、呈囊样感，张力小者可有波动感。精索鞘膜积液可在其下方摸到睾丸，有时误认为有三个睾丸，其他类型的鞘膜积液常摸不清患侧睾丸、附睾。此外，除交通性鞘膜积液外，均不能还纳。鞘膜积液透光试验均为阳性；如鞘膜囊壁增厚、内容物浑浊、有出血，也可以不透光。而疝、睾丸肿瘤、阴囊血肿透光试验为阴性，但小儿疝也可能透光。所以不能贸然进行穿刺。

三、鉴别诊断

1. 与腹股沟斜疝的鉴别　交通性鞘膜积液与腹腔相通处极狭小，仅能通过液体，不能通过肠管或网膜，而疝则可通过。所以疝有以下特点：①疝囊颈较粗大，皮下环增大。②疝内容物可以还纳或过去有还纳史，还纳时有咕噜声。③咳嗽有冲击感。④叩之呈鼓音、无波动感，可摸到睾丸，有时可听到肠鸣音。⑤透光试验，疝为阴性。

2. 与其他疾病的鉴别

（1）鞘膜积血　有外伤史，阴囊皮肤常有瘀斑。其重量也较积水为重。

（2）睾丸肿瘤　质坚硬、不光滑而有特殊的沉重感，多无触痛。包块后方可摸到附睾，透光试验阴性。

（3）鞘膜乳糜肿　有丝虫病的特点：粗腿大蛋、腹股沟淋巴结增大、血内嗜伊红细胞增高、夜间血内查到微丝蚴。阴囊包块透光试验为阴性，穿刺抽液可查到微丝蚴，液体为乳糜性。

（4）精液囊肿　多位于附睾头，穿刺液为乳白色，可查见精子。

四、解剖

1. 鞘膜原是腹膜的一部分，胎儿7~8个月时，睾丸从腹膜后下降，牵拉腹膜经腹股沟管进入阴囊。这样就形成了腹膜鞘状突，构成鞘状突的腹膜称为鞘膜；精索部分的鞘膜称为精索鞘膜，睾丸部分称为睾丸鞘膜。睾丸鞘膜又可分为脏层和壁层，覆盖睾丸及附睾表面的称为鞘脏层，与阴囊壁相接触者为鞘膜壁层。

2. 在胎儿出生前腹膜鞘状突从腹股沟内环和睾丸上方两处开始闭合。最后精索部鞘膜成为一条纤维索，仅睾丸部鞘不闭合，成为鞘膜囊。

3. 如精索部鞘膜完全未闭合，则可形成交通性鞘膜积液；如闭合不全则可形成婴儿型鞘膜积液或精索鞘膜积液。如精索部鞘膜完全闭合，积液发生于睾丸鞘膜囊内，称为睾丸鞘膜积液。

五、病因

（一）原发性鞘膜积液

1. 原因不明　可能是鞘膜分泌增加、吸收减少或是由于未发现的或已愈合的睾丸附睾炎引起。

2. 腹膜鞘状突未闭合　腹腔内液体流入腹膜鞘状突内形成先天性鞘膜积液。

（二）继发性鞘膜积液

睾丸、附睾炎症、结核、阴囊内丝虫病、睾丸肿瘤、阴囊手术、创伤均可引起继发性鞘膜积液，液体内常含有白细胞。

六、分类

（一）睾丸鞘膜积液

积液在睾丸鞘膜囊内。这是成人中最常见的一种类型。

（二）婴儿型鞘膜积液

精索部鞘状突在内环处闭合，闭合处以下之鞘状突成为一个梨形囊，但不与腹腔相通。也称精索、睾丸鞘膜积液，多见于婴儿期。

（三）交通性鞘膜积液

也称先天性鞘膜积液。鞘状突完全未闭合、鞘膜囊与腹腔相通。平卧时鞘膜囊内液体可流入腹腔，站立时腹腔内液体又可流入鞘膜囊内，鞘膜囊时大时小。是幼儿中最常见的一种类型。

（四）精索鞘膜积液

精索部鞘状突在腹股沟内环处和睾丸上方均闭合，但精索部鞘状突本身并未闭合，仍留有一囊，位于阴囊上方或腹股沟管内，不与腹腔及睾丸鞘膜囊相通。

七、治疗

1. 婴儿期各种鞘膜积液均有自愈的机会，所以 2 岁以内不急于手术。积液量少的、无症状的成人鞘膜积液也可暂不治疗。

2. 穿刺抽液并注入硬化剂　在阴囊前壁穿刺、抽出囊内液体，然后注入 5% 鱼肝油酸钠、盐酸奎宁（13.33%）、四环素溶液或无水乙醇等。每周一次，一般需 2～4 次。有时注射后可引起附睾炎、睾丸炎等并发症。对交通性鞘膜积液是禁忌的，对囊壁很厚、多房性囊肿或伴有附睾、睾丸病变者也不适用。所以至今仍未被广泛接受。

> **知识链接**
>
> 透光试验（transillumination test）是用于检查疾病的一种方法。临床上多用于鞘膜积液和斜疝的鉴别诊断。其方法是在暗室里阴囊的下面用电筒的光线直射，如阴囊里面所含是液体则透光，否则不透光。

3. 手术治疗　睾丸鞘膜积液、婴儿型鞘膜积液、精索鞘膜积液可用鞘膜翻转术或鞘膜大部切除术。交通性鞘膜积液应经腹股沟切口，近内环处结扎腹膜鞘状突并将远端鞘膜囊翻转或切除。对继发性鞘膜积液必须治疗原发病。

七、健康教育

1. 注意沟通，避免焦虑，对于儿童，应尽量避免和减少患儿哭闹。
2. 注意保暖，预防感冒，防止咳嗽和便秘。
3. 注意休息，尽量减少奔跑与站立过久。
4. 指导患儿穿宽松清洁的裤子，注意卫生，保持会阴部清洁。

本章小结

泌尿及男生殖系统其他疾病以精索静脉曲张，鞘膜积液较为常见。前者可引起男性不育。诊断上后者要与睾丸肿瘤及腹股沟斜疝相鉴别。手术治疗可治愈。

扫码"练一练"

目标检测

一、单项选择题

【A1/A2 型题】

1. 单纯性睾丸鞘膜积液最可靠的诊断依据是

    A. 阴囊肿大   B. 阴囊肿块表面光滑

    C. 阴囊肿块有波动感   D. 透光试验阳性

    E. 右侧阴囊无睾丸

2. 下列情况可出现睾丸鞘膜积液的是

    A. 睾丸肿瘤   B. 附睾炎

    C. 先天性睾丸发育不全   D. 睾丸外伤

    E. 以上都对

3. 精索静脉曲张多见于左侧,原因应除外

    A. 左侧垂直进入肾静脉

    B. 左侧受乙状结肠压迫

    C. 肠系膜上动脉和主动脉,在搏动时压迫左肾静脉,影响左精索静脉

    D. 精索静脉周围的结缔组织薄弱,瓣膜功能不全,左侧影响大

    E. 下尿路梗阻时,可发生左精索静脉曲张

4. 精索静脉曲张无症状者,首选采取的治疗措施是

    A. 阴囊托带   B. 手术

    C. 观察   D. 硬化剂注射

    E. 热敷

5. 诊断精索静脉曲张患者的时候,患者取

    A. 俯卧位   B. 仰卧位

    C. 立位   D. 左侧卧位

    E. 右侧卧位

6. 5 岁,男孩。右侧阴囊包块,卧位不消失,右睾丸未扪及,透光试验阳性,正确的诊断是

    A. 右侧斜疝   B. 精索鞘膜积液

    C. 交通性鞘膜积液   D. 右睾丸鞘膜积液

    E. 右侧隐睾

7. 男性,12 岁。右阴囊肿大 3 年,晨起变小,活动后增大。查:右阴囊肿大,可触及囊性感,挤压时缩小,缩小时可触到睾丸,应诊断为

    A. 右斜疝   B. 右睾丸鞘膜积液

    C. 精索鞘膜积液   D. 右睾丸交通性鞘膜积液

    E. 右精索静脉曲张

8. 男性,28 岁。左阴囊内肿块半年,时有挤压痛,无热,不影响活动,查:左阴囊肿大,触之睾丸上部有一鹅卵大小囊性肿块,牵拉睾丸可随之活动,挤压不变小,睾丸可触

及正常大小，透光试验阳性，应诊断为

  A. 睾丸鞘膜积液   B. 精索鞘膜积液

  C. 交通性鞘膜积液   D. 左斜疝

  E. 精液囊肿

9. 3 岁小儿，因左侧阴囊增大入院，查体：左侧阴囊质软，透光试验阳性，平卧后可消失，印象诊断考虑是

  A. 左侧睾丸鞘膜积液   B. 左侧交通性鞘膜积液

  C. 左侧斜疝   D. 左侧睾丸肿瘤

  E. 左侧精索鞘膜积液

10. 男，28 岁。结婚 4 年不育来就诊，查：左侧阴囊下垂，左睾丸较右侧小，质地较右侧软，左精索可触及团状肿块，该患者应采取的治疗措施是

  A. 等待观察   B. 手术治疗

  C. 硬化剂注射   D. 阴囊托带

  E. 紧身内裤

11. 检查精索静脉曲张的患者，应采取

  A. 俯卧位   B. 左侧卧位

  C. 右侧卧位   D. 平卧位

  E. 站立位

12. 精索静脉曲张的后果是

  A. 睾丸发硬   B. 睾丸肿胀

  C. 精索水肿   D. 精索粘连输精管不通

  E. 影响睾丸生精能力

13. 关于精索静脉曲张，下列正确的是

  A. 凡有精索静脉曲张的患者，都应及早手术

  B. 精索静脉曲张一定引起不育

  C. 精索静脉曲张手术成功后，生育能力都能恢复正常

  D. 精索静脉曲张手术后，不再复发

  E. 中重度曲张者术后致孕率不一定低于轻度曲张者

14. 患者，男性，35 岁。精索静脉曲张，检查时应采取

  A. 左侧卧位   B. 站立位

  C. 右侧卧位   D. 平卧位

  E. 俯卧位

15. 常常发生在左侧的是

  A. 精索静脉曲张   B. 鞘膜积液

  C. 鞘膜积血   D. 睾丸肿瘤

  E. 附睾炎

16. 与隐睾有关的为

  A. 精索静脉曲张   B. 鞘膜积液

  C. 鞘膜积血   D. 睾丸肿瘤

E. 附睾炎

17. 继发于创伤的是

    A. 精索静脉曲张　　　　　　　　B. 鞘膜积液

    C. 鞘膜积血　　　　　　　　　　D. 睾丸肿瘤

    E. 附睾炎

18. 透光试验阳性的为

    A. 精索静脉曲张　　　　　　　　B. 鞘膜积液

    C. 鞘膜积血　　　　　　　　　　D. 睾丸肿瘤

    E. 附睾炎

19. 隐睾症常伴有或伴发

    A. 腹股沟疝　　　　　　　　　　B. 精索扭转

    C. 睾丸癌　　　　　　　　　　　D. 以上都是

    E. 以上都不是

（毕满华　梅祥宝）

参考答案

第二章

1. D 2. E 3. A 4. B 5. C 6. D 7. B 8. C 9. A 10. B 11. A
12. B 13. E 14. B 15. B 16. B 17. C 18. D 19. A 20. D 21. D 22. E
23. B 24. B 25. A

第三章

1. B 2. E 3. A 4. D 5. C 6. A 7. B 8. E 9. D 10. E 11. C
12. B 13. A 14. E 15. C

第四章

1. B 2. A 3. A 4. D 5. B 6. C 7. E 8. C 9. B 10. B 11. D
12. B 13. A 14. D 15. D 16. B 17. C 18. A 19. A

第五章

1. A 2. A 3. A 4. D 5. C 6. D 7. E 8. A 9. C 10. D 11. D
12. B 13. C 14. C 15. D 16. C 17. D 18. C 19. B 20. C 21. B 22. A

第六章

1. C 2. A 3. A 4. B 5. B 6. D 7. B 8. D 9. E 10. D 11. E
12. A 13. C 14. C 15. E 16. E 17. D 18. E 19. B 20. B 21. D

第七章

1. E 2. C 3. D 4. C 5. C 6. C 7. A 8. C 9. E 10. D 11. A
12. B 13. A 14. A 15. D 16. E 17. E 18. D 19. D 20. E

第八章

1. E 2. E 3. D 4. D 5. E 6. A 7. C 8. A 9. A 10. C 11. D
12. C 13. D 14. C 15. B 16. D 17. C 18. C 19. D 20. D 21. D 22. B
23. D 24. C 25. B

第九章

1. D 2. A 3. C 4. D 5. A 6. D 7. E 8. B 9. C 10. C 11. D
12. E 13. D 14. D 15. E 16. E 17. D 18. B 19. C 20. E 21. E 22. D
23. E 24. E 25. C 26. C 27. A 28. D 29. E 30. E

第十章

1. D 2. D 3. D 4. C 5. E 6. A 7. A 8. C 9. D 10. B 11. C
12. D 13. B 14. B 15. C 16. C 17. B 18. D 19. C 20. D

第十一章

1. E 2. C 3. A 4. D 5. D 6. A 7. C 8. E 9. A 10. C 11. A
12. A 13. D 14. A 15. C 16. D 17. B 18. E 19. C 20. E

第十二章

1. E 2. A 3. C 4. A 5. A 6. D 7. B 8. B 9. D 10. C 11. D

12. E   13. D   14. B   15. B   16. E   17. A   18. C   19. B

第十三章

1. A   2. B   3. B   4. D   5. D   6. D   7. D   8. A   9. B   10. A   11. A

12. B   13. B   14. E   15. C   16. A   17. A   18. B   19. B   20. B

第十四章

1. A   2. D   3. B   4. C   5. C   6. B   7. D   8. D   9. B   10. C   11. C

12. C   13. D   14. A   15. C   16. D   17. B   18. D   19. C   20. B

第十五章

1. D   2. E   3. E   4. A   5. C   6. D   7. D   8. B   9. A   10. B   11. E

12. E   13. E   14. B   15. A   16. D   17. C   18. B   19. D

参考文献

[1] 吴建清，谭文波．人体解剖学与组织胚胎学［M］．北京：人民卫生出版社，2014.

[2] 朱大年，王庭槐．生理学［M］．北京：人民卫生出版社，2013.

[3] 姚泰．生理学（全国高等学校教材）［M］．北京：人民卫生出版社，2005.

[4] 黎磊石，刘志红．中国肾脏病学［M］．北京：人民军医出版社，2008.

[5] 葛均波，徐永健．内科学［M］．北京：人民卫生出版社，2013.

[6] 美国改善全球肾脏病预后组织．KDIGO 慢性肾脏病评价及管理临床实践指南［M］．北京：人民卫生出版社，2014.

[7] 刘彦，张琴．泌尿生殖系统疾病诊疗技术［M］．科学出版社，2014.

[8] 陈江华，王子明．泌尿系统疾病［M］．人民卫生出版社，2015.

[9] 李顺民．实用肾病临床手册［M］．北京：中国中医药出版社，2014.

[10] 赫捷，陈万青．2012 年中国肿瘤登记年报［M］．北京：军事医学科学出版社，2012.

[11] 吴阶平．吴阶平泌尿外科学［M］．济南：山东科学技术出版社，2017.

[12] 陈孝平，汪建平．外科学［M］．北京：人民卫生出版社，2018.

[13] 李欣，邵剑波．儿科影像诊断必读．北京：人民军医出版社，2007.

[14] 程继义，刘士怡，金讯波．内引流联合去顶减压术治疗多囊肾［J］．中华泌尿外科杂志，1999，20（6）：351.

[15] 王爱平．一次给药行 IVP 及 CT 扫描在儿童重复肾输尿管畸形诊断中的价值［J］．医药前沿，2012，15：39 - 40.

[16] 齐金蕾，王黎君，周脉耕，等．1990—2013 年中国男性前列腺癌疾病负担分析［J］．中华流行病学杂志，2016，37：778 - 782.

[17] 李喆．CT 检查在外伤性肾损伤的应用价值［J］．医疗装备，2016，29（12）：43 - 44.

[18] 陈达，白焱，夏溟，等．输尿管镜手术中医源性损伤的诊治体会［J］．中华泌尿外科杂志，2013，34（12）：921 - 923.

[19] 郭伟钊．微创联合治疗前列腺增生合并膀胱结石致膀胱损伤［J］．中华腔镜泌尿外科杂志（电子版）：2014，8（3）：54 - 55.

[20] 饶明煌，孙星慧，徐廷昭，等．骨盆骨折后尿道损伤早期复位缩短后期尿道狭窄长度［J］．中华创伤杂志，2014，30：1144 - 1147.

[21] Bracho B E, Unda H S, Ordorica F R, et al. Laparoscopic treatment of nonpalpable testicle. Factors predictive for diminished size［J］. J Pediatr Surg, 2016, 51（7）：1201 - 1216.

[22] Vikraman J, Hutson J M, Li R, et al. The undescended testis：Clinical management and scientific advances［J］. Semin Pediatr Surg, 2016, 25（4）：241 - 248.

[23] Lane BR, Fergany AF, Weight CJ, et al. Renal functional outcomes after partial nephrectomy with extended ischemic intervals are better than after radical nephrectomy［J］. J Urol,

2010, 184 (4): 1286 – 1290

[24] Maclennan S, Imamura M, Lapitan MC, et al. Systematic review of perioperative and quality – of – life outcomes following surgical management of localised renal cancer [J]. Eur Urol, 2012, 62 (6): 1097 – 1117.

[25] Ferlay J, Soerjomataram I, Dikshit R, et al. Cancer incidence and mortality worldwide: sources, methods and major patterns in GLOBOCAN 2012 [J]. Int J Cancer. 2015, 136 (5): E359 – E386.

[26] Razali M R, Azian A A, Amran A R, et al. Computed tomography of blunt renal trauma [J]. Sinngapore Med J, 2010, 51 (3): 468 – 473.

[27] Arqona F, Pepe P. Management of severe blunt renal trauma in adult patients: a 10 – year retrospective review from an emergency hospital [J]. BJU Int, 2012, 12 (7): 110 – 111.

[28] Joshi PM, Desai DJ, Shah D, et al. Injury in pelVic fhctureuretbm injury is membranobulbar: fact or mylh [J]. urology, 2017, 102: e9 – e10.

[29] Sohrabvand F, Jafari M, Shariat M, et al. Frequency and epidemiologic aspects of male infertility [J]. Acta Med Iran, 2015, 53 (4): 231 – 235.

[30] Shafi H, Esmaeilzadeh S, Delavar MA, et al. Prevalence of Varicoceleamong Primary and Secondary Infertile Men: Association with Occupation, Smoking and Drinking Alcoho [J]. N Am J Med Sci, 2014, 6 (10): 532 – 535.

[31] Valentino M, Bertolotto M, Derchi L, et al. Children and adults varicocele: diagnostic issues and therapeutical strategies [J]. J Ultrasound, 2014, 17 (3): 185 – 193.

[32] Lee HS, Seo JT. Advances in surgical treatment of male infertility [J]. World J Mens Health, 2012, 30 (2): 108 – 113.